U0207551

国家名老中医学术经验传承

高血压

中医临证方略

主编◎ 郑梅生

时代出版传媒股份有限公司
安徽科学技术出版社

图书在版编目(CIP)数据

高血压中医临证方略 / 郑梅生主编. --合肥:安徽科学技术出版社,2021.10
ISBN 978-7-5337-8498-0

Ⅰ.①高… Ⅱ.①郑… Ⅲ.①高血压-中医治疗法
Ⅳ.①R259.441

中国版本图书馆 CIP 数据核字(2021)第 164001 号

GAOXUEYA ZHONGYI LINZHENG FANGLÜE

高 血 压 中 医 临 证 方 略

主编 郑梅生

出 版 人:丁凌云　　　选题策划:王　宜　　　责任编辑:汪海燕
责任校对:戚革惠　　　责任印制:梁东兵　　　装帧设计:武　迪
出版发行:时代出版传媒股份有限公司　http://www.press-mart.com
　　　　　安徽科学技术出版社　　　　　http://www.ahstp.net
　　　　　(合肥市政务文化新区翡翠路 1118 号出版传媒广场,邮编:230071)
　　　　　电话:(0551)63533330
印　　制:合肥创新印务有限公司　　电话:(0551)64321190
(如发现印装质量问题,影响阅读,请与印刷厂商联系调换)

开本:710×1010　1/16　　　印张:17.75　插页 6　　　字数:300 千
版次:2021 年 10 月第 1 版　　2021 年 10 月第 1 次印刷

ISBN 978-7-5337-8498-0　　　　　　　　　　　　定价:85.00 元

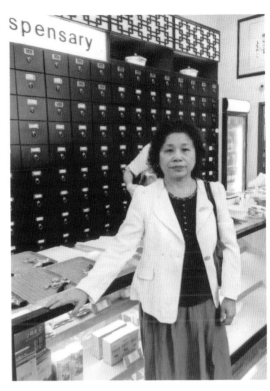

本书主编郑梅生在同仁堂

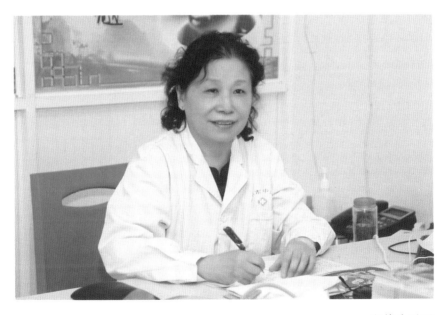

郑梅生近照

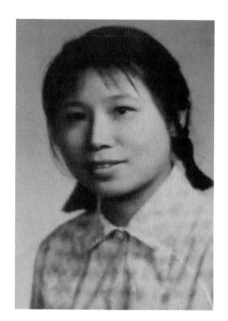

青年郑梅生

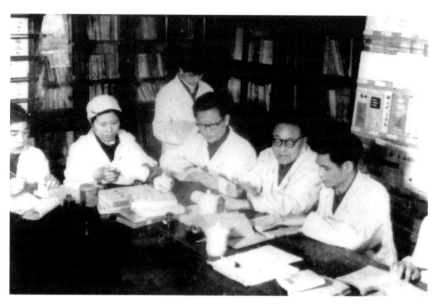

郑梅生（左二）参加《医学百科全书·中医内科分卷》
编写工作并与专家合影

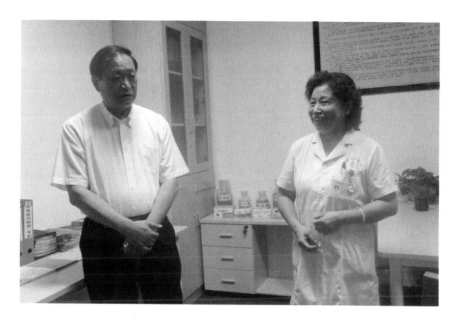

2017年，时任卫生部副部长、中医药管理局局长王国强（左）与郑梅生（右）亲切交谈

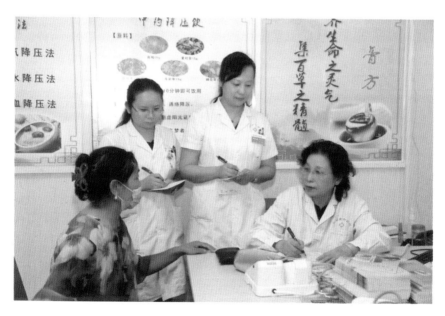

郑梅生（右一）在门诊接诊患者

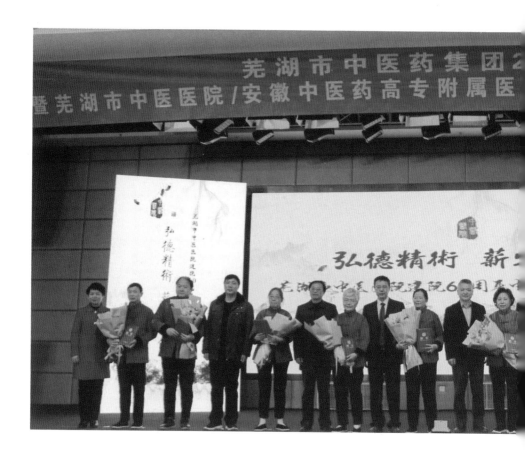

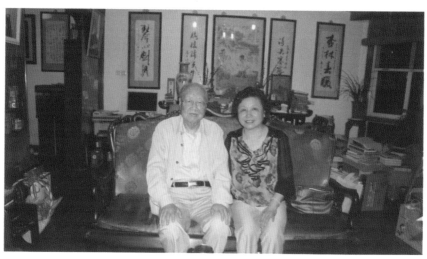

郑梅生（右）与国医大师朱良春（左）合影

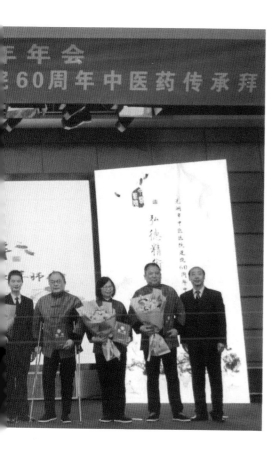

郑梅生（右八）在 2018 年芜湖市中医医院建院 60 周年中医药传承拜师大会上

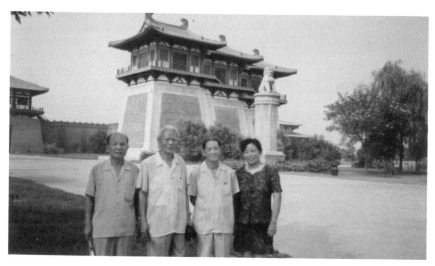

郑梅生（右一）与国医大师焦树德（左二）、路志正（右二）合影

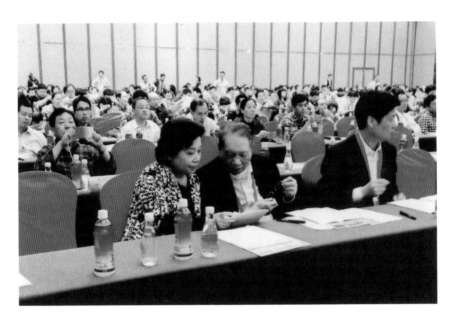

郑梅生（前排左一）与国医大师陈可冀（前排中）合影

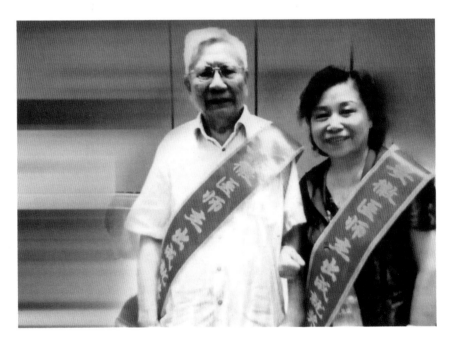

"安徽医师杰出成就奖"大会上，郑梅生（右一）与杨任民（右二）
教授合影

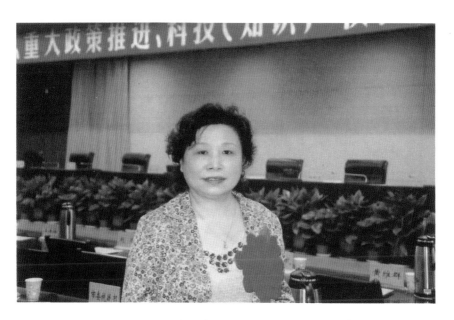

郑梅生在"芜湖市科学技术奖"表彰大会上留影

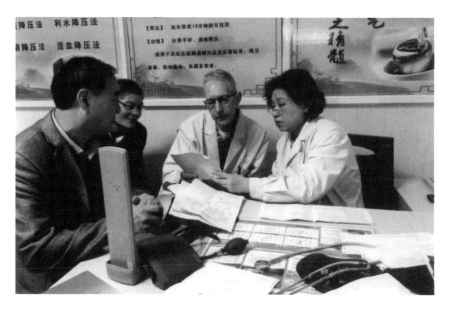

郑梅生（右一）向加拿大学者讲授中医

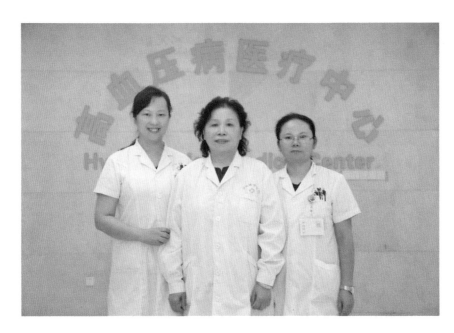

郑梅生（中）与学生邹静（右一）、陆文婕（左一）合影

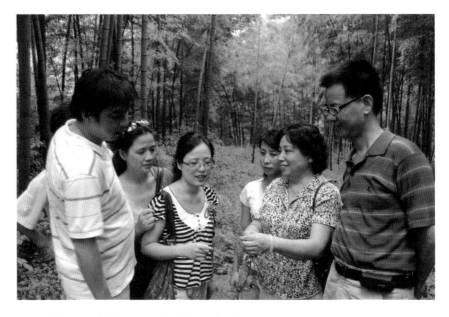

郑梅生（右二）带领团队在九华山采药

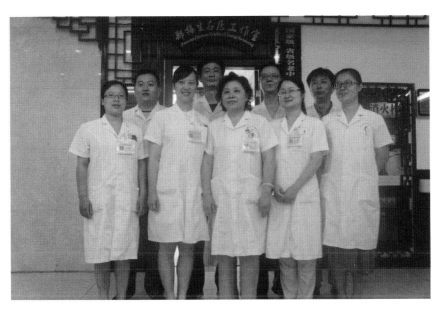

郑梅生（中）与全国名老中医工作室的学生合影

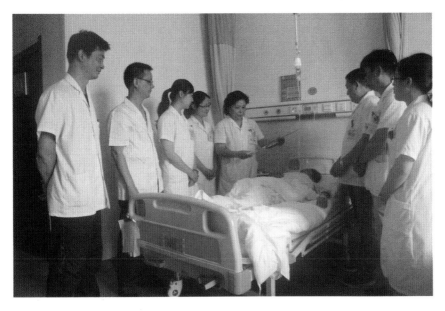

郑梅生（左五）在病区教学查房

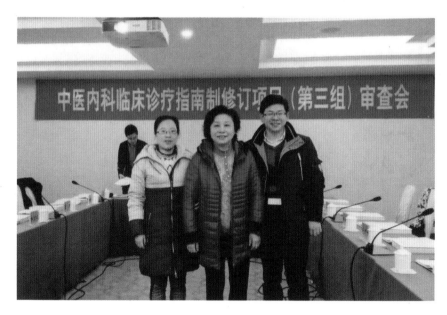

郑梅生（中）主持国家级课题结题会议，与学生朱琳（左一）、冯健宏（右一）合影

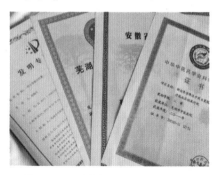

郑梅生团队的部分获奖证书

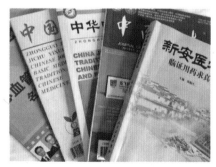

郑梅生参与编写的部分医学专著

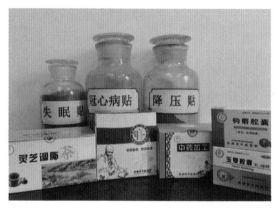

郑梅生团队研发的降压中药制剂

内容提要

　　本书是"全国名老中医"郑梅生中医治疗高血压的临证经验总结,书中系统地阐述了郑梅生运用中医药治疗高血压的学术思想及精髓。全书共分为上、中、下三篇。上篇为专病论治,系统介绍现代医学对高血压的认识与诊断,古代中医对高血压病证的记载,新安医学对高血压病证的文献记载,以及学术思想的形成源于新安医学的理论基础;中篇为临床研究,列举团队研究降压中药的成果,从方剂设计到系列方药,药理、毒理实验研究,制剂工艺、质量控制,对中药降压物质的基础研究和临床观察,通过20余年的中医治疗技术的临床大规模应用及高血压病证管理,有效减少心、脑、肾并发症;下篇为医案拾珍,包括常见高血压及其并发症证候案例,列举医案医话,通过诊疗高血压病例,对中医理论进行梳理。全书内容翔实、易学易懂,适合中医临床工作者、中医院校师生和中医爱好者学习参考,也可供高血压患者及其家属阅读参考。

郑梅生,女,中医主任医师,硕士生导师,安徽省名中医。人事部、卫生部、国家中医药管理局第四批、第五批全国老中医药专家学术经验继承工作指导老师。从事中医临床、教学、科研 40 余年,主编医学专著 3 部,参编 15 部,发表论文 20 余篇,主持和参与国家级、省部级科研项目 13 项,获中华中医药科技进步三等奖 1 项,安徽省中医药科技进步二等奖、三等奖共 4 项,芜湖市科技进步二等奖 1 项。2020 年主持"中医化痰利湿法治疗高血压的机制研究和临床应用"项目,获安徽省科学技术三等奖。曾任中华中医药学会心血管专业委员会副主任委员、常委,安徽省中医药学会心血管专业委员会副主任委员,现任芜湖市络病专业委员会主任委员。临床擅长运用中医药治疗高血压、心脑血管疾病,疗效显著,研发一系列降压调脂中药院内制剂,并获国家发明专利。

编 委 会

序 言

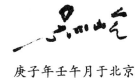

庚子年壬午月于北京

中医药是中华文明瑰宝,包含着中华民族几千年的健康养生理念及实践经验,为全民健康做出了重要贡献。发展中医药已上升为国家战略,中医药事业进入了新的历史发展时期。要遵循中医药发展规律,传承精华,守正创新,推动中医药事业和产业高质量发展。

国务院《"健康中国2030"规划纲要》提出,弘扬当代名老中医药专家学术思想和临床诊疗经验是推进中医药继承创新的重要内容,是学术精髓的源头。中医药对于疾病防治具有独特的优势和作用,以《黄帝内经》为代表,中医浩瀚的历史文献中对疾病病因、发病机制、症状和防治有着丰富的记载。

全国名老中医郑梅生主任临证40余年,孜孜以求。在长期诊疗实践中总结传统中医药诊疗经验,运用先进诊疗技术,形成一套以中医辨证为主、西医辨病为辅的特色诊疗方案,重视发挥中医药特色,以汤、丸、膏、胶囊、颗粒剂、穴位敷贴等内服外治多途径综合治疗。《高血压中医临证方略》详细总结了郑梅生主任对高血压及其并发症的病因病机、发病特点、临床转归、辨证分型、处方用药及康复调理的认识和思考,是郑梅生主任几十年来临床求索的心血凝聚,对促进中医治疗高血压的学术和临床经验传承具有重要的意义。

拜读此书,见解深刻,内容丰富,切于实用,受益匪浅,乐为之序。

前言

郑相生

2020 年 8 月 22 日

　　《高血压中医临证方略》一书在我的学生陆文婕、邹静医师协助整理下，即将出版。本书是我多年来从事中医临证的心血，也是师承教育带来的成果。

　　走上学医之路是受祖辈的影响，幼时祖母患痔疮大出血，被我的叔祖父用三七救治，叔祖父是六安叶集名医，被他救治的患者不计其数，母亲也是儿科医生，因此，我从小就萌生了要当医生的念头。我毕业于安徽中医学院（现为安徽中医药大学），分配在芜湖市中医医院内科病房，跟师李少白、唐建南、周心华、刘起人等名医，他们在皖南一带久负盛名，是新安医学传人，精于内科疑难杂症，专科专病见解独特。每天一早，芜湖市中医医院内患者排成长龙，我曾跟师刘老，他的按脉察舌堪称一绝，通过按脉就知道患者血压的高低，我当时觉得神奇，每次都用血压计再测量一次，结果还真是相差无几，患者几服清肝降火中药喝下去，血压降至正常，脉象缓和。这让我切身体会到了中医药的魅力。这些所看、所感，使我对岐黄之术产生了浓厚兴趣。

　　当时李少白、唐建南查房，对患者全部用中药治疗，对病案理法方药深入剖析，分析病因病机和用药技巧，精益求精；诊治高血压、肾炎、肝硬化腹水、急性支气管炎、消化道出血、中风等病都有显著疗效，受到当地百姓交口称赞。唐老善用二陈汤治疗消化道疾病，疗效显著；周老用中药辨证论治肾炎消除蛋白尿，远近闻名；李老经常教导我要静下心读书，多读名家医案和新安医学著作。20 世纪 80 年代，李老让我参与《百科全书》的编写工作,同时加入卫生部中医司的胸痹(冠心病)协作组,在此得到国医大师焦树德、陆志正、邓铁涛等老一辈的亲自指点,用中医药治疗冠心病、心绞痛等危重急症,参与新药研发,课题"心痛气雾剂临床应用与实验研究"和"心痛口服液临床与实验研究"分别获得1987年度和1992年度国家中医药管理局"全国中医药重大科技成果二等奖",同时,该研究成果获得国家新药证书并投放市场,成为全国急诊必备和医保用药。在芜湖市中医医院内科病房的长期工作,让我在几十年来经历了无数次危急重症的抢救和治疗,深刻体会到中医药的作用和疗效,尤其是在中医药治疗高血压、心脑血管疾病方面得到前辈们传授的真谛,获益良多。

我从20世纪90年代起开始成立高血压中心、全国名老中医工作室,开展中医治疗高血压临床科研工作,与中国高血压联盟主席、上海高血压研究所所长王继光教授合作,参与中国高血压联盟公益性活动,优选中药降压药物,进行药理、毒理和药效学研究,明确中药降压疗效和物质基础。临床上大规模筛查高血压患者,从动态血压监测到诊室、家庭自测血压相结合,进行中医辨证论治和血压管理。同时入选国家中医药管理局"十一五""十二五"高血压重点专科专病建设单位,参与制定高血压及心血管疾病中医诊疗和临床路径工作,规范高血压中医证型、行业标准及整体方案,实现辨证与辨病相结合,从高血压主症、兼症、舌脉三个方面,与中医病证相配、采用辨证分类法、结合血压分级进行辨证论治,使中医诊治具有特色和优势。

安徽素有北华佗、南新安美誉,新安医学始于宋代,盛于明清,迄今已有800余年的历史,在中医学发展史上产生了重要的影响,是极具代表性的一大地域性医学流派,薪火相传至今。我带领团队深入民间,挖掘整理新安医学流派治疗高血压、心血管疾病的有效方药,遍访全国名医名师,其中有虫类药学家朱良春,调气活血"衡法"大家颜德馨,中医心脑血管专家陆广莘等国医大师。结合几十年临床经验研制出多种院内制剂,通过动物实验观察高血压大鼠模型,用科学有效的实验数据证实了中药降压的疗效,并深入探讨其作用机制。从六淫七情、痰浊瘀血、饮食劳倦和危险分层入手,提出高血压病"肝风、化火、痰湿、血瘀、虚损五因制宜"学说,设定用中医专方专药治疗高血压及其并发症的新方案,其中制定了平肝降压法、调气降压法、化痰降压法、利水降压法、滋阴降压法、活血降压法等六法。在临床上重视气血双调,顾护元气,化痰利湿,使高血压人群的治疗有效率在95%以上,心脑血管事件的发生率得到明显控制,逐渐减少西药的剂量、

高血压
中医临证方略

品种和毒副作用,充分显示中医治疗高血压的疗效和优势。

通过对新安医学学术和医疗经验的传承和总结,运用现代药学技术对处方、制备工艺、药效、安全性等不断进行药理、毒理实验,证实中药具有明显的降压疗效和物质机制,研发了"玉夏胶囊""钩菊胶囊""灵芝调制茶""鬼针草鲜药""黄芪三七胶囊""心衰合剂"等系列降压调脂院内制剂,获国家发明专利和安徽省食品药品监督管理局(现为安徽省市场监督管理局)批准文号,在中医治疗高血压方面受到广大患者的认可与好评。

回忆40余年的从医过程,我遍阅新安医案医籍,并且得到了诸多恩师的指导和教诲,尤其是朱良春大师为了方便给普通百姓看病,始终坚持八元挂号费,其优良的医德医风让我深深地感动,也更加热爱中医事业,立誓要为此奋斗一生。发展中医,必须要借鉴现代医学手段去挖掘、整理、提高,让现代人了解中医、认识中医、接受中医,运用现代信息挖掘传统医学,使学术经验系统化、理论化,更好地传承发扬。

我担任了第四批、第五批全国老中医药专家学术经验继承工作指导老师、硕士生导师,肩负着培养与传承中医人才的重任。中医人才的培养有自身的特色,师承教育就是重视老中医专家的学术经验继承工作,培养接班人,有强化和巩固中医人员专业知识的意义。本着对中医事业的共同爱好和热情,陆文婕、邹静医师成为我的学生,她们都毕业于安徽中医药大学,热爱中医事业,长期在病房和高血压中心工作,有扎实的中医理论基础,先后发表了多篇学术论文,参与编著《新安医学临证用药求真》等书,参与国家级、省级科研课题研究,为开展师承工作提供了有利条件。在师承中,她们认真对待每项工作,白天值班夜间整理笔记,收录医案,细心分析用心总结,组织"高血压中医临证方略"项目,系统收集和整理一份份医案、医论,重点突出跟师临床中治疗高血压的辨证论治特点和学术思想,通过病例说明中医诊治要点与理念,跟师体会心得,给大家以启迪。

虽然我经过40余年的努力,学习到了前辈们的临床经验,但这些还只是皮毛,书中涉及的观点,有些仅是我的个人见解,可能存在错误和缺点,希望得到大家的理解和指正。

高血压是临床常见病、多发病,是导致心脑血管疾病的危险因素,中医药在防治高血压方面有明显优势,我们以中医思想对高血压的病因病机、诊断治疗及预后、治未病的内涵、高血压中医药研究等方面进行详细阐述,这些也是本书的特点。

感谢国家、安徽省中医药管理局出台了发展中医的好政策,还为我专门成立了"名老中医工作室",使我接触到一批批各个层次的优秀中青年医师,他们对中医的热爱让我感动,我愿尽自己最大努力,为杏林添砖加瓦、培养人才。

本书在编写过程中得到了安徽科学技术出版社编辑的大力支持;吴以岭院士在百忙中为本书赐序,令我们师徒备受鼓舞;芜湖市中医医院领导更是为我们多年来各种中医药研究提供支撑,使书稿顺利完成。在此,一并表示感谢。

目 录

高
血
压

中
医
临
证
方
略

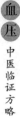

高
血
压
中
医
临
证
方
略

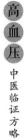
高血压
中医临证方略

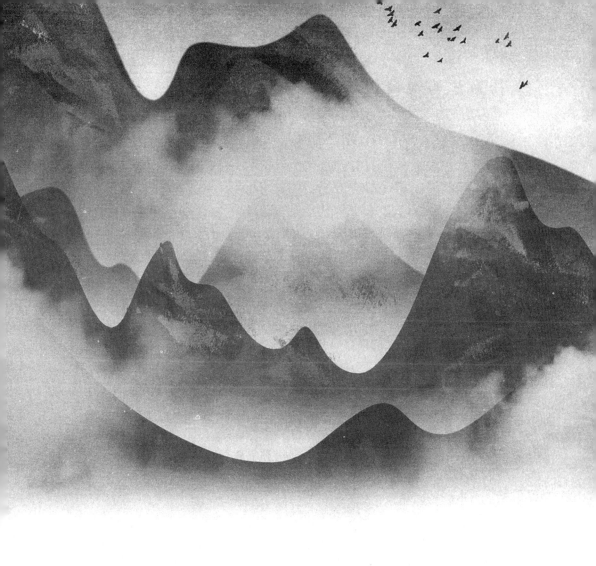

上篇 专病论治

高血压的现代医学研究

　　高血压以体循环动脉血压（收缩压和/或舒张压）增高（收缩压≥140 mmHg，舒张压≥90 mmHg）为主要特征，此类疾病是一种常见病和多发病。患者早期常无症状，或仅有头晕、头痛、心悸、耳鸣等症状，表面上看是一种独立的疾病，实际上是引发心、脑、肾病变的一个重要危险因素，如果治疗不当就会发展成为较严重的中风（西医称为脑卒中，后文同）、心肌梗死和肾衰竭等常见的高血压并发症。

　　我国社会现今存在中西医两种医学，现代医学的发展日新月异，中医由于时代的变迁，临床传承创新正在与时俱进，中西医病证结合的诊疗模式就是最佳模式，两种医学互补，既有西医明确诊断，也有中医的辨证诊断。近几十年来在全国各级中医院推广中西医结合，重视中医临床经验的传承，有很好的实用性，提升了中医理论和临床救治能力，在弘扬中医药学术优势的同时，尽可能做到体现整体与局部、宏观与微观、综合与分析相整合，以明确疗效，传承精华。

　　目前心血管疾病已被公认为中国人首要死亡原因，而高血压是心血管疾病的主要危险因素，患病人数 2.66 亿，严重危害到我国人民的健康，为家庭和社会带来巨大的负担，成为公共卫生问题。现代医学诊治高血压病经历了上百年的发展，中医也经历几千年的发展成为独立医疗体系，让中西医更有效互补互通，才能更好地服务于患者。

　　研究证实，高血压不仅可以早治疗，还可以早预防、早诊断、早管理，做到防患于未然。控制血压至关重要，普及高血压知识，加强对高血压人群的管理和监测，提高高血压患者的服药率和控制率，提倡健康生活方式，对高血压患者辨明病因，确定危险分层，将血压控制在目标范围内，并维持平稳波动，减少靶器官损害和心血管疾病的发生，使患者转危为安。

一、高血压流行病学的一般规律

　　高血压是一种古老的疾病，自人类进入文明社会以来，高血压就不断

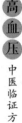

高
血
压

中医临证方略

危害人们的健康,随着社会文明和医学水平的进步,高血压问题变得越来越严重。三百多年前,英国科学家威廉·哈维发现了血液循环,证明了心脏收缩是血液循环的原动力。后续的研究发现,除心肌收缩力外,血管张力、有效循环血容量是维持血液循环的主要因素,三者共同作用形成了保证血液循环的动力——血压。1733 年,英国生理学家 S. 黑尔斯将马的颈动脉接以铜管,再连以长玻璃管,首次直接测定了动物血压。1905 年,俄罗斯科学家科罗特科夫首创听诊方法测定人的血压,直到现在此方法仍被作为血压测量的"金标准"。随着电子技术的发展,20 世纪 70 年代动态血压检测仪器诞生,20 世纪 90 年代开始出现了电子血压计。自第一台血压计诞生,人类对血压的研究已经跨越了百余年,对血压的认识也在逐渐深入。高血压的一般规律如下:

(1)高血压患病率随年龄增长而升高。

(2)女性更年期前患病率低于男性,更年期后患病率与男性相似或高于男性。

(3)寒冷地区人群高血压患病率高于温暖地区人群,同一人群患病率也有季节差异,冬季患病率高于夏季。

(4)与饮食习惯有关,人均盐和饱和脂肪摄入量越高,平均血压水平越高,经常大量饮酒者血压水平高于不饮或少饮者。

(5)与经济文化发展水平呈正相关。经济文化落后的地区很少有高血压患者,经济文化越发达,人均血压水平越高。

(6)患病率与人群肥胖程度和精神压力呈正相关,与体力活动水平呈负相关。

(7)高血压有一定的遗传基础,直系亲属(尤其是父母及亲生子女之间)的血压有明显相关性,不同种族和民族之间血压有一定的群体差异。

二、高血压的发病机制

凡是没有准确的单一或特殊原因的高血压,都称为原发性高血压。只有当心排出量或周围阻力升高时,才能形成持续性高血压。无论在正常血压或高血压情况下,自主神经系统促进血压的调节,而这个调节机制是复杂的。影响血压的任何环节发生功能性或器质性病变,都会引起血压升高。目前认为高血压是在一定的遗传易感性基础上经多种后天因素共同作用所致的,高血压的发病机制主要集中在以下几个环节:

1. 遗传倾向

高血压是一种多因素遗传性疾病,遗传改变可启动一系列变化产生持续性高血压。在双生子和家族成员的研究中,家族的血压水平聚集性与遗传分配的密切性一致。当然,环境因素毫无疑问对此起到一定作用,有研究表明,人群的平均血压由环境决定,但血压分布的排列由基因决定。

2. 交感神经活性亢进

交感神经系统活性亢进,血浆儿茶酚胺浓度升高,阻力小动脉收缩增强,外周阻力增加致血压升高。对于嗜铬细胞瘤患者,由嗜铬细胞分泌过多的肾上腺素和去甲肾上腺素,肾上腺素通过正性肌力作用使收缩压升高,去甲肾上腺素使外周血管强烈收缩,使血压升高。年轻的高血压患者往往伴有循环儿茶酚胺水平升高,肌肉交感神经冲动增强,心率加快,以及对去甲肾上腺素的血管反应性增强。通过单独或与儿茶酚胺对肾素释放刺激的协同作用,收缩小动脉和静脉,增加心排出量或者改变正常的肾脏压力-容量关系,从而升高血压,导致高血压的产生。

3. 精神作用

精神源学说认为,在内外环境的不良刺激下,患者出现较长期或反复、明显的精神紧张、焦虑、烦躁等情绪变化时,各类感受器传入的病理信号增加,大脑皮质兴奋和抑制平衡失调,以致不能正常行使调节和控制皮质下中枢活动的功能,交感神经活动增强,皮质下血管舒缩中枢形成以血管收缩神经冲动占优势的兴奋灶,从而使全身小动脉痉挛,周围阻力增高,血压升高。流行病学资料提示,从事经常处于应激状态、需高度集中注意力的工作的人,长期精神紧张、受噪声或不良视觉刺激者,如司机、飞行员、外科医生、律师、网络从业人员等易患本病。

4. 肾素-血管紧张素-醛固酮(RAAS)系统平衡失调

无论作为直接升压物质还是生长促进剂,肾素-血管紧张素机制都可在高血压的发病中涉及。肾素的所有功能都是通过生长的血管紧张素 II 进行的。当钠摄入量减少或有效血浆容量缩减时,肾素-血管紧张素 II 增多,刺激醛固酮分泌,使小动脉平滑肌收缩,刺激肾上腺皮质球状带分泌醛固酮,通过交感神经末梢突触前膜的正反馈使去甲肾上腺素分泌增加,使血压升高。近年来发现,在内皮细胞、脑、心脏、肾上腺皮质存在完整的肾素-血管紧张素系统,血管紧张素对血管肥厚有直接的作用,对低肾素高血压的发病以及高血压时靶器官的损害形成也起着关键作用。

5. 肾脏潴留过多钠盐

肾性水钠潴留,血容量增加使心排出量增加,同时身体为避免心排出量增高使组织过度灌注,全身阻力小动脉收缩增强。原发性醛固酮增多症和急性肾小球肾炎等多数肾实质性疾病引起的高血压多与水钠潴留、血容量增加有关。限制钠的摄入可以改善高血压,服用利尿剂增加钠的排泄可以降低血压。肾血管性高血压在高血钠影响下病情恶化,减少钠盐的摄入量,则病情好转。研究结果认为,饮食中盐的致病作用是有条件的,对于体内有遗传性钠运转缺陷使之对摄盐敏感者才有导致高血压的作用。

6. 血管肥厚

钠盐摄入过多和肾脏的钠潴留可使体液容量和心排出量增加,这些因素能引起血管功能收缩和结构性重构与肥厚。多数血管活性物质与生长促进剂可同时导致血管收缩与肥厚,但高血压的持久发生与血管肥厚有关。升压-生长促进剂的作用常有立即升压效应和缓慢肥厚效应,例如肾动脉狭窄时的血管紧张素Ⅱ,都可引起高血压,当去除过多升压-生长促进剂的来源时,高血压可缓慢降低,反映了逆转血管肥厚需要时间。

7. 高胰岛素血症/胰岛素抵抗

高血压与高胰岛素血症之间的关联已被认识许多年,特别是肥胖者。高血压的高胰岛素血症还起因于胰岛素对周围葡萄糖利用有抵抗性。胰岛素的升压效应,除了激活交感活性外,还包括对血管肥厚的生长作用和增加肾脏钠的重吸收,不能对抗胰岛素的多种升压效应,最终使血压升高,这可能成为高血压的原发因素,或者至少是一种继发性的促进剂。另外,代谢综合征伴有胰岛素抵抗,包括高血压、血脂异常、糖尿病,这些合并起来成为发生冠心病的主要危险因素。

8. 内皮细胞功能障碍

在胰岛素抵抗综合征中,正常血管扩张作用受损,表明正常内皮细胞松弛因子一氧化碳的合成受阻。已经证明高血压患者对各种释放一氧化碳刺激的血管扩张反应性减低;血脂异常与高血压相关联,可能是由于氧化脂蛋白抑制内皮依赖性血管扩张。内皮素可以引起明显的、长时间的血管收缩,内皮素合成或结合的抑制剂使血管显著扩张。

三、高血压损伤全身的血管脏器

1. 损伤血管使变厚硬化

高血压是一种动脉血压升高的慢性病证,对血管的危害不是短时间形成的,一般需要一个长期的过程。由于动脉血管是直接受到血液压力冲击的,因此高血压动脉血管长期处于紧张状态,使血管和血管壁增厚而受到损伤。

2. 损伤心脏使心肌肥厚

高血压状态下动脉血压使血液在动脉血管内流动时对管壁产生侧压力,当动脉血管收缩增强,或者动脉血管硬化时,血管就不容易舒张,心脏在射血时遇到的阻力就会增大,心脏加大力量收缩,久而久之心肌就会发生肥厚。患者年龄增大,加上动脉粥样硬化,就会造成心肌供血不足,心脏舒张和收缩功能受损,最终发生心力衰竭(简称"心衰",后文同),出现呼吸困难、气喘、心悸等症状。

3. 损伤大脑造成脑卒中

高血压会造成颅内的动脉硬化,加速血栓堵塞脑血管,出现一过性头晕、记忆力下降、肢体麻木等症状,都是轻型脑卒中发作时的症状,严重者还会发生突然的头痛、眩晕、半身不遂、昏迷、神志不清等脑卒中(包括缺血性脑卒中和出血性脑卒中)症状。

4. 损伤肾脏造成肾功能减退

长期高血压使肾小球内压力增高,造成肾小球损害和微小动脉病变,《中国高血压患者指南》指出,一般高血压持续 10～15 年后出现肾损害,肾功能减退,部分患者可进展为肾衰竭。

5. 损伤眼睛造成视力减退

高血压持续时间长,非常容易导致高血压性的眼底改变,容易发生视网膜分支静脉阻塞或者急性视网膜中央动脉阻塞,影响视网膜的血液流动,导致视力的急剧下降甚至失明。

6. 血液学表现

高血压常伴有真性红细胞增多症。较多见的是假性或应激性红细胞增多症,血细胞比容和血液黏稠度升高,血浆容量减少,红细胞总量正常,血红蛋白量正常,白细胞计数增多可预测高血压的发生。

高血压中医临证方略

7. 高尿酸血症

25％～50％未经治疗的原发性高血压患者伴有高尿酸血症,数量大约是正常血压者的5倍。高尿酸血症可能反映了肾血流量减少,引起肾动脉硬化。

8. 老年人

随着更多的人寿命延长,高血压患者数量也在日益增多,尤其是收缩期高血压患者,其原因可能主要有两种;其一,明显的血管动脉硬化、退变;其二,新发的老年性高血压常常合并心、脑、肾血管病,血脂、血糖异常,高同型半胱氨酸血症和高尿酸血症等多种代谢紊乱性疾病。

9. 糖尿病

高血压合并糖尿病同时并存在临床上较多见,两者互相推动,明显加速心血管损害,使患者提前致残,死亡率进一步升高。其血压持续升高及夜间降幅较小,增加了所有微血管性和大血管性并发症的发生率。即使在糖尿病初始阶段,高血压的存在使微量白蛋白尿、左心室肥大和心电图心肌缺血表现发生加倍。随着肾功能不全的进展,会出现低肾素血症、低醛固酮血症综合征,临床常常表现为高钾血症。如果胰岛素使用过量或使用其他药物发生低血糖,由于刺激交感神经活性,也会出现严重高血压。

四、不良饮食和生活方式

1. 肥胖

高血压多见于肥胖者,这些患者的外周阻力正常,血容量相对增加。肥胖的高血压患者体重减轻后,血压可明显下降。肥胖时往往有高胰岛素血症,可导致钠潴留。肥胖者常摄入过高热量,过多的糖类可引起交感神经兴奋,激活体内肾素-血管紧张素系统,导致血压升高。

2. 体力活动少

体力活动有助于预防高血压,已经患高血压者通过有节律的运动可以降低血压,从而避免发生心血管疾病,这种关联涉及胰岛素抵抗。研究表明,大学生中的血压偏高者、有高血压家族史或肥胖者,如果不进行高强度运动,35％的人会发生高血压。

3. 饮酒

少量饮酒对降低冠心病死亡率与粥样硬化发生率有益,大量饮酒则会导致血压升高与死亡率上升,升压作用反映了心排出量与心率的增加,是交感活性增强的结果。酒精还能改变细胞膜,通过抑制钠转运促进较多的钙离子进入细胞内。

4. 吸烟

吸烟通过尼古丁引起肾上腺素能神经末梢释放去甲肾上腺素,从而升高血压。另外,吸烟使桡动脉顺应性急性显著降低,这种作用导致血压升高。

五、继发性高血压

流行病学资料表明,继发性高血压患病率为 10%～20%,由于继发性高血压通过治愈原发疾病可使高血压明显改善,甚至治愈,要强调在高血压人群中筛选继发性高血压,以避免长期误诊导致的不可逆转的靶器官受损甚至心血管疾病发生,继发性高血压的病因涉及全身各个系统。

肾实质疾病是继发性高血压最常见的病因,高血压性肾硬化和糖尿病肾病已成为终末期肾脏疾病最常见的病因。急性肾脏疾病有急性肾小球肾炎、肾病综合征、膜性肾病等各种肾小球病变,均可伴高血压。还有原发性醛固酮增多症、阻塞性睡眠呼吸暂停低通气综合征、嗜铬细胞瘤、库欣综合征、甲状腺功能异常、垂体瘤、妊娠高血压综合征等高血压专科常见疾病。

六、心脑血管疾病的共同发病机制

首先,高血压启动动脉内皮细胞受损,低密度脂蛋白胆固醇到内皮细胞下并被氧化,被吞噬细胞吞噬变成泡沫细胞,破裂后放出脂质沉淀于血管内皮表面,开始是斑点,逐渐扩大成斑片、条索以及斑块,无论是脑血管还是冠状动脉,甚至全身各处小动脉血管,发生机制都一样。

其次,高血压还是心血管疾病发生的诱因,心、脑、肾动脉中粥样斑块破裂激活了凝血系统并形成新鲜血栓堵塞相应脏器血管,就会引起该器官缺血性病变,如急性脑卒中、急性冠脉综合征、急性肢体缺血性坏死、急性肾动脉狭窄而致血压难以控制。这些斑块破裂中一个很重要的原因就是血压很高而且波动大,血压变化是最早、最明显被患者感受到的,因此控制血压本身对心、脑、肾就有保护效果。

高血压的诊断

一、血压的评价

需要全面了解患者血压水平、高血压病因、危险因素及是否合并有心、脑、肾血管疾病，才能正确做出诊断和制订治疗方案。在未使用降压药物的情况下，目前我国采用正常血压[收缩压（SBP）＜120 mmHg 和舒张压（DBP）＜80 mmHg]、正常高值（SBP 120～139 mmHg 和/或 DBP 80～89 mmHg），以及高血压（SBP≥140 mmHg 和/或 DBP≥90 mmHg）进行血压水平分类。以上分类适用于 18 岁以上任何年龄段的成年人。

高血压定义为：在未使用降压药物的情况下，非同一天 3 次测量诊室血压，SBP≥140 mmHg 和/或 DBP≥90 mmHg。SBP≥140 mmHg 和 DBP＜90 mmHg 为单纯收缩期高血压。患者既往有高血压史，目前正在使用降压药物，血压虽然低于 140/90 mmHg，仍应诊断为高血压。根据血压升高水平，又进一步将高血压分为 1 级、2 级和 3 级。动态血压监测（ABPM）的高血压诊断标准为：平均 SBP/DBP 24h≥130/80 mmHg；白天 SBP/DBP≥135/85 mmHg；夜间 SBP/DBP≥120/70 mmHg。家庭血压监测（HBPM）的高血压诊断标准为≥135/85 mmHg，与诊室血压的 140/90 mmHg 相对应。详见表1、表2。

表1　高血压水平的定义和分类

类　　别	收缩压（mmHg）	舒张压（mmHg）
正常血压	＜120	＜80
正常高值	120～139	80～89
高血压	≥140	≥90
1级高血压（轻度）	140～159	90～99
2级高血压（中度）	160～179	100～109
3级高血压（重度）	≥180	≥110
单纯收缩期高血压	≥140	＜90

表 2 高血压的心血管风险水平分层

其他危险因素和病史	血压（mmHg）			
	SBP 130～139 和/或 DBP 85～89	SBP 140～159 和/或 DBP 90～99	SBP 160～179 和/或 DBP 100～109	SBP≥180 和/或 DBP≥110
无		低危	中危	高危
1～2 个其他危险因素	低危	中危	中/高危	很高危
≥3 个其他危险因素，或靶器官损害，或慢性肾脏病(CKD)3 期，无并发症的糖尿病	中/高危	高危	高危	很高危
临床并发症或 CKD ≥4 期，有并发症的糖尿病	高/很高危	很高危	很高危	很高危

二、血压测量的方式

血压测量是评估血压水平、诊断高血压以及观察降压疗效的根本手段和方法。在临床和人群防治工作中，主要采用诊室血压测量和诊室外血压测量，后者包括动态血压监测（ABPM）和家庭血压监测（HBPM），预测心血管风险能力优于诊室血压测量。

1.诊室血压测量

由医护人员在标准条件下按统一规范进行测量，是目前诊断高血压、进行血压水平分级以及观察降压疗效的常用方法。使用通过国际标准方案（ESH、BHS 和 AAMI）认证的上臂式医用电子血压计，或者使用符合计量标准的水银柱血压计。

2.动态血压监测（ABPM）

使用自动血压测量仪器，测量次数多，无测量者误差，避免白大衣效应，可以测量夜间睡眠期间血压，鉴别白大衣高血压和检测隐蔽性高血压，诊断单纯性夜间高血压。目前临床上动态血压监测主要用于：诊断白大衣高血压、隐蔽性高血压和单纯夜间高血压，观察异常的血压节律与变异，评估降压疗效、全时间段（包括清晨、睡眠期间）的血压控制。

3.家庭血压监测（HBPM）

由被测量者自我测量，也可由家庭成员协助完成，又称自测血压或家庭血压测量。HBPM 可用于评估数天、数周、数月，甚至数年的降压治疗效果和长时血压变异,有助于增强患者的健康参与意识,改善患者治疗依从性,还用于治疗高血压的观察,适合患者的长期血压监测。

三、高血压病因的评价

随着人们对继发性高血压危害的认识,筛查思路的改进和先进诊疗技术的发展,更多的患者被确诊为继发性高血压。与原发性高血压比较,继发性高血压患者靶器官损害要严重得多。

内分泌性高血压分泌的儿茶酚胺、血管紧张素Ⅱ和醛固酮等激素,除了导致血压升高外,还会作为生产因子引起心肌细胞增殖而导致左心室肥厚,通过脂质代谢异常、促炎症作用、血管平滑肌增生、促凝和氧化应激等多种机制诱发动脉粥样硬化,加速靶器官损害。原发性醛固酮症患者左心室肥厚和左室舒张功能减低、大动脉僵硬度、组织广泛纤维化,以及血管壁重构等靶器官损害的情况均更严重,且更易发生脑卒中和心肌梗死,心房颤动、肾功能不全。

阻塞性睡眠呼吸暂停综合征是继发性高血压的重要原因。由于睡眠中反复发生上呼吸道部分阻塞或者未完全阻塞而表现为夜间间断低氧和高碳酸血症、反复觉醒、睡眠结构紊乱,从而引起交感神经激活、血流动力学紊乱、凝血功能异常和血管内皮损伤,是心血管疾病的重要危险因素。临床可导致冠心病、心衰、心律失常、脑卒中、肺动脉高压、夜间猝死等多种疾病或出现多脏器损害。

四、心血管病危险因素的评价

近年来,高血压、吸烟、血脂异常、肥胖、超重、糖尿病被确定为心血管疾病的危险因素。此外,C-反应蛋白、脂蛋白 a、纤维蛋白原、同型半胱氨酸、清晨高血压等危险标志被证实为心血管疾病的多个危险因素,存在相互联系、相互作用。高血压患者的处理不仅限于控制血压水平,还要改善诸多危险因素,以预防或逆转脏器的损害,这也是降低心血管疾病发生率和死亡率的关键。

五、靶器官损害的评价

临床工作中发现，高血压患者同时患有心脏疾病、脑血管疾病、肾损害和动脉血管硬化等多种疾病。高血压患者靶器官损害的早期识别，在临床上有着重要意义。在高血压到最终发生心血管事件的整个疾病过程中，靶器官损害是极其重要的中间环节，采用动态血压诊断、诊室和家庭血压监测相结合、血生化、心电图、颈动脉血管检查、动脉血管僵硬度检测、心脏超声等操作简单、价格合理、易于推广的检查手段，是从高血压患者中检出靶器官损害并进行诊断评估的重要内容。

六、高血压危险分层和诊断依据

1. 高血压的危险分层

按心血管风险分层，虽然高血压是影响心血管事件发生和预后的独立危险因素，但是并非唯一决定因素，大部分高血压患者还有血压升高以外的心血管危险因素。因此，高血压患者的诊断和治疗不能只根据血压水平，还必须对患者进行心血管综合风险的评估和分层。高血压患者的心血管综合风险分层，有利于确定启动降压治疗的时机，优化降压治疗方案，确立更合适的血压控制目标和进行患者的综合管理。以下内容参照《2018 年中国高血压防治指南》。

2. 诊断高血压的步骤

对于高血压患者，只有排除继发性高血压，才能诊断为原发性高血压（高血压病），因而病史询问、体格检查和常规化验检查很有必要。

（1）病史：应全面详细地了解患者病史，包括以下内容：

①家族史：询问患者有无高血压、脑卒中、糖尿病、血脂异常、冠心病或肾脏疾病的家族史，包括一级亲属发生心脑血管病事件时的年龄。

②病程：初次发现或诊断高血压的时间、场合、血压最高水平。如已接受降压药治疗，说明既往和目前使用的降压药物的种类、剂量、疗效和有无不良反应。

③症状及既往史：询问目前和既往有无脑卒中或一过性脑缺血、冠心病、心衰、心房颤动、外周血管病、糖尿病、痛风、血脂异常、性功能异常和肾脏疾病等，以及治疗情况。

④继发性高血压的线索：例如肾炎史或贫血史，肌无力、发作性软瘫等，阵发性头痛、心悸、多汗，打鼾伴有呼吸暂停，是否长期应用影响血压的药物。

⑤生活方式：盐、酒和脂肪的摄入量，吸烟状况、体力活动量、体重变化、睡眠习惯等情况。

⑥心理社会因素：包括家庭情况、工作环境、文化程度，以及有无精神创伤史。

（2）体格检查：仔细的体格检查有助于发现继发性高血压的线索和靶器官损害情况。体格检查包括：测量血压，测量脉率，测量 BMI、腰围和臀围；观察有无库欣面容、神经纤维瘤性皮肤斑、甲状腺功能亢进性突眼征或下肢水肿；听诊颈动脉、胸主动脉、腹部动脉和股动脉有无杂音；触诊甲状腺，全面的心肺检查，检查腹部有无肾脏增大（多囊肾）或肿块，检查四肢动脉搏动和神经系统体征。

（3）实验室检查：

①基本项目：血生化（血钾、血钠、空腹血糖、血脂、尿酸和肌酐）、血常规、尿液分析（尿蛋白、尿糖和尿沉渣镜检）、心电图等。

②推荐项目：超声心动图、颈动脉超声、口服葡萄糖耐量试验、糖化血红蛋白、血高敏 C-反应蛋白、尿白蛋白/肌酐比值、尿蛋白定量、眼底、胸部X 线检查、脉搏波传导速度（PWV），以及踝臂指数（ABI）等。

③选择项目：血同型半胱氨酸，对怀疑为继发性高血压的患者，根据需要可以选择以下检查项目：血浆肾素活性或肾素浓度、血和尿醛固酮、血和尿皮质醇、血游离甲氧基肾上腺素及甲氧基去甲肾上腺素、血或尿儿茶酚胺、肾动脉超声和造影、肾和肾上腺超声、CT 或 MRI、肾上腺静脉采血（AVS）及睡眠呼吸监测等。

对合并其他疾病的高血压患者，进行相应的心功能、肾功能和认知功能等检查。

（4）遗传学分析：虽然高血压全基因组关联分析（GWAS）报道了一批与血压水平或高血压相关的基因位点，但目前临床基因诊断仅适用于Liddle 综合征、糖皮质激素可治性醛固酮增多症等单基因遗传性高血压。

（5）评估靶器官损害：在高血压患者中，评估是否有靶器官损害是高血压诊断评估的重要内容，特别是检出无症状性亚临床靶器官损害。早期检出并及时治疗，亚临床靶器官损害是可以逆转的。提倡因地、因人制宜，采用相对简便、费效比适当、易于推广的检查手段，开展亚临床靶器官损害的筛查和防治。

①心脏：左心室肥厚(LVH)是心血管事件独立的危险因素，常用的检查方法包括心电图、超声心动图。心电图简单易行，可以作为LVH筛查方法。超声心动图诊断LVH的敏感性优于心电图，左心室质量指数(LVMI)可用于检出和诊断LVH，LVMI是心血管事件的强预测因子。其他评估高血压心脏损害的方法有胸部X线检查、运动试验、心脏同位素显像、计算机断层扫描冠状动脉造影(CTA)、心脏磁共振成像(MRI)，以及磁共振血管造影(MRA)、冠状动脉造影等。

②肾脏：肾脏损害主要表现为血清肌酐升高、估算的肾小球滤过率(eGFR)降低，或尿白蛋白排出量增加。微量白蛋白尿已被证实是心血管事件的独立预测因素。高血压患者，尤其是合并糖尿病时，应定期检查尿白蛋白排泄量，监测24 h尿白蛋白排泄量或尿白蛋白/肌酐比值。eGFR是一项判断肾脏功能简便而敏感的指标，血清尿酸水平增高，对心血管风险可能也有一定预测价值。

③大血管：颈动脉内膜中层厚度(IMT)可预测心血管事件，粥样斑块的预测作用强于IMT。大动脉僵硬度增加预测心血管风险的证据日益增多。脉搏波传导速度(PWV)增快是心血管事件和全因死亡的强预测因子。PWV是测量大动脉僵硬度的"金标准"。踝臂血压指数(ABI)能有效筛查和诊断外周动脉疾病，预测心血管风险。

④眼底：视网膜动脉病变可反映小血管病变情况，高血压伴糖尿病患者的眼底镜检查尤为重要。常规眼底镜检查的高血压眼底改变，按Keith-Wagener和Barker四级分类法，3级或4级高血压眼底对判断预后有价值。近来采用的眼底检查新技术，可观察和分析视网膜小血管的重构病变。

⑤脑：头颅MRA或CTA有助于发现脑腔隙性病灶、无症状性脑血管病变(如颅内动脉狭窄、钙化和斑块病变、血管瘤)，以及脑白质损害，但不推荐用于靶器官损害的临床筛查。经颅多普勒超声对诊断脑血管痉挛、狭窄或闭塞有一定帮助。目前认知功能的筛查评估主要采用简易精神状态量表。

七、治疗早期心血管疾病

针对高血压中的心血管疾病人群，提出"四早"原则，即早期预防、早期干预、早期治疗、早期管理。早期心血管疾病表现为多种心血管疾病危险因素并存或靶器官受损,如高血压、血脂异常、糖尿病、高尿酸血症、左心室肥厚、微量白蛋白尿和外周动脉硬化等。

在高血压患者中,我们着眼于疾病的发生、发展过程,根据合并不同心血管疾病危险因素、不同靶器官损害程度,制定出综合控制心血管疾病危险因素和保护靶器官的诊疗规范,进行个体化诊治。

高血压致靶器官损害包括左心室肥厚、蛋白尿或轻度血浆肌酐浓度升高、动脉粥样硬化和视网膜动脉病变等,伴有靶器官损害的高血压患者是心血管疾病高危/很高危人群。降压治疗是预防和治疗靶器官损害的关键所在。

八、参与多学科疾病治疗

高血压是由不同原因和疾病引起的,高血压又作为病因导致心、脑、肾靶器官损害,由此决定了高血压科与其他科室的必然联系,多学科协作是预防心血管疾病发生、发展的重要内容和职责。

1. 心血管科

高血压是冠心病、心衰等心血管疾病发生的危险因素,目前心血管疾病已成为中国人的首要致死原因。包括心律失常、急性心肌梗死等多种心血管疾病的发生,长时间的血压升高诱发或促进心脏重构的发生,表现为心脏肥厚或扩张,伴有心衰的症状和体征。积极的降压达标,可使心衰的危险降低 52%。

高血压患者并发冠心病,包括稳定型心绞痛、急性冠脉综合征、无症状心肌缺血、缺血性心肌病等,会出现胸闷、胸痛、心悸、头晕,需要进行无创和有创检查,如心电图检查心肌缺血情况,超声心电图、核素心肌显像、心脏冠脉 CTA、冠状动脉造影检查,发现冠状动脉粥样硬化、血管狭窄、堵塞、斑块形成等现象,有效控制血压,为冠心病患者带来益处。高血压引起的心脏损害,以心脏扩大最为常见,尤其是左心室肥厚。进行性左心室肥厚最终导致充血性心衰。

2. 脑血管科

文献报道,在国外,高血压造成的各靶器官损害中冠心病占首位,其次是脑卒中和肾损害;在国内,脑卒中占首位,其次是冠心病和肾损害。血压高、脉压大、吸烟是我国脑卒中的主要危险因素。预防脑卒中发生的关键是血压达标,将血压控制在正常范围可明显减少脑血管事件的发生,脑卒中的发生率可减少 35%～40%。

临床上有一部分患者表现为血压增高、血压波动大或高血压顽固不降,需要高血压科医生运用临床思维能力及时做出判断,针对高血压性脑出血、高血压性脑梗死、蛛网膜下腔出血、短暂性脑缺血发作、高血压脑病、腔隙性脑梗死、血管性痴呆和脑卒中后遗症等,逐一处理。

3. 肾病科

高血压与肾脏存在密切关系,肾脏通过体液调节和生成血管活性物质,直接参与高血压的发生,而高血压是肾脏损害的重要独立危险因素,会显著增加肾脏疾病的发生率和肾衰竭的发生率与致死率。反之,肾损害又加重高血压,两者形成恶性循环,良好的血压控制无疑是控制高血压肾病的基础。

高血压引起的肾脏损害,早期表现为夜尿增多,肾损害可出现慢性肾衰竭症状,如厌食、恶心、呕吐、嗜睡、蛋白尿、血尿、贫血、乏力、周围水肿等;同时出现各种肾功能试验异常,如血中尿素氮、肌酐、血钾升高。多囊肾所致的高血压,常表现为肾脏肿大。

4. 内分泌科

胰岛素抵抗是高血压和糖尿病的共同发病机制,糖尿病合并高血压的心血管疾病风险是合并糖尿病的高血压患者的两倍,引发脑卒中、全身动脉血管硬化、心肌梗死等多种疾病。近年来由于诊断方法的改进,继发性高血压的筛查率提高,原发性醛固酮增多症、甲状腺功能异常、嗜铬细胞瘤、库欣综合征等也成为常见的继发性高血压病因,这是高血压科医生不可回避的。

5. 妇产科

随着高血压人群的不断年轻化,过度高热量和高盐饮食,加上工作压力等因素,我国女性高血压患者越来越多,针对更年期综合征、妊娠期高血压综合征和慢性高血压的血压管理,显得尤为重要。

6. 应筛选和控制继发性高血压

继发性高血压的病因涉及全身各个系统,常见的有肾实质疾病、原发性醛固酮增多症、阻塞性睡眠呼吸暂停低通气综合征、甲状腺功能异常等。肾实质疾病、肾动脉狭窄、多发性大动脉炎、原发性醛固酮增多症、嗜铬细胞瘤、库欣综合征、阻塞性睡眠呼吸暂停低通气综合征、甲状腺功能亢进、垂体瘤、妊娠期高血压综合征和先天性心血管畸形等为高血压科常见

高血压 中医临证方略

疾病。

7. 有效控制代谢异常和靶器官损害

高血压与代谢异常密切相关,绝大多数高血压患者伴有肥胖、血脂异常、血糖异常、高同型半胱氨酸血症、高尿酸血症等代谢紊乱。高血压对心、脑、肾等重要脏器均存在广泛、复杂的损害,提示我们在临床实践中对高血压患者不应只局限于单个脏器的评估,而应给予全面的靶器官评价,从而真实地反映患者的疾病状态,进而为制订科学的个体化治疗方案提供依据。

中医古代文献记载与高血压

一、相关病名

1. 先秦时期

中医学关于眩晕与头痛的最早记载,可上溯到殷商时期的甲骨文,《周礼·天官》载:"春时有痟首疾。"首疾,即头痛。1973 年马王堆汉墓出土的医书《足臂十一脉灸经》中记载,头痛病为太阳脉与少阳脉所生病。

首次较为详细论述该病证则是在《黄帝内经》一书中,该书指出:对眩晕病因病机的认识主要通过脏腑经络,认为肝、心、脾、肾等脏腑或经脉的病变均可导致眩晕的发生,而病变主要在肝、肾。如《素问·至真要大论》中曰:"诸风掉眩,皆属于肝。"《素问·五常政大论》中曰:"发生之纪,是谓启陈,土疏泄,苍气达,阳和布化,阴气乃随,生气淳化,万物以荣,其化生,其气美,其政散,其令条舒,其动掉眩巅疾。"《素问·奇病论》中云:"帝曰:人有病头痛以数岁不已,此安得之,名为何病?岐伯曰:当有所犯大寒,内至骨髓,髓者以脑为主,脑逆故令头痛,齿亦痛,病名曰厥逆。"《神农本草经》为我国现存最早的药物学专著,书中记载了多种用于治疗眩晕、头痛的药物。如菊花"治头风头眩,肿痛……",防风"治大风,头眩痛……",半夏治疗"头眩,胸胀",说明了当时古人对头痛、眩晕的认识。

2. 汉代

张仲景对眩晕无专论,仅有"眩""目眩""头眩""身为振振摇""振振欲擗地"等描述,散见于《伤寒论》和《金匮要略》中。

3. 隋、唐、宋时期

基本上继承了《黄帝内经》的观点,如隋代巢元方《诸病源候论·风头眩候》中说:"风头眩者,由血气虚,风邪入脑,而引目系故也……逢身之虚,则为风邪所伤,入脑则脑转而目系急,目系急故成眩也。"唐代孙思邈《千金要方》中则首先提出了风、热、痰致眩的论点。

高血压 中医临证方略

4. 金元时期

对眩晕病证的论述从概念、病因病机到治法方药等各个方面都有所发展。金代成无己在《伤寒明理论》中除提出"眩晕"的概念外，还提出了眩晕与昏迷的鉴别："伤寒头眩，何以明之？眊非毛而见其毛，眩非元（玄）而见其元（玄，黑色）。眊为眼花，眩为眼黑。眩也、运也、冒也，三者形俱相近。有谓之眩运者，有谓之眩冒者。运为运转之运，世谓之头旋者是矣；冒为蒙冒之冒，世谓之昏迷者是矣。"

5. 明清时期

对眩晕的论述日臻完善，如明代徐春甫《古今医统大全·眩运门》以虚实分论，提出虚有气虚、血虚、阳虚之分，实有风、寒、暑、湿之别，并着重指出"四气乘虚""七情郁而生痰动火""淫欲过度，肾家不能纳气归元"。"吐血或崩漏，肝家不能受摄营气"，是眩晕发病的常见原因。刘宗厚《玉机微义》、李梴《医学入门》等书，对《黄帝内经》"上盛下虚"而致眩晕之论，做出了进一步阐述，认为"下虚者乃气血也，上盛者乃痰涎风火也"。张景岳在《景岳全书·眩晕》中则强调因虚致眩，认为"无虚不能作眩""眩晕一证，虚者居其八九，而兼火兼痰者不过十中一二耳"。此外，明代虞抟提出了"血瘀致眩"的论点。

二、病因病机

1. 病因

（1）先秦时期：《黄帝内经》为眩晕、头痛的病因学理论奠定了基础，内容涵盖外感、内伤、气血、情志等方面。

①六淫侵袭。《素问·标本病传论》曰："肝病头目眩，胁支满……"《素问·至真要大论》曰："太阳司天，寒淫所胜，……时眩仆……病本于心。"认为心肾之病，外邪入侵可导致眩晕。

②七情内伤。喜、怒、忧、思、悲、恐、惊七情致病。《素问·生气通天论》曰："阳气者，大怒则形气绝，而血菀于上，使人薄厥。"《灵枢·五乱》曰："五行有序，四时有分，相顺则治，相逆则乱……清气在阴，浊气在阳，营气顺脉，卫气逆行，清浊相干……乱于头，则为厥逆，头重眩仆。"

③体虚失养。中医体质学说从《黄帝内经》时代起就有所体现，《素问·评热病论》中的"邪之所凑，其气必虚"，说明"内因"在发病中占主导地位理论的形成。《灵枢·海论》指出："髓海不足，则脑转耳鸣，胫痠眩冒。"

《灵枢·卫气》说:"上虚作眩。"在临床上高血压、眩晕、头痛病证多发于中老年人或体虚人群。中老年人年龄增长、肾气渐衰、气血不足造成气机逆乱,导致肝阳上扰,肝风内动,上实下虚发为眩晕。

④运气相关。《素问·六元正纪大论》云:"木郁之发……甚则耳鸣眩转。"

⑤经络相关。《黄帝内经》认为眩晕之病,病位在巅顶脑部,如足厥阴肝经上达巅顶,足少阴肾经、足太阳膀胱经、足少阳胆经亦行于头部,与肝风内动、气血上逆和脑髓不足关系极为密切,认为眩晕病多与循经路线病位有关,从病因来看大致有外邪所中、肝风内动、气血冲逆、脑失所养。

(2)汉代:张仲景对眩晕的病因论治是多方面的,或邪袭太阳、阳气郁而不得伸展,或邪郁少阳、上干空窍,或胃阳虚、清阳不升,或阳虚水泛、上犯清阳,或阴液已竭、阳亡于上,或痰饮停积胃中(心下)、清阳不升等,并拟定治法方药,如小柴胡汤治少阳眩晕,刺大椎、肺俞、肝俞治太阳少阳并病之眩晕,真武汤治少阴阳虚水泛之眩晕,参术苓甘汤、小半夏加茯苓汤、泽泻汤等治痰饮眩晕等,为后世论治眩晕奠定了基础。

(3)隋、唐、宋时期:继承《黄帝内经》的观点,唐代王焘《外台秘要》和宋代《圣济总录》亦从风邪立论。唐代孙思邈《千金要方》则首先提出风、热、痰致眩的论点。在治疗方面,诸家方书在张仲景方药的基础上广泛采集,使之更加丰富。

(4)金元时期:金代刘元素在《素问玄机原病式·五运主病》中给眩晕下的定义是"掉,摇也;眩,昏乱旋运也"。并主张眩晕的病因病机应从"火"立论:"所谓风气甚而头目眩运者,由风木旺,必有金衰不能制木,而木复生火,风火皆属阳,多为兼化;阳主乎动,两动相搏,则为之旋转。"张子和则从"痰"立论,提出吐法为主的治疗方法,他在《儒门事亲》中说:"夫头风眩运……在上为之停饮,可用独圣散吐之,吐讫后服清下辛凉之药,凡眩运多年不已,胸膈痰涎壅塞,气血颇实,吐之甚效。"李东垣《兰室秘藏·头痛》所论"恶心呕吐,不食,痰唾稠黏,眼黑头旋,目不能开,如在风云中……",即是脾胃气虚、浊痰上逆之眩晕,主以半夏白术天麻汤。元代朱丹溪更力倡"无痰不作眩"之说,在《丹溪心法·头眩》中说:"头眩,痰挟气虚并火,治痰为主,挟补气药及降火药。无痰则不作眩,痰因火动;又因湿痰者。"

(5)明清时期:对眩晕病因病机论述更为详尽。张景岳在《景岳全书》中特别强调因虚致眩,认为"无虚不能作眩"。叶天士《临证指南医案·眩晕》华岫云按,认为眩晕乃"肝胆之风阳上冒",其证有夹痰、夹火、中虚、下虚之别,治法亦有治胃、治肝之分。"火盛者,先生用羚羊、山栀、连翘、花粉、玄参、鲜生地、丹皮、桑叶以清泄上焦窍络之热,此先从胆治也。痰多者必理阳明,消痰如竹沥、姜汁、菖蒲、橘红、二陈汤之类。中虚则兼用人参、外台茯苓饮是也。下虚者,必从肝治,补肾滋肝,育阴潜阳,镇摄之治是也。"可见其分类之明细,用药之精准。

元、明、清时期部分医家已认识到眩晕与头痛、头风、肝风、中风诸证之间有一定的内在联系,例如虞抟《医学正传·卷四·眩运》云:"眩运者,中风之渐也。"华岫云在《临证指南医案·眩晕门》按语中更是明确地指出:"经云:诸风掉眩,皆属于肝。头为六阳之首,耳目口鼻,皆系清空之窍。所患眩晕者,非外来之邪,乃肝胆之风阳上冒耳。""此症之原,本之肝风,当与肝风、中风、头风门合而参之。"

2. 病机归类

(1)肝阳上亢:肝为风木之脏,体阴而用阳,其性刚劲,主动主升,故《黄帝内经》说:"诸风掉眩,皆属于肝。"肝盛体质之人,阴阳平衡失其常度,阴亏于下,阳亢于上,则见眩晕;或忧郁、恼怒太过,肝失条达,肝气郁结,气郁化火伤阴,肝阴耗伤,风阳宜动,上扰头目,发为眩晕;或肾阴亏虚不能养肝,水不涵木,阴不维阳,肝阳上亢,肝风内动,发为眩晕。

(2)肾精不足:脑为髓之海,髓海有余则轻劲多力,髓海不足则脑转耳鸣、胫酸眩冒。而脑髓的有余不足,取决于肾精的充足与否。肾为先天之本,主藏精生髓,髓聚而成脑。若年老肾精亏虚;或房事不节,阴精亏耗;或先天不足;或劳逸过度,伤骨损髓;或阴虚火旺,扰动精室,遗精频繁;或肾气亏虚,精关不固,滑泄无度,均使肾精不足而发眩晕。

(3)气血亏虚:脾胃为后天之本,气血生化之源,如忧思劳倦,饮食不节,损伤脾胃;或先天禀赋不足,或年老阳气虚衰,而致脾胃虚弱,不能运化水谷,由气生血;或久病不愈,耗伤气血;或失血之后,气随血耗,气虚则清阳不振,清气不升;血虚则肝失所养,而虚风内动,皆发为眩晕。

(4)痰浊中阻:饮食不节、肥甘厚味太过,损伤脾胃,或忧思、劳倦伤脾,以致脾阳不振,健运失职,水湿内停,聚集成痰;或肺气不足,宣降失司,水津不得通调输布,津液留聚而生痰;或肾虚不能化气生水,水泛而为痰。痰阻经络,清阳不升,清空之窍失其所养,发为眩晕。痰湿壅盛更兼内生之风,则痰夹风、火,眩晕更甚易眩晕昏仆中风偏瘫。

(5)瘀血内阻:眩晕中风或跌扑坠损,瘀血内停,阻滞经脉,而致气血不能上荣头目,扰乱心神,干扰清空,皆可发为眩晕。

总之,眩晕一证,以内伤为主,尤以肝阳上亢、气血虚损、痰湿壅盛、肾精不足为多见。眩晕多系本虚标实,实指风、火、痰、瘀,虚则气血阴阳之虚;其病变脏腑以肝、脾、肾为重点,三者之中又以肝为主。

三、病证分类

眩晕的诊断,主要依据头晕、目眩、头痛等临床表现,以及舌苔脉象进行病证鉴别、辨证施治。

1. 辨证要点

辨舌苔脉象和虚实。眩晕病机复杂,首先要注意舌苔脉象。如气血虚者多见舌质淡嫩,脉细弱;肾精不足偏阴虚者,多见舌嫩红少苔,脉弦细数;偏阳虚者,多见舌质胖嫩淡暗,脉沉细、尺弱;痰湿重者,多见舌苔厚腻,脉滑;内有瘀血者,可见舌质紫暗或有瘀斑瘀点,唇暗,脉涩。

辨标本缓急。眩晕多属本虚标实之证,肝肾阴虚,气血不足,为病之本;痰、瘀、风、火,为病之标。痰、瘀、风、火都各具特点,如风性主动,火性上炎,痰性黏滞,瘀性留着等,需要加以辨识。其中尤以肝风、肝火为病最急,风升火动,两阳相搏,上扰清空,证见眩晕,目赤、口苦,重者昏仆,脉弦数有力,舌红苔黄。

2. 证候分类

(1)肝阳上亢证。《类证治裁·眩晕》云:"良由肝胆乃风木之脏,相火内寄,其性主动主升,或由身心过动,或由情志郁勃,或由地气上腾,或由冬藏不密。或由高年肾液已衰,水不涵木。或由病后精神未复,阴不吸阳,以至目昏耳鸣,震眩不定。"阐述了肝阳上亢、内风引动造成的眩晕、耳鸣、头胀痛、易怒、失眠多梦、舌红苔黄、脉弦数等阴阳失调症状。

(2)气血亏虚证。《景岳全书·眩晕》云:"原病之由,有气虚者,乃清气不能上升,或汗多亡阳而致,当升阳补气;有血虚者,乃因亡血过多,阳无所附而然,当益阴补血,此皆不足之证也。"说明气血亏虚是造成眩晕的重要原因。其症状有:眩晕,动则加剧,劳累即发,神疲懒言,气短声低,面色少华,心悸失眠,纳减体倦,舌质胖嫩、边有齿印,苔少或厚,脉细或虚大。

(3)肾精不足证。《太平圣惠方·卷四十》载:"夫诸阳之脉,皆上行于头面。若人气血俱虚,风邪伤于阳经,入于脑中,则令头痛也。又有手太阳之脉受风寒,伏留而不去者,名厥头痛。"书中所指眩晕、头痛,是由于体虚,外为风邪所伤,则成头痛、眩晕。书中治眩晕方有数十首,如杜若散、防风

高血压 中医临证方略

散、前胡散、汉防己散、赤茯苓散、独活散等,其用药特点为祛风解表兼以除湿、化痰,补益方8首,补益气血、肝肾、脾胃之品,如人参、黄芪、山萸肉、肉桂、茯苓、酸枣仁等。

明代医家张景岳编著的《景岳全书》对中医理论和临床各科病证均有深入阐述,汇集了他对中医学的主要创见。对于阴阳及命门学说的论述,力主温补,独重肾阴肾阳的学术思想。他说:"所谓虚者,血与气也;所谓实者,痰涎风火也。"指出其虚因气与血,虚为病之本,实为病之标,治虚尤其推崇大补元煎、十全大补汤,以及熟地、当归、枸杞子等温补肾阴肾阳之用,认为"伐下者必枯其上,滋苗者必灌其根。所以凡治上虚者,尤当以兼补气血为最"。症状常见有眩晕,腰膝酸软,或遗精、滑泄,耳鸣发落,齿摇,舌瘦嫩,少苔或无苔,脉弦细或细数。

(4)痰湿内蕴证。《临证指南医案》由清代著名医家叶桂的弟子华岫云等人撰录叶桂的医案而编撰。叶桂对肝风的病因病机有独到的见解,提出"阳化内风"之说,认为肝风为"身中阳气之变动"。评叶桂治眩晕案云:"所患眩晕者,非外来之邪,乃肝胆之风阳上冒耳,甚则有昏厥跌仆之虞。其症有夹痰、夹火、中虚、下虚,治胆、治胃、治肝之分。"

汪文绮所著《杂病会心录》为其数十年临床经验的总结,辨证准确,立论精详,对于痰眩的认识颇具心得,大凡痰证,多责之于脾,故有"脾为生痰之源"一说。认为痰证之生,有因肾、因肝、因脾之不同,"如水沸水泛,则痰起于肾;风火生涎,则痰起于肝;湿饮不行,则痰生于脾"。痰证又有虚痰、实痰之别。虚痰主要在于脾肾,为痰之本,治用六味、八味、归脾之类;实痰主要在于肠胃,为痰之标,治当二陈汤加芩连滚痰丸之类,以逐肠胃之热。症状常见眩晕,倦怠或头重如裹,胸闷或时吐痰涎,少食多寐,舌胖苔浊腻或白腻,脉滑或弦滑,或兼结代。

(5)瘀血阻络证。叶天士创造性地发展了"久病入络"的理论,认为邪气久羁,必伤血络,气血瘀痹导致头痛证,在辛通宣散的基础上,用虫蚁搜剔的治法,对于后世头痛的治疗产生了极大的影响。

清代医家王清任所撰《医林改错》记载了他的解剖所见,以及活血化瘀等治疗经验。王清任强调:"治病之要诀,在明白气血。"他对瘀血证尤其是气虚血瘀证有极为深刻的研究,列举了其应用活血化瘀的丰富经验和独到见解,提出"气管行气,气行血动;血脉盛血,静而不动",但"气管与血管相连""气无形,不能结块,结块者,必有形之血也""元气既虚,必不能达于血管,血管无气,必停留而瘀"。尽管王清任对气管与血管的解剖并不准确,但他用实体解剖的方法,清楚直观地阐述了气虚致瘀的病机,并创制了以补气活血的补阳还五汤为代表的系列化瘀之方,对治疗头痛、眩晕和降压有较好疗效,至今还广泛应用于临床。

晚清医家唐宗海所撰《血证论》,对后世血证的论治产生了重大影响。对于眩晕、头痛,唐宗海列"晕痛"证予以合并论述,着重论述因血证所致晕痛的不同特点,认为"头晕痛虽是两病,失血之人,往往兼见二证"。他非常重视气血水火的密切关联,称:"人之一身,不外阴阳。而阴阳二字,即是水火。水即化气,火即化血。"他认为血生于心火,而下藏于肝,气生于肾水,而上主于肺,其间运行上下者,又赖脾为之枢,故治血必理脾为主。症状常见眩晕、头痛或有健忘、失眠、心悸、精神不振、面色紫暗、舌有瘀斑或瘀点、脉弦涩或细涩。

四、治法研究

1. 肝阳上亢证治法方药
【平肝潜阳、清火熄风法】

平肝熄风法用来治疗高血压、眩晕、头痛之类的风病,这种"风"称为内风,即《黄帝内经》所说的"诸风掉眩,皆属于肝",常见肝风内动,血气并走于上、头目眩晕、脑中热痛、面色潮红,甚则突然昏倒、口眼歪斜,半身不遂、中风失语等症。

方论选录:

羚角钩藤汤。《重订通俗伤寒论》:"羚角钩藤汤,凉熄肝风法……肝藏血而主筋,凡肝风上翔,症必头晕胀痛,耳鸣心悸,手足躁扰。甚则瘛疭,狂乱痉厥。与夫孕妇子痫,产后惊风,病皆危险。"

天麻钩藤饮。《中医内科杂病证治新义》:"本方为平肝降逆之剂。以天麻、钩藤、生决明平肝祛风降逆为主,辅以清降之山栀、黄芩,活血之牛膝,滋补肝肾之桑寄生、杜仲等,滋肾平肝之逆;并辅以夜交藤、朱茯神以镇静安神,缓其失眠,故为用于肝厥头痛、眩晕、失眠之良剂。若以高血压而论,本方所用之黄芩、杜仲、益母草、桑寄生等,均经研究有降低血压之作用,故有镇静安神、降压缓痛之功。"

镇肝熄风汤由晚清医家张锡纯创立,其《医学衷中参西录》一书云:"方中重用牛膝以引血下行,此为治标之主药,而复深究病之源,用龙骨、牡蛎、龟板、芍药以镇熄肝风。赭石以降胃降冲。玄参、天冬以清肺气,肺中清肃

高血压
中医临证方略

之气下行,自能镇制肝木……青蒿得初春少阳升发之气……泻肝热兼舒肝郁,实能将顺肝木之性。麦芽为谷之萌芽,生用之亦善将顺肝木之性使不抑郁。川楝子善引肝气下达,又能折其反动之力。"

建瓴汤由晚清医家张锡纯创立,《医学衷中参西录》说:"脑充血证即内经之所谓厥证,亦即后世之误称中风证,前论已详辩之矣。而论此证者谓其猝发于一旦,似难为之预防。不知凡病之来皆预有征兆……论脑充血证可预防及其证误名中风之由(附建瓴汤)……愚十余年来治愈此证颇多,曾酌定建瓴汤一方,服后能使脑中之血如建瓴之水下行,脑充血之证自愈。"

2. 气血亏虚证治法方药

【补益气血、健运脾胃法】

根据"虚则补之"的原则而立法,用补养强壮一类药物为主而组成,补益人体气血阴阳不足,以治各种虚证。若眩晕是偏于脾虚气陷者,用补中益气汤;若为脾阳虚衰,可用理中汤加首乌、当归、川芎、肉桂等以温运中阳;若以心悸、失眠、健忘为主要表现,则以归脾汤为首选;血虚者,用当归补血汤。

方论选录:

李东垣的《脾胃论》说:"血不自生,须得生阳之药,血自旺矣。"又说:"血虚以人参补之,阳旺则能生阴血。"

张景岳在《景岳全书》中说:"善补阳者,必于阴中求阳……善补阴者,必于阳中求阴。"因此,血虚补血,宜加入补气之药,以助生化,或重补气以生血,扶阳固脱,使气返血生,对于眩晕等长期慢性病出现气血俱虚,则可气血双补。

关于五脏分补法,《难经》中说:"损其肺者,益其气;损其心者,和其营卫;损其脾者,调其饮食,适其寒温;损其肝者,缓其中;损其肾者,益其精。"即指出五脏的分补法。古人强调脾肾二脏,因肾为真阴真阳之所在,脾为后天之本,是气血生化之源,故补脾、补肾是补法中的重要一环。

3. 肾精不足治法方药

【补益肾精、充养脑髓法】

针对肝肾阴虚证,临床常见头目眩晕,耳鸣耳聋,面色潮红,五心烦热,盗汗失眠,夜梦遗精,消渴,舌燥咽痛,舌红少苔,脉细数。常用熟地、麦冬、龟板等甘寒养阴为主的方剂,代表方六味地黄丸、大补阴丸、一贯煎等。

方论选录:

六味地黄丸为补阴的主要方剂,功效以滋补肝肾为主,并能补脾阴,为三阴并补之方。对阴虚生内热、虚火上炎、阴不内守、肾虚不固者是通补开合之剂。《医方论》曰："此方非但治肝肾不足,实三阴并治之剂。有熟地之腻补肾水,即有泽泻之宣泄肾浊以济之;有萸肉之温涩肝经,即有丹皮之清泻肝火以佐之;有山药之收摄脾经,即有茯苓之淡渗脾湿以和之。药止六味,而大开大合,三阴并治,洵补方之正鹄也。"

陈念祖以《黄帝内经》肾虚髓海不足为根本,由肾虚而有肝风、肝火之动,风木克土,土病而生痰,因此在治疗上主张以治肾为本,提出"然欲荣其上,必灌其根,如正元散及六味丸、八味丸,皆峻补肾中水火之妙剂。乙癸同源,治肾即所以治肝,治肝即所以熄风,熄风即所以降火,降火即所以治痰"。并主张方中当酌加柔肝熄风之品,如钩藤、玉竹、菊花、天麻等药,以收捷效。

4. 痰湿内蕴证治法方药

【燥湿祛痰、健脾和胃法】

燥湿祛痰法适用于湿痰的病证。"脾为生痰之源",湿痰的生成,由于脾阳不振,运化失常,水湿停留,凝聚为痰。本方证为脾受湿困,气不化津,津反成痰,阴津来源不足,故成湿痰内盛,多见于老年患者和高脂血症患者,临床常见痰白易咯,胸闷恶心,肢体困倦,头晕心悸,舌苔白腻或白滑,脉缓或弦。

方论选录:

《名医方论》曰:"二陈为治痰妙剂,其于上下左右,无所不宜;然只能治痰之标,不能治痰之本,痰本在脾在肾,治者详之。"

清代著名医家叶桂的弟子华岫云等人撰录的《临证指南医案》中指出:"火盛者,先生用羚羊、山栀、连翘、花粉、元参、鲜生地、丹皮、桑叶,以清泄上焦窍络之热,此先从胆治也;痰多者必理阳明,消痰如竹茹、姜汁、菖蒲、橘红、二陈汤之类。"

《千金方》温胆汤即二陈汤加竹茹、枳实、生姜、大枣。用于痰热上扰、虚烦不寐、胸闷、口苦呕涎等症。方名温胆,实则清胆和胃。"胆虚寒,左手关上脉阳虚者,足少阳经也。病苦眩厥痿,足趾不能摇,躄不能起,僵仆,目黄,失精眩眩,名曰胆虚寒也。治大病后虚烦不得眠,此胆寒故也,宜服温胆汤方。"

5. 瘀血阻络证治法方药

【祛瘀生新、行血清经法】

血分病证包括血瘀、血溢、血虚三方面,此法适用于血瘀证。血是营养人体的重要物质。《难经》说:"血主濡之。"《灵枢》说:"以奉生身,莫贵于此。"《血证论》指出:"旧血不去,则新血断然不生。"如果血行阻滞,则必须要用活血化瘀法治疗。由于气虚血滞,瘀阻经脉而出现半身不遂,或久病在血络,瘀血内停,出现眩晕、胸胁疼痛,常用活血化瘀药如大黄、桃仁、红花、当归、赤芍、丹皮、丹参等为主组成方剂,代表方有血府逐瘀汤、桃仁承气汤等。

方论选录:

王清任创制了以补阳还五汤、血府逐瘀汤等为代表的系列化瘀之方。对于头痛、眩晕、中风的治疗创造性地应用了活血化瘀方,用之如神。书中载曰:"头痛有外感,必有发热恶寒之表症,发散可愈;有积热,必舌干、口渴,用承气汤可愈;有气虚,必似痛不痛,用参芪可愈。查患头痛者,无表证,无里证,无气虚、痰饮等症,忽犯忽好,百方不效,用此一剂而愈。"可以说王清任开创了活血化瘀法治疗眩晕、头痛病证的先河。

新安医学文献中的学术见解与发展

　　新安，即徽州地区，古称徽州府，辖一府六市，系今安徽省歙县、绩溪、休宁、祁门、黟县和江西省婺源的统称。新安医学为地域性医学，代代相传，名医荟萃，具有深远的社会历史根源。古徽州风景如画，自然生态环境得天独厚，蕴藏着丰富的中药材资源，从新安江流域这片文化土壤中生发的新安医学始于北宋，鼎盛于明清，延续800余年，其鲜明的地域特色，深厚的文化底蕴，丰富的临床经验，卓越的理论贡献，在中国传统医学发展史上产生了重要的影响。繁荣发达的徽商经济为新安医学的形成和发展提供了雄厚的物质基础，使后继门人桃李天下，薪火相传至今。新安医学在理论及临床实践方面创新发展，对中医学说的演变产生了深刻的影响。新安医家擅长使用道地中药，重视药物的收采、炮制、治疗、制药，以及医药依存关系，为后世研究中医药提供了一份宝贵资料。

一、学术见解

1. 对中医《黄帝内经》的研究

　　新安医家主要对《黄帝内经》进行了注释、校订、分类专题探讨等工作。《新安医籍考》收载的自唐代至民国初期的中医诊断学研究著作40余部，其中脉学38部，足见其对脉诊的重视。在医案的按语多兼论脉诊，视脉诊为医之关键。诊治上包括分析病机、判断证候、确定治法、遣方用药。

2. 临床临证之法

　　清代程国彭所著《医学心悟》不仅提倡"八纲辨证"，并在前人治病五法基础上，首创"医门八法"论病之方，以汗、和、下、消、吐、清、温、补八法尽之，一直为后世采用，至今不衰。歙县的程敬通将李东垣、朱丹溪养阴之法融为一体，在内科疾病中重视益气培元固本，疗效奇验。

　　（1）"参芪论"学说：明代汪机开创了新安医学"培元固本派"，针对各种疾病过用苦寒、戕伤元气的时弊，撰写《明医杂著·忌用参芪论》《营卫论》，

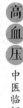

说理翔实,影响深远,对浙江的赵献可和张景岳,以及江苏的缪希雍和李中梓等医家的学术思想形成有很大影响。汪机之后,孙一奎、江民莹、郑重光、付护等医家承其学说,形成了新安温中培元派的中坚力量。

(2)"命门动气"学说:孙一奎为新安医家汪机的再传弟子,其创立的"命门动气"学说,与汪机的"培元固本"思想有着直接渊源,将培固脾胃元气发展到注重命门元气,完善了《难经》关于命门的论述。孙一奎所著《医旨绪余》中包括"肾主纳气说""右肾水火辨"等阐释,丰富了中医的肾脏功能作用和扶正祛邪理论。

(3)"虚损"学说:清代新安医家汪文绮著有《杂症会心录》,对眩晕的认识以虚为本,重视肝肾中虚,指出"大抵虚运者,十之六七,兼痰火者,十之二三,即伤寒眩晕,虽有表散之法,亦多因汗吐下后,虚其上焦元气所致"。在治疗上主张骤补治眩,以大剂参芪术附为治,称:"今人气禀薄弱,酒色不谨,肝肾亏而内伤剧,致眩晕大作。望其容,则精神昏倦也。闻其声,则语言低微也。察其症,则自汗喘促也。切其脉,则悬悬如丝也。当此之时,须执一定之见。毋惑多歧之臆说,惟投参芪术附重剂,多进庶可转危为安。"汪文绮对痰眩颇有心得,大凡痰证多责于脾,故有"脾为生痰之源"一说,但他认为痰证之生,有起于肾、肝、脾的不同,"如水沸水泛,则痰起于肾;风火生涎,则痰起于肝;湿饮不行,则痰起于脾。"

对头痛证,汪文绮力主以肝肾亏虚为主,特别是肾阴肾阳的作用,指出:"盖脑为神藏,谓之泥丸宫,而精髓藏焉。人生精气,实于下则髓海满于上,精神内守,病安从来。无如酒以浆,以妄为常,醉以入房,以欲竭其精,以耗散其真,致肾气不充,而髓海空虚,肾阴不足,而阴火冲逆,肾阳不壮而寒气通脑。医者不达其故,复投羌防辛芷之属温之散之,夫既亏在阴矣,我又从而温之,不益亏其真阴乎?既亏在阳矣,我又从而散之,不愈亏其真阳乎?……奈何庸碌之辈不明肝肾为髓海之原,精气为神藏之根,一见头痛概以伤寒目之。"

二、特色诊治

1."虚损"病因论治

清代吴澄在其著作《不居集》中系统性提出"虚损"病因病机,主张健脾胃为治疗虚损的第一步,"理脾阴"为治疗虚损的重中之重,与李东垣强调的健胃在内伤虚损中的重要性相得益彰,对后世治疗慢性病、虚损病证提供了有益的借鉴与启发。

2."燥湿"分治法

清代余国珮所著《医理》专论燥湿，理论独到，自成一家。倡"六气独重燥湿论"，认为虽有六气之名，不外燥湿之气所化，而燥湿之气可寒可热，医者再能因燥湿之偏分其寒热之变，一任病情万状，总以燥湿为把柄，治之则无贻误。由于对疾病从燥湿分治，建立了系统的"燥湿为纲"特色疗法。

3."子和"吐法

明代新安名医徐春甫所著《古今医统大全·卷之五十三·眩晕门》中说："张子和云：夫头风眩晕，手足麻痹，胃脘痛，皆风、寒、湿三气杂至，合而为痹也。在上谓之停饮，可用独圣散吐之，吐讫后服清上辛凉之药。凡眩晕多年不已，胸膈痰涎壅塞，气血颇实，吐之甚效。"

4."针方"合治法

明代新安名医吴崑所著《针方六集》是第一部针灸处方学专著，通过以药明针的比较方法，论述了针灸的基本理论，颇具特色。他认为汤药有君臣佐使，针灸亦然。指出"针药犹兵，小方不足以去病，可合方连衡"，犹如集中兵力制敌取胜。治疗高血压、冠心病、心绞痛等，中药外敷穴位、点刺穴位等多种方法联用，都是从中得到的启发。

5."药枕"外治法

清代新安名医程樑所创，其著有《引经证医补遗》。方法是"用鹿皮作枕，以一面当中剪去二寸许见方，剪开之缺，另用羽毛见方许贴之。用药盛枕中，再以线缝之，使药气得以从羽毛空之透出"。

6."药帽"疗法

明代新安名医徐春甫所著《古今医统大全·头部门》中使用祛风散寒、镇惊安神药物治疗头痛患者："乌麦片半斤，吴茱萸二两为末，和匀，净水调作饼子，入上熟，乘热分头发盖在头上，如帽子，外以厚帛包裹定，一时热气入脑而痛即止，冷则去之。"

7.本草用药

如陈嘉谟《本草蒙筌》中的"治疗用气味"论，根据气味厚薄及升降沉浮的不同，将药物气味法于天地四时之象，强调四气、五味两者之间既各有所主又密切联系。"用药择地土"之说把药名与产地联系起来进行比较，指出何地为胜，丰富了特殊产地药材的种类，如五味子有南北的区别，"风寒咳嗽南五味子为奇，虚损劳伤北五味子最妙"，对药物的炮制、储存见解独到而深刻。

三、临证旨要

新安医家的独特临床经验对后世医家有指导价值,对眩晕、头痛、头风的记载比比皆是。多部医籍都指出,外感和内伤、六经病变都可以引起头痛、眩晕,并对其临床症状及治疗有详细的记载。

1. 头痛、眩晕的临证认识

头痛、眩晕是临床常见症状,见于多种疾病中。《杂症会心录·卷上·头痛》由新安医家汪文绮所著,他指出:"夫《经》言外感有头痛,内伤亦有头痛,岂有混治,而无所区别。盖外感头痛,有痛在阳明,有痛在阴经。如太阳、阳明、少阳头痛属阳经。厥阴头痛属阴经。内伤头痛,有痛在阴虚,有痛在阳虚。"

《医学心悟·卷二·头痛》中,程钟龄认为:"头为诸阳之会,清阳不升,则邪气乘之,致令头痛。然有内伤、外感之异。外感风寒者,宜散之;热邪传入胃腑,热气上攻者,宜清之;直中症,寒气上逼者,宜温之。"他指出"真头痛"是头痛中的危重急症,预后不佳,并对其临床症状和治疗都有详细的描述:"然除正风寒外,复有偏头痛,雷头风,客寒犯脑,胃火上冲,痰厥头痛,大头天行,破脑伤风,眉棱骨痛,眼眶痛等症。更有真头痛,朝不保暮,势更危急,皆宜细辨。偏头风者,半边头痛,有风热,有血虚。风热者,筋脉抽搐,或鼻塞,常流涕,清空膏主之;血虚者,昼轻夜重,痛连眼角,逍遥散主之。雷头风者,头痛而起核块,或头中雷鸣,多属痰火,清震汤主之。客寒犯脑者,脑痛连齿,手足厥冷,口鼻气冷,羌活附子汤主之。胃火上冲者,脉洪大,口渴饮冷,头筋扛起者,加味升麻汤主之。痰厥头痛者,胸膈多痰,动则眩晕,半夏白术天麻汤主之。"

孙文胤在《丹台玉案·卷之三·头眩门》中说:"头痛之外,又有头眩。虽无痛苦,而精神眩耀,所见之物皆颠倒摇动,身如浮云,足如履空,饮食下咽即吐,胸中快快,眼花不定,乃其症也。此为风动肝木,根本皆摇。卷痰上升,迷乱清气故耳。"

孙一奎在《赤水玄珠·卷十六·眩晕门》中曰:"丹溪曰:眩言其黑,晕言其转……此证属痰者多……有因虚致晕,虽晕,然醒时面常欲得热手按之,盖头者乃诸阳之会,阳气不足故耳。有头眩而耳中常鸣,头上如鸟雀啾啾之声,切不可全谓耳鸣为虚,此头脑夹风所为也。"

上篇

专病论治

2. 头痛、眩晕的病因病机认识

新安医家认为，头痛、眩晕病因分为外感六淫邪气、内伤七情、疲劳过度，其病理变化不外虚实两端。虚为髓海不足，或气血亏虚，清窍失养；实者为风、火、痰、瘀扰乱清空。

孙文胤在《丹台玉案·卷之三·头眩门》中指出："头居上体，为风之所先及。然以其会乎诸阳，而不畏寒，故人多忽之，而不知所避。风邪一入头即痛焉，是以头痛之症，风痛居多。夫风何以能痛也？盖风之为物也，善行而数变也，其性易入，其气易感。头之诸阳内聚而拒风，风之势内外攻以抗阳，风与阳相争，两不肯伏，交战至于高之分，而头之诸经始病矣，以诸阳之强，且不能以胜风，而况以诸阴乎。其有气虚血虚而作痛者，虽系本原之不足，而实风之为病也。盖虚之所在，邪必凑之，使无风之入，惟觉眩晕而已，何以作痛耶？但气血已虚，无力拒风，风虽入而不与争，故其痛亦不甚也。其有饮食不消，痰涎涌上而作痛者，非风之罪也，宜审而治之。"

孙一奎在《赤水玄珠·卷三·头痛门》中说："头为诸阳之首，至清至高之处也。苟外无风寒雾露之触，内无痰火湿热之熏，必无痛也。既有内外之因，当循内外之治。"

徐春甫在《古今医统大全·卷之五十三·头痛门》中说："头痛自内而致者，气血痰饮，五脏气郁之病，东垣论气虚血虚、痰厥头痛之类是也。自外而致者，风寒暑湿之病，仲景伤寒、东垣之类六经是也。"

叶天士在《临证指南医案·卷八·头痛》中指出："头为诸阳之会，与厥阴肝脉会于巅，诸阴寒邪不能上逆，惟阳气窒塞，浊邪得以上据，厥阴风火乃能逆上作痛。故头痛一证，皆由清阳不升，火风乘虚上入所致。"

程杏轩在《医述·卷十·杂证汇参·眩晕》中指出："肥白人湿痰滞于上，阴火起于下，痰挟虚火，上冲头目，邪正相煽，故忽然眼黑生花，所谓无痰不作眩也。黑瘦人肾水虚少，肝枯木动，复挟相火上踞高巅而作眩晕，所谓风胜则地动，火得风而焰旋也。"

3. 辨证论治的有效方药

头痛眩晕证分虚实者治之。虚者为髓海不足，气血亏虚，清窍失养；实者的病位在头窍，其病变与肝、脾、肾相关，治疗原则为补虚泻实，调整阴阳。

（1）肝阳上亢证：清代程杏轩在《程杏轩医案》中记载，用地黄汤（熟地、山药、山萸肉、茯苓、丹皮、泽泻）加菊花、钩藤、白芍、甘草。程钟龄在《医学心悟·卷四·眩晕》中曰："肝木生风，眩晕振摇。"用加味逍遥散（柴胡、甘草、茯苓、白术、当归、白芍、丹皮、黑山栀、薄荷)。

叶天士对肝风的病因病机有独到的见解,提出了"阳化内风"之说,认为肝风为"身中阳气之变动",指出这种内动的肝风"非外来之邪",其由内而生,或因肾水之亏,水不涵木;或五志过极,气火上升;或中阳不足,内风暗动等,与厥阴风木有关。《临证指南医案》是由清代著名医家叶天士的弟子华岫云等人编著,华岫云评价叶天士治眩晕案:"所患眩晕者,非外来之邪,乃肝胆之风阳上冒耳,甚则有昏厥跌扑之虞。其症有夹痰、夹火、中虚、下虚,治胆、治胃、治肝之分。火盛者,先生用羚羊、山栀、连翘、花粉、元参、鲜生地、丹皮、桑叶,以清泄上焦窍络之热,此先从胆治也。痰多者,必理阳明,消痰如竹茹、姜汁、菖蒲、橘红、二陈汤之类。中虚兼用人参,外台茯苓饮是也。下虚者,必从肝治,补肾滋肝,育阴潜阳,镇摄之治是也。至于天麻、钩藤、菊花之属,皆系熄风之品,可随症加入。此症之原,本之肝风,当与肝风、中风、头风门合而参之。"

(2)气血亏虚证:明代吴崑在《医方考·卷五·头病门第五十五》中推荐用八珍汤(人参、白术、茯苓、甘草、当归、川芎、芍药、地黄)。徐春甫在《古今医统大全·卷之五十三·头痛门》中使用加味调中益气汤(陈皮、黄柏、升麻、柴胡、人参、甘草、苍术、黄芪、川芎、细辛、蔓荆子、当归)"治气血两虚头痛,其效如神"。孙文胤在《丹台玉案·卷之三·头眩门》中指出"气血两虚头眩"用和荣汤(人参、当归、白术、生地、天冬、麦冬、五味子)。

(3)痰浊中阻证:程钟龄在《医学心悟·卷四·眩晕》中推荐"湿痰壅遏者"用半夏白术天麻汤(半夏、白术、陈皮、天麻、薏仁、白茯苓)。吴崑在《医方考·卷五·头病门第五十五》中认为:"痰厥头痛,目眩者,此方主之……东垣曰:头痛苦甚,谓之足太阴痰厥,非半夏不能除。眼黑头眩,风虚内作,非天麻不能疗。"

(4)肾虚亏损证:汪文绮在《杂症会心录·卷上·头痛》中推荐阴虚者用六味归芍汤(熟地、当归、山药、茯苓、白芍、丹皮、泽泻、山萸肉),加人童便之属,壮水之主,以制阳光。阳亏者,用八味养血汤(熟地、当归、山药、肉桂、茯苓、白芍、附子、丹皮、泽泻、山萸肉),加人参鹿茸之属,益水之源,以消阴翳。

4. 中医学的精髓

中医学产生于远古时期,自先秦至清末有两千多年的历史,历代医家通过长期的临床实践,逐步发展和完善了对眩晕、头痛病证的认识,积累了丰富的治疗方法和用药经验。

先秦至三国时期，以《黄帝内经》为代表，基本奠定了关于眩晕、头痛病证的病因病机和辨证论治的基本理论。从病因来看，既有外风，又有内风，因风性上行，善袭人体上部，病因更偏向风、寒、湿、火、热邪所中，侵犯头部经络，阻塞不通，发为头痛、眩晕。《伤寒杂病论》在《黄帝内经》风、火、虚的基础上，又提出痰邪致病的病机，治疗上创制了温化痰饮、温阳利水多首方剂，完善了眩晕、头痛的临床辨证论治体系，为后世奠定了基本的理论框架。其病多与肝肾有关，以风、火、痰、虚为主要特点。

晋唐时期为眩晕、头痛病证临证经验全面积累的时期，《诸病源候论》中"风邪入脑"的见解，更为明确地说明病位在脑，饮食、饮酒、劳倦、房事生活因素对其影响具有重要的临床价值。《千金方》等著作记载了治疗头痛、眩晕的方剂和外洗、摩顶、药枕等外治法。

宋金元时期对其认识进一步深化，将眩晕独列一门，将其分为风眩、痰眩、气眩、劳风等四类证候，标志着眩晕病证独立体系的形成。金元时期张从正从痰论治创通腑泻热之法；李杲善用天麻，主张用风药以达巅顶，创头痛分经用药之法；朱震亨以治痰为主兼补气降火，丰富和完善了中医治疗头痛、眩晕的机制和治疗方法。

明清时期是眩晕、头痛病证发展的成熟完善阶段，既有张景岳"无虚不作眩"之说，又有刘宗厚"本虚标实"的主张，认为气血虚为本，痰涎风火为标，治眩宜治虚为主，兼清火、消痰、理气。清代出现的瘀血头痛病机，也是中医学的新发展。

四、新安医学的继承与发展

新安医家在前代肝风、痰火的基础上，更加重视肾阴、肾阳的作用，创造性地将历代医家所论虚、风、火、痰予以综合发挥，以肾虚为本，以风火痰为标。汪机的"营卫论"学说认为，人体生病是营气亏损，他重视培补元气，擅用甘温之味扶养脾胃而祛除病邪，乃一代宗师。孙一奎是新安医家杰出代表，他以"温补派"备受推崇，主张保护命门阳气，气血的调理，善用参、芪、术等药。叶桂更是创造性地发展了潜阳之法并提出久病入络之说，以辛通宣散、活血通络的方法，丰富了中医整体治疗优势。

中医的辩证法思想贯穿于摄生、生理、病理、疾病、治疗、药物等各个方面。运用阴阳五行理论，通过望、闻、问、切四诊，进行综合分析，然后立法处方，施行治疗。从天文、历数、气象、四季变化，产生了"外感六淫"理论，

高血压 中医临证方略

构成自然界万物的原始物质和朴素的人体脏腑气血概念,形成了藏象与经络学说,而"医药同源"又促进了中药的发展。

"精、气、神"的理论,在人的生命中占有十分重要的地位。中医认为气或精气是指精微物质,一切有形之物都是由无形变化而来的,引申到人的形成,都离不开气,如《庄子·知北游》说:"人之生,气之聚也,聚则为生,散则为死。"神是指宇宙万物变化发展的规律,如《说卦》中指出:"神也者,妙万物而言也。"同时,神又是最精微的一种物质,《论衡·订鬼篇》中说"阴气生为骨肉,阳气生为精神""气为神之母,神为气之子",很清楚地说明,神是物质存在的一种表现形式,其功能是多方面的,与人的生长、发育、衰老及防御外邪的侵袭有着密切关系。《黄帝内经》中还有真气、宗气等内容,还有脏气、经气的特殊生理功能描述。通过将上述阴阳五行和精、气、神物质概念的基础,与在临床实践中逐步积累起来的对脏腑、经络、病因、病机、辨证和治则结合,形成了完整的中医学理论。藏象、经络就是这种结合的产物,阐明各脏各腑各条经络的生理功能和联系,脏腑与体表、孔窍、经脉的病理变化和相互影响,脏腑经络病变与病邪的关系,以及脏腑、经络病变的病机、症状和治疗,充分体现中医学理论和辨证论治的特点。

五、用好中医瑰宝

中医是仁心仁术,几千年来一直延续,没有断代。传承精华、守正创新,是医者的责任。"人命至重,有贵千金,一方济之,得逾于此。"作为中华民族的伟大创举,中医不仅是中国古代的科学瑰宝,也凝聚着中华民族几千年来的健康理念和医者仁术,坚持中西医结合,才能使中医药这块古老的瑰宝重放光彩。医学就是用各种手段照料好生病的人,中医、西医采用的手段不同,但目的一致,对症选用、优势互补,才是我国在医学上的优势。

1. 辨证论治是中医临床特色

辨证论治是中医临床特色,也是中医诊治疾病的主要方法。张仲景《伤寒论》《金匮要略》开创了辨证论治的先河。由于时代的原因,中医绝大多数疾病是以症状命名的,如眩晕、咳嗽、头痛、胃脘痛、心悸等,很难确立大法、主方主药。中医的辨证论治是针对人体各个部分和整体的主要功能状态与病理活动综合评定,运用四诊八纲,结合病因,加以归纳、分析,了解疾病的寒热虚实属性,辨识邪正盛衰,推测疾病转归预后,从而制定治疗原则和治疗措施。"证"是疾病反映出来不同阶段的状态,"病"是"证"产生的根源,因此"证"和"病"是一种因果关系,有着不可分割的联系。辨证论治的优点是,无论什么疾病和复杂的病情,都可以从辨证入手,提出治疗方法,但其不足之处是对疾病产生的具体机制和诊断缺乏现代科学根据。高血压是摆在中医面前的一道难题,如何用中医辨证论治的优势具体施治,就要进一步识别西医的病,将两者结合起来,才能提高临床疗效。

在传统的中医诊疗方法的基础上,借助现代医学科学技术,可以把很多疾病的诊断弄明确。如一患者诉发作性头痛眩晕 10 年,面色潮红,易怒烦躁,5 年前生孩子时血压偏高,一直未服药治疗,近 1 周头痛加重,心悸、腰酸,否认有冠心病、糖尿病史,母亲有高血压史。舌象红苔黄腻,脉弦滑。心电图左心室肥大,血糖、血脂超出正常值,测血压 156/104 mmHg,中医诊断为头痛;辨证肝阳上亢、风火上扰。西医诊断为高血压 2 级,中危。治法:平肝潜阳,清肝泻火。处方:天麻钩藤饮加减。这就提示我们需要借助现代理化的检测方法,尽可能明确诊断,而中医的辨证诊断,即"定病位、定病性、定病因、定病势",这些内容为论治提供了依据。

2. 中医的黑箱理论也是科技发展的另一种模式

中医用黑箱方法研究人体的整体性,从人体与环境的相互关系方面研究它的主体性,在临床上把人体自稳调节在抗病过程中的具体反应状态作为诊断对象和治疗对象,把提高人体自稳态及调节能力和帮助抗病反应逐渐完善化,作为疗效标准和可重复性的标准,形成独特的以辨证论治为基础的诊疗思想体系,这一体系没有经过现代医学发展阶段,也不是近代西方以病因病理为基础的疾病分类学形式,而是独立发展的。

国医大师陆广莘认为,中医学是一个开放系统,它通过与其他自然科学和社会科学相互作用,不断吸收对自己有用的观察技术和思想,形成自己完善的理论体系,理法方药之间通过排列组合,进而上升到理论层面。世界古代医学三大体系中,印度医学和阿拉伯医学先后衰退消失,唯独中医学经历了现代医学的传入,仍能顽强地生存下来,它的生命力在于其具有自己完善的理论体系,不断吸收科学中对自己有用的东西,从而长时期居于世界的领先地位。如何正确对待中医,首先要从中医学的客观事实中找出它的自身规律,正确认识这门科学的研究对象和方法论特点。如果只是把中医临床经验和药物研究结果纳入西方医学体系以丰富现代医学,得到的仅仅是中医的低层次部分,失去的却是中医完整理论体系的精华。

疾病状态是邪之所凑,其气必虚,"邪气盛则实,精气夺则虚",因此疾病的邪正相争,是邪实正虚处于一个统一体之中,是邪实正虚的对立统一。

高血压 中医临证方略

但是,有机体是一个"自相支持、自相改造、自相完善"(巴甫洛夫)的自控稳态系统,它对于一切损伤现象,必将依着生存上的生理要求进行修整和调节;在与环境的相互作用中,有机体不是被动的机械论,而是主动地自行组织、自行调节、自行适应,它是独立地起反应的。人体五脏六腑的平和是通过气血流通和分布调节来实现的。"阴阳和调而血气淖泽滑利。""五脏之道,皆出于经髓,以行血气;血气不和,百病乃变化而生。"中医学中的阴阳五行和气血经络,是调节和流通的统一,体现为人体运动和平衡的活动与统一,在诊断上强调"治病必求其本",中医学就是挖掘人体的自稳调节和防御方面的积极因素,这也是科学技术发展的另一种模式。

因此,国家倡导的中医药现代化,就是要把中医中的自然科学和人文科学结合起来,如天人相应思想、阴阳学说、精气神生命观、形神合一观、调节平衡观、辨证论治法则等,都是值得继承和发扬的。中医和西医各有其特点,中医注重思辨性,重视哲理的分析,西医注重实证性,重视科学实验结果,因此要尊重历史和理解中医药。如高血压发病人数多,并发症多,造成心、脑、肾等靶器官损害,治疗高血压必须要观察临床症状的改善,如血压中的收缩压、舒张压、平均压、24 h 动态血压、谷峰比值控制得怎样? 冠心病的观察项目有临床症状、心电图、心脏超声、冠脉造影等检查。中医辨证论治,有因时、因地、因人不同而辨证用药等优点,但缺点是不能专一,重复性差。最好的方法是辨证论治与专方专药相结合,其可重复性和因果关系非常明确,有效还是无效一目了然。

我们继承中医贵在理解、创新、超越,更要培养中医人才,"长江后浪推前浪",对待疾病诊断治疗要宏观和微观相结合,辨证和辨病相结合,继承和互补相结合,丰富中医内涵和增加治疗现代疾病的相关领域,体现辨证论治的特色和优势,探索和发现中医药对现代疾病的崭新有效的治疗方法,才能发展中医药理论和学术,切实达到以提高疗效为主旨的目的。

高血压中医病证的概念

传统中医学虽无"高血压"的病名,但它能运用自己的理论,对本病进行分析和临床探索。中医认为高血压的发生是由肝、肾、心,以及冲任经络的阴阳、气血失去平衡调和所致。病位在肝,累及肾、心、脾三脏,可由七情内伤、饮食不节、劳逸不适、起居失调,以及先天禀赋不足、体质虚衰等原因,导致风、火、痰、瘀、虚等病理变化而发病,高血压中医病证的特点有以下几个方面:

一、高血压中医病证的病因特点

1. 情志内伤

中医认为人的主要情志变化有七种,喜、怒、忧、思、悲、恐、惊,称为"七情",作为各种精神活动和情绪变化的总称,情志失调可导致人体气机的升降出入偏离常态。《黄帝内经》说:"百病生于气也。怒则气上,喜则气缓,悲则气消,恐则气下,惊则气乱,思则气结。"人的情绪变化和精神状态好坏与疾病的发生、发展有着密切的联系,当情志太过时,就可演变为致病因素,并影响人体内脏功能,导致脏腑阴阳气血的失调,引发高血压病证,这就叫"情志内伤"。情志对五脏影响最大的是肝、心两脏。根据中医理论,肝脏有藏血和主疏泄的功能,其性喜条达而恶抑郁。与肝脏相对应的情志活动是怒。因此人在气恼愤怒时,会导致肝主疏泄的职能失司,产生肝气郁结、肝气上逆的证候,甚则"气有余,便是火",气郁日久化火,从而出现肝火上炎的病理表现,如头痛、头晕、面红目赤、目眩、鼻出血,甚则昏仆气绝等。民间形容爱发脾气的人为"肝火旺",就是源于中医"怒伤肝"的理论。心为"君主之官",是人体最为重要的脏器之一。心具有"主神明"和"主血脉"的功能,心为人体情志思维活动的中枢,为人体生命活动的中心。人的情志变化,大喜大悲、忧伤惊恐等,可以扰乱神明,导致心的功能失调。如思虑过度耗伤营阴,心阴不足使心火亢盛而内扰,就会出现心悸、怔忡、心

高血压中医临证方略

038

烦、失眠、多梦、盗汗等症状。

2. 饮食不节

中医认为饮食对高血压病证有着重要影响。《黄帝内经》中说："仆击偏枯……肥贵人则膏粱之疾也。"明代医学家张景岳也指出，高血压中风是由于"酒色过度"，因此突然"昏聩""仆倒"。临床上常见过食肥甘厚味或嗜酒盐酱者，血压往往较高，导致血压骤升时诱起中风。另一方面，饮食失调又能损伤脾胃功能，导致脾虚运化功能失健，痰湿内滞，阻于脉中，或因脾虚而无以化生气血，导致气血两虚的病理变化。

3. 劳逸失调

劳逸不均是引起人体内脏阴阳气血失调的重要因素之一，同样可以影响高血压病证的发生发展。中医认为的"过劳"，主要指性生活过于频繁，将其归于"过劳"范围，称为"房劳"。体力劳动太过或性生活频繁，都容易耗伤肾气，引起血压突然升高，还可以引发中风、心绞痛、心肌梗死等严重高血压并发症。另一方面是过度安逸，《黄帝内经》有言："久卧伤气，久坐伤肉。"人整天缺乏运动和体育锻炼，易导致气血不畅，引发高血压，以及冠心病等心血管疾病，血脂、血糖、尿酸也随之增高。

4. 禀赋不足

高血压病证的发生与先天禀赋和体质盛衰密切相关。体质的强弱主要与内脏阴阳气血的盛衰有关，其中又以先天的"肾气"及后天的脾胃功能为主。"肾气"的强弱受之于父母，也就是与遗传因素有关。有些人一出生就具有某些遗传缺陷，预示着今后会发生相应的疾病。"肾气"又分阴阳两端，肾阴主濡养一身之阴血，肾阳主温煦一身之阳气。如果素体偏于肾阴不足，会引起阴血虚衰的病证，或因阴阳失衡，产生阴虚阳亢的病理变化，表现为心肾不交、肝阳上亢或肝风上扰等证；若素体偏于肾阳不足，则会引起一身阳气不足的病证，或因阳虚阴盛，无以温煦、气化，导致阴寒水湿停留体内的病理变化，表现为痰饮阻脉、水气凌心等证。

5. 病因审因

高血压病证在发展过程中由于脏腑功能失调而变生的病邪，进一步作用于人体，成为影响疾病发展的重要中间环节，大致包括痰、浊、水、饮、湿、瘀、火、毒等，因此辨证时应审察病理因素从何而来、如何防治，这对疾病的控制和主要矛盾的阻断有重要价值。

临床上常遇到特定病因的证据不足、难以追问到确定病因的病例，就需要望、闻、问、切四诊合参，依据病位、病理因素的发病特点推理定性。如水邪流动,易溢于肌肤发为水肿;痰随气上下,无处不到;瘀血则易闭阻经络脉血,影响肢体功能活动;风性走窜,动摇不定,都是病邪的特点。风动痰升,内风夹痰,上蒙清窍,横窜经络,则见风痰征象。津血同源,痰瘀相关,因痰生瘀者,痰浊阻滞脉道,则气阻血滞成瘀。中医病因学的特点是辨证求因,要通过直接观察的方法来认识病因,更要以疾病的临床表现为依据,分析症状、体征推求病因,为治疗提供依据。例如中医对中风病因的认识,经历了从外风到内风的过程,临床上治疗中风有偏瘫、肢麻、震颤等经络不通的症状,常用防风、秦艽、全蝎、蜈蚣、地龙等治疗外风药,又有平肝熄风的天麻、钩藤、白蒺藜治疗内风药,都能收到良效。

二、高血压中医病证的病机特点

中医学认为,高血压的病理机制主要是肝、肾、心、脾功能失调引起体内阴阳、气血失衡。其中以肝、肾两个脏器的阴阳失调为多见。

1. 阴阳失衡

人体的"阴"和"阳"是相互消长、相互制约、对立统一的关系,它们之间需要保持一种动态的平衡,才能维持人体正常的生命活动。阴阳失衡主要表现为阴阳的偏盛和偏衰。高血压的基本病理变化是:肝、肾的"阴"偏虚,阴虚则阳亢,阳亢则火升,表现为眩晕、头痛、心烦、手足心热、失眠、口干口苦、面色潮红、舌红、苔薄、脉弦细等肝阴不足而肝阳上亢的征象。如果阳亢过极则会"化火"动摇生风,发为中风。高血压2期、3期,如果阴虚加重无以滋养阳气,则日久阳气亦虚,极可能出现"阴损及阳",出现阴阳两虚的病证。

2. 升降失常

人体的气机有"升、降、出、入"四种基本运动形式,以此概括人体的所有生命活动。高血压的病机也有气机升降失常的机制参与其中。肝气本来是主"升发"和"疏泄"的,当肝气郁滞不能升发,就会导致肝气郁结的后果,但经常发火则使肝气升发太过,上逆清窍,发为眩晕(高血压)的病证。

3. 气血失调

气和血是生命活动的源泉,在生理上,既是脏腑功能活动的物质基础,也是脏腑功能活动的产物。血的流通循环依靠气的推动和统摄,气的健旺有赖于血的濡养。如果气血失调,就会影响气和血正常功能的发挥。高血压病证出现气滞血瘀,多为情志不遂导致肝气不舒,气滞日久,无力推动血

高血压中医临证方略

液周行于全身,发为头痛、面暗无华、肢体麻木、舌紫暗或有瘀斑、脉弦的症状。

4. 痰湿阻脉

"痰"之为病,非常广泛。不仅指排出人体的有形之痰,而且泛指表现为"痰"的各种病证如血脂、血糖、尿酸高,中医称为"血浊"。"湿"指内生之湿,内湿既是一种病理产物,又是致病的因素。内湿是由脾不健运而生的,故脾虚则湿聚,湿聚则生痰,阻于脉络,则表现为形体肥胖、胸闷、心痛、眩晕、肢麻等症。

5. 脏腑虚损

高血压的病理过程中还存在脏腑功能失调或虚损的情况。主要与肝、心、肾脏器关系比较密切,并与脾、肺的功能失调有一定关系。高血压的病情较为复杂,既有脏腑虚损、正气不足等虚证,又有肝阳、肝风、痰浊、痰火、血瘀等实证的表现,中医理论认为属于"本虚标实"的病证。

从临床上看,高血压与精神、心理、遗传、饮食、生活习惯有着密切关系,既有心身疾病、功能性疾病和伴随的心、脑、肾并发症,又有亚健康状态,无形可辨,以胸肋胀痛、胸闷善叹息、失眠烦躁等为主要临床表现,特别是女性患者,应从肝入手,首辨气郁,注意其化火、生风、夹痰、夹瘀的情况。

对失眠、郁证患者的治疗,当以疏肝理气解郁为大法。选方时脾胃不和以四逆汤,肝郁脾虚以逍遥散,肝郁气滞以柴胡疏肝散、越鞠丸,气郁化火则以丹栀逍遥散,化火则以羚角钩藤饮、天麻钩藤饮、镇肝熄风汤,夹痰者以半夏厚朴汤,夹瘀者以血府逐瘀汤加减化裁。

6. 高血压病机要点

高血压一旦演变成难治重症,多与痰瘀有关,痰的生成涉及高血压和其并发症的各个方面,痰可以是导致心、脑、肾疾病的直接发病之因,还能与病理产物合邪、互结而致病。痰随气上下,无处不到,既可阻于肺、蒙于心、蕴于脾、郁于肝、动于肾,亦可上达巅顶,流窜经络脏腑。痰的性质有风痰、寒痰、湿痰、热痰、燥痰、郁痰的区分。

从临床上看,由痰引起的疾病远超精神神经、体液之类的疾病,涉及现代医学多个系统的疾病,无论什么病变,凡有"痰"的特异性证候的,均可根据异病同治的方法从痰论治。高血压辨证属因病生痰者,不能见痰治痰,应先治其病,病去则痰自清;若因痰而引发心、脑、肾其他病证,则应先治其痰,痰去诸证自愈。高血压的治法中,我们用玉夏胶囊化痰平肝、治痰理气兼平肝化火,此为治疗高血压的大法,化痰能使痰归正化,消散于无形,用于高血压实证病势不甚、以舒张压增高为主者,或脏气不足、因虚生痰者;或适用于邪实而正不虚,病势骤急血压波动大,病延日久老痰者,每能收效。

中医强调"久病入络",由于高血压合并心、脑、肾损害,一般病程较长,引发人体脏腑经络气血的瘀滞,血流变缓,新陈代谢减退,血液黏稠度增高,血循环缓慢,因此瘀血与痰浊一样,是导致多种病证的病理因素,临床涉及范围广泛,凡是反映瘀血证者都有一个共同的病理特征,兼有瘀血症状:头痛或胸痛、痛有定处,疼痛性质刺痛或跳痛,身有瘀斑或青紫,舌有青紫斑点,脉涩、结、代、沉、迟或出血。以上都可以按照异病同治的原则,采用活血化瘀法,但须分辨瘀血的虚实论治,分别采用理气祛瘀、散寒祛瘀、益气祛瘀、养血祛瘀、滋阴祛瘀等不同治法,按病变部位、主症特点进行论治。尤其是运用祛瘀法时不可过剂久服,以免出现耗气伤血,孕妇原则上禁用。对活血化瘀药的选择,必须符合辨证要求,注意每种药物的特长和归经作用。高血压患者尤其是女性,不适症状很多,几乎涉及心、肝、脾、肺、肾各个系统,全身上下各个部位。临床常见的郁证,医生问诊到哪个部位,患者都会有不舒服的症状,上有头痛头晕、失眠症状,中有胸闷胸痛、心烦腹胀、胃脘部纳差、便秘或便溏,下有腰膝酸软、肢体麻木、疲乏倦怠,而这些症状可以从肝气郁结分析,肝郁化火,肝肾同源,肝病及肾进行辨证。比如风有内外,火分虚实。外风常以肢体经络表现为主症,内风则以头晕目眩为主症,当外风引动内风时,祛风与熄风两法可以并用。临床上常用祛外风药有羌活、防风、秦艽、豨莶草、白芷等,祛风止痉药有僵蚕、地龙、全蝎、蜈蚣等,镇肝熄风药有石决明、代赭石、牡蛎、珍珠母、龙骨等,凉肝熄风药有羚羊角、天麻、钩藤、菊花、桑叶、丹皮、鬼针草等,滋阴熄风药有生地、白芍、鸡子黄、鳖甲等。高血压患者头痛、面部肌肉抽搐,常用治疗外风的药防风、蔓荆子,配合钩藤、菊花、天麻等治疗内风药,有很好的疗效,对风的治疗,外风宜祛,内风宜熄,只是应注意区别病位表里主次。

三、高血压中医病证的临床特点

1. 头痛、头重

这是高血压最常见的症状之一。头痛的部位通常在后脑勺,或两侧太阳穴部位,疼痛呈跳动性,程度轻重不一,颈后部可有搏动的感觉。有些头痛有沉重感或压迫感,患者常诉说头痛在清晨起床时明显,活动后会略有减轻,剧烈运动或精神疲乏时会加重。这与高血压导致脑血管舒缩功能失常有关。

2. 眩晕

患者自觉有头晕眼花的症状,一般病情较轻者可以自行缓解,其眩晕症状可以慢慢地消失;病情较重,则头晕目眩如坐车舟,旋转不定,头重脚轻,重者站立不稳,甚者出现突然昏仆、神志不清、半身不遂等症,发生中风。

3. 心悸

心悸是指患者心中发慌、心脏跳动不安的一种症状。中医将心悸分为两种:由外界环境刺激因素引起的心慌称为"惊悸",由内在因素(如心气不足)引起的叫"怔忡"。两者又是相互联系的,惊悸日久不愈,可以发展为怔忡,因此习惯上将两者统称为心悸,临床常见于心律失常、冠心病和中晚期高血压患者,合并有心功能不全者。

4. 失眠、多梦

失眠,中医又称为"不寐",是指患者经常性不能正常睡眠。轻者表现为入睡困难,或睡眠不深,容易早醒,重者甚至彻夜不眠。高血压患者的失眠常可伴多梦、噩梦,长期失眠又可导致高血压病情加重。

5. 健忘、耳鸣

健忘是高血压患者常见症状,伴有记忆力减退,耳鸣轰响,常自觉脑部或耳部响声如蝉鸣。高血压2级、3级患者由于血压较高,常出现耳鸣症状。中医认为这是由于肾亏,也是高血压、血管硬化、脑部供血不足直接影响的结果。

6. 肢体麻木、酸痛

不少患者会出现肢体麻木和手足指(趾)麻木、僵硬的感觉,有的则表现为腰酸背痛、颈部僵硬不适、肌肉紧张,这种现象多数是高血压血管收缩或动脉硬化等原因引起的肢体局部供血不足,通过头部磁共振检查或颈部血管B超可以确诊。

7. 舌苔、脉象

高血压患者在舌苔、脉象方面会有一些特殊的变化,如舌质可为色红或色淡红、暗红,或有瘀斑、舌边有齿痕,舌苔黄或白、腻。脉象以弦为主,还可见细、滑、缓、数、涩、促、结、代等脉象。

四、高血压中医病证的辨治要点

1. 高血压病证的辨证

高血压病证归属五脏六腑,"审证求因"是辨证的基础、论治的依据。从临床实际出发,通过对临床现象的分析,寻求病理本质。首先辨内外六淫,高血压病证可能由于年龄、气候、季节、地域、个体差异、生活习惯的不同,感受风邪表现出来的病理属性不一样,中风者有头痛、面部抽搐、肢麻等经络症状,辨证时要注意外风、内风的定位性。

产生疾病的重要中间环节是病理因素,它决定疾病的性质、演变和转归,病理因素包括痰、浊、水、湿、瘀、火等。痰邪随气上下,无处不到,水邪流动泛溢肌肤,浊邪易堵塞血管,使心脏、脑部被蒙,瘀血停滞,闭阻血脉经络,火邪攻窜,造成肝火上炎、上盛下虚等肝肾阴虚证。具体地说,临证在确定病理因素后,药从气血病机和脏腑病机联系考虑,气血病机虚证当补益调治,实证多为气滞气逆导致气机升降出入紊乱,影响脏腑功能,因此要抓住脏腑病机辨证,常法投以疏泄、泄降、柔养、辛通、甘缓之法。涉及肾脏受损,要弄清楚是肾阳不振还是肾虚水泛,是肾阴亏虚还是肾精不足,是肾阴亏虚还是相火偏旺,治疗才有针对性。

结合脏腑理论应从生理功能和特性入手,知道肺主呼吸,肃肺要宣肺同用;心主血脉,赖心气以推动,以通为贵,故心病多在气、血、阴、阳亏虚的基础上,导致气滞、血瘀、痰湿、虚火病变,治疗应通补兼顾,如益气化瘀、滋阴降火、温阳利湿等;脾为后天之本,补脾要同时运化;肝主疏泄,体阴而用阳,针对肝气郁结气机不利者以胁肋胀痛为主,宜疏利同时养血柔肝;肾主封藏而主水,补肾同时要清利湿热、泻相火、祛瘀血。

2. 辨证辨病相结合

由于辨病能够把握疾病全过程的特点与变化规律,高血压具有的共同病因、病理、病状、演变、预后等本质与特征,应有共同的治疗规律和治法方药,因此辨病论治具有疾病共性突出、治疗针对性强等特点。辨证与辨病都以患者的临床表现为依据,区别在于中医辨证为确立证候,西医辨病为确诊疾病。辨证论治是中医的精华,但并不完美,辨证是建立在四诊反映的证候上的,在疾病早期或恢复期、临床缓解期,由于病理损害程度不足以引起机体表现出明显的症状或体征,从而被忽视。

高血压患者早期无明显症状,直到无意中测量血压或体检才发现血压增高,甚至出现左室肥厚;高脂血症的患者也有许多是在体检时发现的;有些糖尿病患者的糖尿病症状长期呈隐匿性进展,直到出现微血管并发症,就诊时才被发现。高血压肾病患者,高血压得到控制,但化验尿蛋白异常并没有消失。

正如嵇康《养生论》所指出:"病有内异外同,外异内同。"单凭症状表现不足以看透疾病的本质,要借助现代科学检测手段,弥补中医诊断的不足,明确诊断,使辨证切合病情,用药针对病源。如高血压需要监测血压、心率,化验检查指标,得出中医证候学诊断,才能解决问题。证的交叉形式多样,气血、寒热、表里、阴阳相互交叉,如气血两亏、阴损及阳等;脏腑辨证如肺肾阴虚、心肾阳虚、肝肾阴虚等;病理方面有气滞血瘀、湿热内蕴、痰瘀互结等。要从症状上分清主次,把握因果关系。如老年性高血压患者头痛头晕、腰膝酸软、少气懒言、自汗少寐,中医证属上盛下虚,肝肾亏虚,气血不足,以气虚不足为主,治疗也重在补气,滋养肝肾,这样气旺才生血。

中医高血压病证经常可见多种病证同时出现,如老年患者有高血压、冠心病、中风、老年震颤等多种病史,证见头痛头晕、心悸胸闷、肢体麻木、半身不遂、手麻震颤、舌紫、脉弦涩等,这是三种以上的病,各有主症和独立病机,即肝肾亏虚、心血不足、风动生痰,故高血压所致眩晕乃阴虚阳亢,治宜滋阴潜阳,心血不足要养心和血,肝风内动,风动生痰发为中风、震颤,诸法合为一体,治疗时要予以熄风潜阳、养血化瘀、清火化痰并用。要发扬中医学辨证论治的诊疗特色,提高中医的临床诊疗水平,提高辨证的准确率,必须借助现代科学手段,坚持辨证与辨病相结合的诊疗思路。

五、高血压中医病证的治疗策略

1. 重视个体

以人为本,因人制宜,这是中医辨证论治的指导思想。由于年龄、性别、遗传、个人禀赋、生活习惯、气候、季节、地域的不同,高血压表现为性质不同的六淫邪气,如内伤七情郁怒伤肝,有的人表现为肝气郁结、郁闷不欢,有的人表现为肝火上炎,有的人表现为风阳上扰,治疗上分别选用疏肝理气、平肝潜阳、清肝泻火的不同方药治疗。同为高血压,有从化痰利湿而取效,也有从清肝泻火而取效,或从温阳补肾而治愈者,一补一泻,一清一温,治法相反,同用获益,这是重视个体化的中医思路。

正常人体生命活动始终处在阴阳相对平衡的状态,《黄帝内经》中说:

"阴平阳秘,精神乃治。"若阴阳平衡失调则为病,治疗的基本原则就是"谨察阴阳所在而调之,以平为期",达到平衡阴阳的目的。临床中高血压表现出的种种症状,都是由内在的病变形成的一组证候,通过"审证求因"才能抓住病变本质,针对不同疾病的不同症状施以不同疗法,或针对个体施治。如高血压患者采用化痰利湿法以玉夏胶囊为主,治疗高血压并扩大到高血压心脏病、高血压肾病、高血压冠心病等不同患者,中医习以"同病异治""异病同治",采取以证候为中心的对应性治疗,同样有效。

2. 把握中医病证规律

在疾病发展过程中,病证不是一成不变的,随着时间推移,病证可以相互转化,如高血压初起是肝气郁结,进一步化火、生痰,故气郁证多转化为肝火亢盛证、痰瘀互结证等;冠心病初起心血不足,气血亏虚,进一步发展可致气滞血瘀、胸痹瘀阻,通过自身传变规律,由气分转血脉,再由经络到脏腑,病变由浅入深、由轻到重,因此,高血压未病先防、既病防变,在诊疗过程中具有十分重要的意义,只有通过气血辨证、八纲辨证、脏腑辨证,把握疾病的变化规律,才能及时有效地控制病情和心、脑、肾等靶器官传变。

临证中高血压合并冠心病心绞痛的诊断,主要是在气血、虚实、寒热的不同症状方面进行甄别,在控制血压的基础上,要对心绞痛发病性质、发作时间、次数、部位、范围、缓解方式等体征特点,结合心电图改变、心肌酶、心肌损伤和坏死标志物检测,包括心脏 CT 检查、冠脉造影术等进行及时诊断,鉴别心肌桥、心脏神经官能症、主动脉瓣病变、风湿性心脏病、反流性食管炎等原因引起的心绞痛。

抓主症特征、次症特征的鉴别诊断。如标实表现为心痛程度剧烈,分为以下三种特征:

(1)血瘀证:痛有定处,入夜更甚,舌紫暗或有瘀斑,舌下脉络青紫迂曲,脉弦涩或结代。

(2)痰浊证:体形多肥胖,纳呆恶心,咳嗽痰浊清稀,舌质淡紫,苔厚腻,脉弦滑。

(3)寒凝证:胸痛感寒易发或加重,形寒肢冷,面色苍白,舌质淡紫苔白腻,脉沉紧。

本虚的表现为:疼痛程度较轻,隐痛时作时止,分为以下四种特征:

(1)心阳不振特征:神怯畏寒,手足清冷,纳呆食少,大便溏稀,兼肾阳不足者腰膝酸软,夜尿频数,舌质淡红苔白润,脉沉细或缓。

(2)气阴两虚特征:倦怠乏力,心悸气短,口干潮热,心烦失眠,咳喘憋气,食少纳呆,舌暗红苔薄白少津,脉细弱或濡促。

（3）心肾阴虚特征：心悸盗汗,心烦不寐,腰膝酸软。舌红暗少苔,脉沉细数。

（4）心肾阳虚特征：心悸自汗,气短喘促,畏寒肢冷,舌质淡紫暗苔白滑,脉微或结代。

本病病位在心,其发病与脾、肝、肾、肺密切相关,多因年迈肾虚或七情所伤,或寒邪内侵,或饮食失节而发病。本虚为心、脾、肝、肾、肺亏虚,气血阴阳虚损；标实为气滞、血瘀、痰浊、寒凝交互为患。心失荣养则痛,心脉不通则痛,证候多见虚中夹实,实中兼虚,虚实夹杂,寒热错杂。因此,辨证论治的要点是认清主症特征,辨明虚实标本,分清缓急主次,据证析因,推理病机,发作时治标为急,祛邪通脉为主,常用辛温通阳、活血化瘀、泄浊豁痰以取通脉止痛之缓。缓解期以治本为主,宜扶正补虚,常用甘温益气、甘寒滋阴、温补肾阳以培补化源,生化气血,煦濡心脉,权衡补通之度,以通不伤正、通中寓补、补不碍邪为适度,遵循中医辨证论治的法则在冠心病心绞痛的治疗中屡试不爽。

3. 中药组方复合并用

治法是选方组药的依据,药依证选,但高血压合并心、脑、肾及动脉血管硬化,病证交叉有表里、寒热、虚实,多脏腑同病传变。在根据证候分清主症、次症的同时,于确定处方基本大法后,以主方、辅佐方组合成适宜病情的自拟方或验方,形成新的功效,气和血同调,温与清并用,通与补兼施,确能进一步增强疗效,消除古方古法的弊端,如纯补滞气、温阳碍浊的副作用,彰显组方复合病证同治的优势。

中医学理论体系的立法思路,也是寻求多途径治疗。如按照阴阳气血的转化、互根,五脏的相互滋生制约,邪正虚实消长的主次,高血压合并心、脑、肾血管病变的动态演变立法,如平肝潜阳法、益气养血法、健脾利湿法、滋肾柔肝法、宁心安神法、活血化瘀法、醒脑开窍法等。在治疗心悸时,属心气不足而有气滞血瘀者,可用生脉饮和丹参饮加味；心肾不交、心神不宁、失眠不寐临证组方针对者,常用温胆汤合交泰丸、酸枣仁汤加减；高血压合并中风、半身不遂、肢体麻木,常用天麻钩藤饮加补阳还五汤合用。临证组方针对基本病机病证,处理各个环节,选择药物配伍,有相互作用可增强疗效,也有性味相反以相互制约。因此临床中使用对药,如黄连配肉桂治心肾不交,黄芪配人参治心气不足,芡实配金樱子治尿中蛋白,南沙参配麦冬滋阴养心,防己配莱菔子治高血压痰湿证,都是临床反复实践所获的心得体会。

现代中药药理、药化研究的发展,深化了人们对中药的再认识,促进我们更好地从药物品种、炮制、用量、用法、疗程、配伍和中药制剂生产工艺等多环节进行研究探讨,便于相关知识的掌握应用。特别是单味药物的药理实验,通过客观分析,可以全面评价药物的有效成分和毒副作用。如民间流传鬼针草可治疗高血压,民间医生常用鬼针草治疗风湿热、胃炎、头昏眩晕证,有很好疗效。于是我们翻山越岭到南陵丫山采挖新鲜的鬼针草,并在安徽中医药大学药理教研室进行了药理、毒理实验,结果显示其不仅有明显降压效果,还有降血脂作用。土茯苓甘淡平,解毒,除湿,利关节,高血压合并痛风患者使用土茯苓清利湿热治疗痛风性关节炎,有很好的疗效,且有促尿酸排泄作用。临床中我们将中药加工成颗粒剂、茶剂、冲剂、胶囊等多个品种,便于患者服用和携带;精心炮制,用量符合常规;辨证准确,疗效也十分显著。

4. 中医治疗高血压病证的优势

目前临床治疗高血压的西药品种繁多,作用肯定。那么中医在治疗高血压方面占据什么地位,有哪些不可或缺的重要作用呢? 在治疗高血压方面,中药和西药各有所长。西药的优势在于降压作用较强,特别是近年来研制的许多长效降压药,起效迅速,一般情况下能达到理想的降压效果。但西药的一些明显副作用却难以克服,降压不稳定、咳嗽、水肿、面红、心慌、低钾等会造成患者不适。相比之下,中药降压强度虽不如西药,却具备以下优势:

(1)中医的五脏六腑与现代医学比较,有其特定概念,涉及功能表述更广泛。比如中医"肝"的主要功能表述为"肝主疏泄""肝主藏血""肝开窍于目"等,即指肝与调节气机运行、储藏血液、调节血量、防止出血和调畅情绪有关,高血压的发病与人的性格、脾气、情绪有密切关系,患者一般易激动、易怒,情绪激动就会血压上升,同时出现头痛头胀,面红目赤,中医辨证认为是"肝阳上亢",会从"平肝阳""清肝火"治疗。因此中医治疗高血压从中医理论着手,以辨证论治为特色,与西医相比,虽然降压缓慢,但可使患者症状明显改善,减轻头晕头痛、心悸、失眠、胸闷、肢麻等病痛,生活质量明显提高。

(2)中医药治疗高血压是多方位的,根据现代药理研究,丹参、钩藤、山楂、益母草、川芎、葛根、泽泻等中药分别具有镇静,利尿,降血糖,降血脂,抑制血小板聚集,扩张冠脉血管、脑血管,从而增加冠脉血流量和脑血流量,降低心肌耗氧量和抗心律失常等作用。如研制的玉夏胶囊临床降压疗效确切,降压平稳,副作用少,与西药合用,可发挥协同作用,增强抗高血压效果,防止血压波动,减少西药副作用,使血压稳定,逐步减少西药剂量和品种,缩短疗程。

(3)中医辨证治疗高血压采用"异病同治"的方法,由于患者年龄、性别、体质、病程、兼证等不同,其病因可有表、里、虚、实、寒、热之别,辨证有不同证型,治疗原则有补虚、攻邪之异,遣方用药有寒、热、温、凉之差。如高血压年老体弱,眩晕、头晕失眠者,属阴虚内热,正气不足,正不胜邪,可用西洋参加石斛(铁皮枫斗)、枸杞子、麦冬等养阴清热,泻火降压效果更佳。对于高血压引起的心、脑、肾及全身动脉血管硬化,中医药有整体调节阴阳脏腑的功能,能疏通经络气血,通过中医辨证论治,体现个体的特异性治疗,因而能获得最佳疗效。

(4)中医药具有低廉、安全、有效、易在社区推广的独特优势,中医治疗方法如按摩、药枕、敷贴、中药足浴、耳穴、敷脐、药膳等具有简、便、廉、验的特点,简便易学,便于被患者接受,安全可靠。耳朵和脚底布满与全身各脏腑有关联的穴位,中医疗法不但可以缓解高血压带来的不适,稳定控制高血压,减少心脑血管不良事件的发生,还能减轻患者和国家医保的经济负担。

学术思想：源于新安医学　整体调治

一、学术传承与临床创新并重

医学的根本是治病救人，中医十分重视整体定性诊疗，但中医诊疗上的定量技术明显不足，造成临床医疗重复性较差，评判疗效结局不到位。屠呦呦研发出中药青蒿素，获诺贝尔生理学或医学奖这一成就，就在于其探明了青蒿素的化学结构和作用靶点，并且得到国际认可，这些成果是多学科合作的典范，只有这样才能使中医药科学技术可持续性创新发展。

近代医家张锡纯首开西法断病结合中医辨证的先河，代表方剂有石膏阿司匹林汤。现代名医陆渊雷、施今墨、金寿山、姜春华、朱良春、陆广莘、陈可冀等大家都是当代讲究实际的优秀临床医家，都提倡病证结合的临床实践，他们的论点和临床医案都有文献可查。

高血压的诊断与治疗涉及医学的各个领域，已发展成为一门独立学科。高血压可引发很多疾病，需要研究总结各种疾病的特点和诊疗规范，对疾病进行有效控制，以保障人们健康，促进学科发展。中医学西医，西医学中医，病证结合、中西医结合才能取长补短，针对目标疾病、证候、症状，从整体调节入手，解决高血压及心、脑、肾血管损害，发挥中医药疗效优势，是提高高血压防控效果的一种有效手段。

皖南地区的新安医学在近 800 年的发展历史中以理论领先、勇于创新、医家林立、学派纷呈为特色，对中医药的发展起着至关重要的作用。16世纪新安医学形成时期，明代名医汪机在大量难治性疾病的临床体验中，发现人体抗病能力的重要性，提出"调补气血、固本培元"的思想，通过辨证论治，调摄人体生机阴阳、培护生命本元。其再传弟子孙一奎临证体验到生命"活力"的重要性，对命门、相火、气、火的概念提出新的见解，他将汪机学说从培固脾胃元气发展到注重命门元气，使培元固本理论更趋全面和成熟。以汪机、孙一奎为核心的一大批新安医家成为温补培元的中坚力量，

高血压中医临证方略

尤其是在医疗实践中观察到瘀阻气滞而生痰,发现痰瘀互结阻塞经络,从而拓展了治疗多种疾病的思路,对后世产生很大的影响。

二、明确高血压研究目标　古今贯通

几十年来,我们精研历代医著、医案,采百家之长,融流派之擅,在临床、实验研究及医疗实践方面,均提倡高血压的多元化诊疗模式。一方面运用中医病证进行流行病学调查,通过动物实验探明中药降压的有效物质;另一方面,在临床实践中重视循证医学和转化医学的引入,用现代医学指南规定的高血压诊疗规范进行临床研究设计、疗效评价和指导社会公益事业等多方面。为更好地完善高血压的慢性病管理,我们的目标病种选择:高血压＋中医优势;研究方法:疾病＋证候＋症状;评价标准:定性＋定量,中医＋中药＋有效物质。

经过 20 多年的临床实践,每年诊治数以万计的高血压患者,用临床疗效证实中医的有效性和科学性,并不断深入研究新安医学的学术思想,推崇高血压的整体调治。中医的辨病和辨证,是两种不同的识别疾病病位、性质的方法,但两者又相互联系、相互补充。辨病有助于辨证从整体、宏观上把握疾病的病位、病情及发展变化;辨证则可为辨病提供分析与认识疾病病理、生理演变规律的方法、导向。所以说辨病应当是中医辨证基础上的补充和发展。临床中,我们以病证为主轴,总结疾病辨治规律,寻找在高血压的心、脑、肾靶器官损害发生、发展过程中各个阶段的病情特点和相应的治疗方法,这对提高中医临床疗效起到了促进作用。

肝肾同源　从肝风论治

　　中医辨证论治离不开中医理论，中医学体系形成于中国古代，以《黄帝内经》的出现为标志，与中国传统文化体系一脉相承，是中国古代哲学的一个重要分支。中医学对于事物的观察分析方法与现代医学截然不同，注重事物的整体性和普遍联系性，这一独特的理论具有整体观念和辨证论治两大基本特点。

一、中医肝肾同源生理关系

　　肝与肾在生理上的关系，主要体现在血与精之间和阴与阳之间相互依存的关系上，肝主疏泄与肾主封藏之间相互制约。高血压的发生与先天禀赋和体质盛衰密切相关，中医认为体质的强弱主要与内脏阴阳气血的盛衰有关，"肾气"受之于父母，这种说法与现代医学的"遗传"因素有关，高血压与遗传有相关性。如果素体肾阴不足，会引起阴血虚衰的病证，或阴阳失衡，产生阴虚阳亢的病理变化，表现为心肾不交、肝阳上亢或肝风上扰等证；若素体肾阳不足，则会引起阳气不足的病证。

　　《黄帝内经》对于眩晕证病因病机的认识，大致有外邪所中、肝风内动、气血冲逆、脑髓不足等。对肝风的认识，《素问·至真要大论》曰："诸风掉眩，皆属于肝。"指出各种眩晕、震颤的病证，都属于肝风内动、肝郁太过，导致肝阳上扰、肝风内动，致眩晕病发。气血上逆造成气机逆乱，上盛下虚，清窍被扰导致眩晕。由虚而致为髓海不足，脑失所养也可发为眩晕。

二、肝风的生成机制

　　"肝者，将军之官，谋虑出焉。"肝在体合筋，其华在爪，开窍于目，在志为怒，在液为泪，与胆相表里。肝主疏泄，具有疏通、宣泄、调达的作用，包括调畅人体气机、调节情志，以及促进脾胃消化和调节生殖功能。正常的

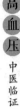

肝疏泄,能保证人体情志的舒畅、平稳,反之则可引起抑郁或亢奋,不良的情绪同时导致肝疏泄功能失常,气机郁结。

人体生殖功能由肾所主,肾主封藏精气,但肾气也需要疏泄,肝与肾的一泄一藏,共同维持生殖功能的正常。当肝疏泄功能失常时,就会出现男性排精紊乱,女性排卵和月经紊乱,严重者会出现不育不孕的疾病。肝主藏血,人卧则血归于肝,人动则血液流行于脏腑组织,这是由肝藏血功能决定的。当肝藏血功能失常后,会出现肝不藏血的情况,导致人体出现各种出血或缺血,如吐血、鼻衄、崩漏下血或肢体麻木、月经稀少。

肝为刚脏,"肝者,将军之官",其气易亢易逆,具有刚强躁急的特点,喜条达、恶抑郁,如情志抑郁最能伤肝,导致肝失疏泄,肝气郁结,肝气上逆。《黄帝内经》说:"百病生于气也,怒则气上,喜则气缓,悲则气消,恐则气下,惊则气乱,思则气结。"这段话成了关于情志致病的经典名句。当产生肝气郁结、肝气上逆等证候时,极易"气有余,便是火",气郁日久化火而出现肝火上炎的病理表现,如头晕、头痛、面红目赤、目眩、鼻衄,甚则昏仆气厥等。

中国民间常形容爱发脾气的人"肝火旺",就是源于中医"怒伤肝"的理论;心为"君主之官",具有"主神明"和"主血脉"的功能,心为人体情志思维活动的中枢,为人体生命活动的中心,人的情志变化,如大喜大悲、忧伤恐惧时,无不扰乱神明,导致心功能失调,耗伤营血,心阴不足致心火亢盛而内扰,出现心悸、怔忡、失眠、梦遗、盗汗等症状。肝体阴而用阳,肝主藏血,阴血不足则多见亢逆化火之证。因此,用药应以柔和为主,清肝、平肝、柔肝、疏肝、养肝,避免燥烈攻伐之药诱发亢逆之证。

三、中医从肝风论治

头为"诸阳之会,清阳之府",五脏之精华、六腑之清气皆上注于脑,《素问·玄机原病式》云:"多因喜怒思悲恐五志有所过极而卒中者,有五志过极,皆为热其故也。"本病病位在清窍,由脑髓空虚,清窍失养,肝风内动上扰,阻滞经络发为眩晕。高血压或因恼怒所伤,气郁化火,火热耗伤肝肾之阴,致使肝阳偏亢;或因肝阴不足,阴不制阳,肝阳升发太过,亢扰于上,故见头晕、头胀;肝性失柔,则急躁易怒;肝肾失养,阴亏于下,阳亢于上,上实下虚都须从肝风入手。针对高血压的肝阳上亢、肝风内动、肝火上扰类型,需从肝风论治。

1. 清肝泻火法

适用于高血压正常高值,高血压1级、2级,肝阳之火上逆者,证见头痛口苦,目赤肿痛,面红烦热,耳鸣耳聋,易怒烦躁,心悸胁胀,大便秘结,小便短赤,舌红苔黄腻,脉弦紧。方用清肝泻火汤:黄芩、栀子、夏枯草、苦丁茶、泽泻、白蒺藜、车前子、赤芍、草决明。

新安医家程钟龄在《医学心悟·眩晕》中推荐治"肝木生风,眩晕振摇"用加味逍遥散:柴胡、甘草、茯苓、白术、当归、白芍、丹皮、黑山栀、薄荷。

2. 疏肝解郁法

适用于高血压合并女性更年期综合征,肝气郁结,思虑忧伤,造成疏泄功能失常,气机不畅,肝气内郁,日久化火。常见夜寐不安,善叹息,头晕目眩,胸闷痹阻,心神不宁,舌红苔白腻或黄,脉弦滑。方用金铃子散加味:金铃子、延胡索、旋复花、夜交藤、枳壳、杏仁、陈皮、薤白、佛手、香橼皮、丹参等。

3. 平肝熄风法

适用于高血压2级、3级,高血压脑病,肝经热盛,引动内风,证见头晕目眩,口干烦躁,心中烦热,舌红苔黄腻,脉弦数。方用天麻钩藤饮加减:天麻、钩藤、黄芩、石决明、牡蛎、菊花、桑叶、白芍、竹茹、生地、羚羊角或水牛角研粉。

4. 镇肝降逆法

适用于高血压危象、高血压脑病,常合并中风。此类患者阴虚阳亢,极易肝阳化风,上扰清窍,引起头目眩晕,目胀耳鸣。若肝阳上升太过,则脏腑之气随之上逆,血随气逆,并走于上,则见面色如醉,脑中热痛;如阻塞经络,则有眩晕颠扑,不知人事或肢体麻木、半身不遂等中风症状,所谓"血之于气并走于上,则为大厥",即是此意。脉弦长有力者,为肝阳亢盛之证。方用镇肝熄风汤:淮牛膝、代赭石、生龙骨、生龟板、生白芍、玄参、天冬、青蒿、杜仲、川楝子等。

5. 养肝益肾法

适用于老年性高血压,以收缩压升高为主,脉压大,合并糖尿病、动脉血管硬化。对于女性更年期肝肾阴虚时,以及男性年老精力渐衰时的血压增高,主要症状有头晕头痛,耳鸣眼花,目睛干涩或视物模糊,咽燥口干,手足心热,心烦易怒,舌红少苔,脉弦细。方用杞菊地黄丸加减:枸杞子、杭白菊、生地、制首乌、潼蒺藜、杜仲、白芍、淮牛膝、丹参等。

高血压属中医"风眩"范畴,发病与精神紧张、情志不遂、饮食失节、劳逸无度、环境恶化等有关,这些因素作用于人体,可导致肝肾阴阳失调、气血逆乱、血行瘀滞而发病。病机可归纳为风、火、痰、瘀、虚,有肝火亢盛、阴阳两虚、阴虚阳亢和痰浊阻络证型,而肝阳上亢是高血压最常见的证型,此病具有起病缓慢、病程较长、中老年多发、易反复、缠绵难愈等特点,临床发现肝阳上亢与瘀血形成贯穿高血压的全过程,通过"久病入络""久病入血"理论治肝的同时注重活血养血,常有良效。

脾肾相济　从痰湿论治

新安医学在医学经典、本草方剂和临床各科理论方面均有卓越的建树，其学术理论一直指导临床应用，对各种疑难杂症的独特治法、方药沿用至今，成为本地区中医特色专科发展的基础和支柱。如明代新安医家孙一奎运用痰瘀的相关理论治疗高血压，阐明了化痰利湿治疗高血压的基本规律和作用原理。

一、中医脾肾相济的生理关系

"脾者，仓廪之官，五味出焉。"脾在体合肉，其华在唇，开窍于口，在志为思，在液为涎，与胃相表里。脾主运化水谷精微和运化水液，因此，脾胃又为"后天之本"和"气血生化之源"。若脾主运化水谷的功能正常，则气血充足、精力充沛，反之则会出现气血不足、精力低下、面色无华、形体消瘦等。运化水湿是指脾能够调节人体的水液代谢，对水液的吸收、转输和布散起主要作用。脾将摄入体内的水饮，通过气化输布成为津液，发挥其滋润和濡养脏腑组织的作用，并且将经过代谢后的水液通过脾转输到肺和肾，通过肺和肾的气化功能，化为汗液和尿液排至体外。

肾主藏精，主水液，主纳气，具有主持和调节水液代谢的作用，通过肾阳的气化作用实现。正常情况下，水液通过胃的收纳，脾的运化和转输，肺的宣发和肃降，肾的蒸腾与气化，以三焦为通道，输送全身，各脏腑经过代谢后的水液分别化为汗液、尿液排至体外。若肾主水液功能失常，则会引起水液代谢障碍，造成尿少、水肿等。肾还能摄纳肺所吸入的清气，肺为气之主，肾为气之根，肾气不足，摄纳无权，会出现动则气喘、肾不纳气的症状。

中医认为人体自身是一个有机的整体，是由"气"所组成的，人体的各个脏腑和组织通过经络贯穿在一起，在生理上相互联系、相互制约，在病理上相互影响。随着生活方式的改变，高血压、高脂血症、高尿酸血症、动脉血管硬化、糖尿病成为高发病种,这主要与脾肾功能失调、痰湿为患有关。气血是维持人体正常生命活动的主要物质,用以分析和归纳人体的种种生理现象,同时也是各种疾病的病理基础,脏腑经络的病理变化无不影响气血,高血压、心脑血管疾病等病证无不涉及气血。中医辨证的核心是八纲辨证,八纲的总纲是阴阳,人体在正常生理状态中,阴阳双方保持相对平衡,如一方出现偏盛或偏衰,就会出现病理状态,而气血是人体的主要物质基础,气血正平,则阴阳平衡,疾患消除。《素问·举痛论》云:"百病生于气。"气为一身之主,升降出入,周流全身,以温煦内外,使脏腑经络、四肢百骸得以正常活动,劳倦、情志失调、六淫外袭、饮食失节,均可使气机紊乱,出现气滞、气逆、气陷等病理状态,导致痰饮、湿浊、瘀血内生。

二、痰湿的生成关系

隋代巢元方等人所著《诸病源候论》首次提出"脉偏弦者为痰"的观点。金元时期,朱震亨系治痰大家,其撰《金匮钩玄》共 139 门,除专列痰门外,其中还有 53 门也是从痰论治,提出"百病中皆有兼痰者""湿热生痰""怪病多属痰"。程钟龄在《医学心悟·眩晕》中指出"湿痰壅遏者"用半夏白术天麻汤。清代著名新安医家吴澄认为脾胃受伤,则水反为湿,形成痰湿化浊病证。孙一奎的《赤水玄珠》主张"既有湿痰、风痰、火痰、食积痰、气痰、肾痰、脾虚痰等不同,所以审痰认证,治病求本","瘀血留著,化而为痰,痰瘀互结者,又不可专治其痰,须兼活血行血"。

"痰"之为病,其范围非常广泛,它不仅指排至体外的有形之痰,而且还泛指"血浊""瘀滞"造成高脂血症、高尿酸血症、动脉血管硬化等症的无形之痰,"湿"是指内生之湿而非外邪"六淫"的湿邪。内湿既是一种病理产物,又是致病因素。内湿由脾不健运而生,故脾虚则湿聚,湿聚则生痰,阻于脉络,发展为形体肥胖、胸闷、心痛、眩晕、肢麻等症。痰湿是导致眩晕的重要病理因素,脾主运化,为"后天之本""气血生化之源"。肾主藏精主水液主纳气,为"命门之火"五脏六腑之根本。若饮食失宜,七情所伤,脾失健运,土不制水,则水湿内停,酿湿生痰,清浊升降失司;肾之阳气能化气行水,升清降浊,若肾阳不足,可致水液升降失调。

三、中医从痰湿论治

结合现代医学的病理生理观点,高血压、冠心病、中风、高脂血症、糖尿病等心脑血管疾病的发生都与脂质代谢紊乱有密切关联,痰湿的生成是因饮食失节损伤脾胃健运,壅热生痰。脾胃乃生痰之源,聚津生痰,故《金匮要略·心典》曰:"阳痹之处,必有痰浊阻其间。"长期劳逸失度、养尊少动者,形成痰浊体质,造成肥胖、血液黏稠度高、血脂高、尿酸高、血糖高、血压高等,引起动脉血管内膜的内皮细胞增厚硬化,血栓瘀堵,血管狭窄而发生高血压、冠心病、肾动脉血管硬化、中风等。

从痰浊论治,高血压合并中风、高血压肾病、冠心病、高脂血症、动脉血管硬化等痰湿证均可采用。

1. 化痰利湿法

适用于高血压、颈椎病引起的颈性高血压,年轻患者以舒张压增高为主。对于体形肥胖、高脂血症患者痰浊内阻证的高血压,可见眩晕,头晕头重,体胖少动,颈部僵硬,口渴口干,夜尿多,生活不规律,熬夜。这是痰浊循经上逆,闭阻清窍,发为眩晕、头痛,甚至可发展为痰厥中风。舌胖嫩、边有齿痕,苔白腻或黄腻,脉弦滑或濡细。方用半夏白术天麻汤:半夏、白术、天麻、茯苓、化橘红、葛根、丹参、杜仲、葶苈子、生山楂、荷叶。

2. 健脾渗湿法

适用于高血压肾病、慢性肾炎、糖尿病肾病、高血压引起肾动脉血管硬化患者,证见头昏眩晕,气短纳少,倦怠乏力,小便泡沫多,腰酸膝软,蛋白尿或下肢水肿,多为脾胃气虚、肾功能减退所致,故治疗要顺应脾胃的特征,脾宜升则健,宜运脾化湿利水。方用参苓白术散加减:党参、黄芪、炒白术、薏仁米、怀山药、芡实、金樱子、砂仁、茯苓、猪苓、车前子、玉米须。

3. 冠心病祛痰方

适用于冠心病、胸脘满闷、口黏纳呆、头重肢困的患者,舌淡红、边有齿痕,脉滑或濡细。方用《金匮要略》的瓜蒌薤白半夏汤和《三因极一病证方论》的温胆汤加《太平圣惠方》的瓜蒌枳实半夏汤。药有全瓜蒌、薤白、半夏、竹茹、天竺黄、枳壳、桔梗、浙贝、莱菔子、菖蒲、郁金、苍术、陈皮、云苓、茵陈、泽泻。

4. 参考"三高"

高血压、高血脂、高血糖尤以苔腻为重,冠心病从痰论治的主方是温胆汤合三参饮化裁,主药有竹茹、枳壳、茯苓、陈皮、党参(血糖高换人参另煎炖服或太子参)、丹参、苦参。根据痰性,调整药物有三法:气虚必生痰浊,加补气药仙鹤草、扁豆衣、生黄芪;气滞必凝痰浊,加理气药柴胡、玄胡、佛手;痰瘀必见互结,加化瘀药三七粉(冲服)、苏木、泽兰。

以上诸法均要注意遵循仲景古训,使用全瓜蒌、薤白,再用白酒 20 ml 浸泡 1 h 以上。

心肾相交　从心血论治

随着老龄化社会的到来,老年人在我国总人口中的比例逐渐增大,作为心血管疾病主要危险因素的老年性高血压所占比例亦将增加。老年性高血压作为高血压的一种特殊类型,已成为我国老年人心血管疾病发病和死亡最重要的危险因素,是威胁老年人健康和生命的主要疾病之一。近年来,老年性高血压的患病率、致残率和死亡率在逐渐增高,并随年龄而递增,因此预防老年性高血压的形势日益紧迫。老年性高血压在发病机制、临床表现、诊断治疗和预后等方面均有其特征。

一、中医心肾的生理关系

中医认为,心与肾是相互依存的。心五行属火,居上焦而属阳;肾五行属水,居下焦而属阴,为水火之宅。心藏神主血脉,若七情劳倦、思虑太过,则导致心火不能下降于肾而上亢,肾水不能下济而失去协调,出现"心肾不交"或"水火不济"。新安医家孙文胤在《丹台玉案·心痛门》中认为"人之所主者心,心血一虚,神气不守,此怔忡惊悸之所厘端也";吴崑在《医方考·惊悸怔忡门第五十》中说:"惊悸怔忡,心疾也。心为一身之主,万化之原,失而不治,则十二官次第而失职,所谓主不明,则十二官危也。"心主血、肾藏精,血与精之间可以相互化生,这种精血互生关系体现在心肾相交、水火既济的功能方面。

高血压肾损害在病理上的表现主要是肾脏的纤维化,健存的肾单位数量减少,肾活检组织光学显微镜检查可见肾小球硬化、肾小管萎缩、肾小动脉玻璃样变。中医认为老年性高血压、肾性高血压是精血不足、肝肾亏虚所致。"生、长、壮、老、已"之生命现象的整个过程是由肾来调控的,肾精是肾主生长发育的物质基础和原动力。随着年龄的增长,发生肾中精气由弱到强,再由盛至衰的生理变化。《素问·阴阳应象大论》曰:"年四十阴气自半,起居衰也。"这里阴气指的就是肾中精气,肾精亏少不仅可以导致生活

高血压 中医临证方略

起居的衰变,还能带来肾脏组织结构和功能的退化。随着年龄增长,出现肾皮质变薄及肾单位数目减少,这种变化也是高血压肾损害所具备的病理特征。

二、中医心血的生成关系

心血是人体赖以生存的重要物质,心主血脉,心能生血,心可以将水谷精微通过"化赤"作用变化成血液,从而变成营养全身脏腑的重要物质。心能行血是指心为血液运行的动力,心气能够推动血液在脉管中正常运行,为脏腑经络提供营养。此外,脉管的好坏也依赖于心的生理功能。心血的充沛、血液的充盈、脉道的通利,是血液正常运行的重要条件。心居上焦之阳位,五行属火,为阳中之阳,故为阳脏,为人体火之源,主宰人体一身的阳气。然心火需下降肾水,才能使心肾相交,肾水不寒,人体阴阳调和,因此说心火主降。肾主一身之阴阳,为五脏六腑之根本,为水火之宅,寓真阴而涵真阳。五脏六腑之阴阳均有赖于肾之阴阳的滋养和温煦。肾阴足则全身之阴皆足,肾阳壮则全身之阳亦壮。肾之阴阳相互制约,相互为用,维持着人体正常生理功能的动态平衡。

中老年人肾之精气亏衰的生理性因素还有:先天禀赋失常,肾精不足;思虑劳心,精血暗耗;情志不遂,化火伤阴;劳欲过度,损伤肾精,以及重病日久,伤阴耗液等病理因素,出现阴不制阳、肝阳上亢、化风上扰之阴虚阳亢证。肝阳化风又可下汲肾水,内扰肾络,导致经络失养、中风的病理变化。临床可见精伤无以化气,气虚无以帅血,导致血失气帅,血行不畅而致血瘀;脾运失司,水湿不化而生痰,从而出现痰浊瘀阻肾络的病理变化。因此,肾精亏虚是高血压肾病、老年性高血压的基本病机。血与精可以相互转化,此谓之"精血同源"。临床常见血虚甚则出现肾精亏虚之证,而肾精亏虚也常常能导致血虚,治疗上往往补血与填精相伍为用。

对久发、频发的冠心病、房颤、心律失常、心肌梗死恢复期,瘀血致病尤为多见。无论是外感六淫之邪,内伤七情之气,初病气结在经,久病血伤入络,均可导致气滞血瘀,故血瘀一证久病多于新病。以"气为百病之长,血为百病之胎"为纲辨治各种病证,或从气治,或从血治,或从气血双治,以调气血而安脏腑为治疗原则。

三、中医从心血论治

对老年性高血压、高血压肾病、老年动脉血管硬化、冠心病、心衰、心律失常、失眠不寐等心肾不交证型从心血论治，通过调畅气血，以达到"疏其血气，令其条达而致和平"的治疗目的。

1. 交通心肾法

适用于高血压、冠心病、心神经官能症患者。对于高血压合并心悸怔忡、心神不宁、腰膝酸软，夜不能寐或少寐多梦，男性梦遗，舌暗红苔薄白腻，脉濡细滑或两尺重按无力，属心肾不交导致气阴不足者，给予生脉散加酸枣仁汤：太子参、生黄芪、炒酸枣仁（研粉）、夜交藤、玉竹、麦冬、生地、桂枝、茯苓、杜仲、合欢皮。

对于心肾不交，心神不宁，手、足心容易出汗，晚间失眠、盗汗者，郑师常用孔圣枕中丹，这是出自孙思邈的《备急千金方》，专治心肾不交导致的健忘、失眠、盗汗、耳鸣等症。将制龟板、生龙骨、远志、石菖蒲四味药按照1∶1∶1∶1的比例做成药末，每天3次，每次3 g，用黄酒送服。葛洪《抱朴子》记载，有一位叫陵阳仲子的人，服了远志20年后，记忆力大增，凡读书记而不忘。菖蒲能通九窍，从心交肾，远志从肾交心，两者心肾相交，故能防治健忘。龟板和龙骨皆来自有灵性的动物，龟板生性好静属阴，能滋阴、固镇阳气；龙骨是巨型动物化石，有潜阳的特性，故重镇安神，具有安眠作用。失眠较重者可以加用夜交藤30～50 g、茯神25～30 g，使阴能入阳，夜能入寐。

2. 清心滋肾法

适宜于肾水不济、心火亢盛的高血压、冠心病、心烦、失眠、神经衰弱患者。治宜滋肾于下，清心于上，交通心肾，代表方为《韩氏医通》的交泰丸：黄连、肉桂。用黄连清心火，用肉桂引火归元，还可配滋阴的生地、枸杞子、黄精，降相火的知母、黄柏，宁心神的琥珀粉、炒酸枣仁（研粉）、夜交藤。

3. 益肾养血法

适用于高血压合并心律失常，特别是阵发性房颤患者，证见心悸或快或慢、面色少华、耳鸣心烦、胸闷不适、腰膝酸软，舌红少苔或根白腻，脉细数或结代。方用柏子养心丸加减：柏子仁、酸枣仁、枸杞子、麦冬、当归、熟地、丹参、茯神、甘松、甘草。

高血压 中医临证方略

4. 通阳复脉法

适用于高血压合并心动过缓、病态窦房结综合征患者,心阳不振,阳气渐衰,证见头晕心悸、面色萎黄、少气懒言,甚至晕厥,舌淡红苔薄白,脉迟缓无力。方用安神复脉汤加减:人参、黄芪、五味子、麦冬、淫羊藿、丹参、琥珀、磁石、茯神、桂枝、鹿角胶。

5. 温经活血法

适用于高血压、冠心病心衰或寒凝血瘀证全心衰患者,早期多见心肺气虚,气阴两亏,心功能下降的表现,证见全身无力,神疲声怯,短气自汗,食少纳呆,舌质淡苔白腻,可选用生脉散加味;心衰后期心肾阳虚,心悸怔忡,肾不纳气者喘息不得卧,尿少水肿,面色灰暗,唇青舌紫,肝大症积,脉象沉涩或结代。方用桃红四物汤、当归芍药散等:人参、制附片、桃仁、红花、熟地、当归、白芍、川芎、葶苈子、大腹皮、茯苓、车前子。

6. 院内制剂整律合剂

由党参、丹参、苦参、甘松、延胡索、茯苓组成,每天 3 次,每次 20 ml。

血气者,喜温而恶寒,得温则通,得寒则凝,寒为阴邪,其性收引,能抑阳而凝血,血气为之运行不周,渗透不遍。温经活血法能使阳复寒去而促瘀化,故能主治寒邪内伏或阳虚阴凝,血液凝滞不通而致手足厥冷、脉细欲绝、头痛、胸痛、腹痛、舌淡苔白等症。

温里药如附子、肉桂、桂枝、淫羊藿、仙茅、巴戟天等与活血药配伍,能加强活血化瘀的功效,兴奋强化人体内多系统的功能,因此对寒凝血瘀证的充血性心衰、病态窦房结综合征、冠心病心绞痛、慢性肾衰竭、垂体功能减退症、顽固性哮喘、硬皮病、不育不孕等疑难杂症常有良效。

脏腑关联　从虚实论治

中医学作为中国文化的代表,千百年来为人民的健康做出了重大贡献。中医学是在古代巫与医的斗争中逐渐产生的,它有着自身严密的理论基础和数千年的临床实践,并逐步被世界人民所熟知,古老的藏象学说就是宝贵的医学财富。

一、中医古老的藏象学说

藏象学说是中医学理论的核心部分,"藏"指藏于体内的内脏,"象"指表现于外表的各种生理、病理现象。藏象就是人体内部各个脏腑的生理活动或病理变化反映于体表的各种征象,通过"由表知里"的方法,由表象来了解脏腑的变化。藏象学说是在阴阳五行学说的指导下,研究各个脏腑的生理功能、病理变化及相互关系的学说。藏象的整体观,是由阴阳五行的系统结构决定的,把脏腑和与之相应的环境因素联系起来,从整体上认识人体。

按照生理功能特点,将脏腑分为五脏、六腑和奇恒之腑,以五脏为中心,一脏一腑由经络相互络属,互为表里。五脏即心、肝、脾、肺、肾,其共同特点是储藏人体生命活动所必需的各种精微物质,如精、神气、血、津液、魂、魄等,它们储藏在五脏内,故称之为"藏",即内脏的意思,故《黄帝内经》曰:"所谓五脏者,藏精气而不泻也,故满而不能实。"六腑,即胆、胃、小肠、大肠、膀胱、三焦,其共同生理特点是主管饮食受纳、传导、变化和排泄,"腑"具有府库的意思,能出能入,《黄帝内经》称:"六腑者,传化物而不藏,故实而不能满也。"奇恒之腑,即脑、髓、骨、脉、胆、女子胞,其共同特点是它们外形似腑,同是一类相对密闭的组织器官,却不与水谷直接接触,即似腑非腑,而功能又似脏,具有类似五脏储藏精气的作用。

按照阴阳理论划分,上为阳,下为阴,腑为阳,脏为阴,心、肺居上为阳,肝、脾、肾居下为阴,五行理论划分,肝与胆属木,心与小肠属火,脾与胃属土,肺与大肠属金,肾与膀胱属水。它们之间服从五行的相生相克关系,通过五行的结构来调节,达到动态平衡。

二、重视脏腑关联

整体观念是中医理论的精髓,在临证中尤其要重视脏腑的关联。以交通心肾的方法治疗高血压、失眠;调理肝肾的方法治疗女性更年期、老年性高血压;由于中医藏象学说认为眩晕的病位在肝,肝喜条达恶抑郁,肝体阴而用阳、肝藏血、肝养血,肝体常有不足即常见阴血不足,在诊疗高血压过程中应注意固护肝阴、滋阴养血以益肝体;肝之用即为肝之功能,常见亢进,治以泻肝、凉肝以抑肝阳。这些说明在疾病治疗中要善于顺应脏腑特点选择用药。

三、中医虚实的概念

虚实是中医理论具体贯彻在病理、诊断和治疗方面的基本法则。周学海说:"虚实者,病之体类也;补泻者,法之律令也。"中医治病,不注重疾病原因的研求,而重在病情的体察,根据患者体质、抗病力和疾病斗争情况,表现症状的虚实,决定在治疗原则上投以补或泻的方药。

"虚者补之,实者泻之"是中医学突出的治疗定律,虚是正气不足,气血虚衰。所谓正气是与邪气对称的,正气是人体内在禀赋的抗病力和自然治愈的潜在力;所谓邪气,是致人疾病的因素,包括外来因素和气候的寒热、空气的燥湿、季节的变化、情志的刺激、病原体的感染等,还有人体内环境的改变如湿热内蕴、粪便燥结、血液瘀块、分泌潴留,都是邪的结果。因邪而造成的有害物转化成为病的癥结,就是特指人体物质和功能的虚衰,包括各种脏器、肌肉、血液的质量和活力虚衰,即气血虚衰。所谓"邪气有余"并非指人的气血壮实,而是指致病力大,病理反应强。古人对气血的观念就是人体物质功能太过或不及都不正常,气血应该是平衡的、有一定标准的,不达到这个标准就是虚弱,超过这个标准并非壮实,属于病态。

汪含徵说:"邪之所凑,其气必虚,邪乘虚而入,是虚为本,邪为标,故祛邪不可不加养正。"这说明了中医对疾病的看法。张景岳对各家邪正补泻的学说提出统一的意见,他说:"邪气盛则实,精气夺则虚二句,为治病之大纲。"日本丹波元简所著《虚实论》说:"病本邪实,当汗吐下,而医失其法,或用药过剂,以伤真气,病实未除,又见虚候者,此实中兼虚也,治之之法宜泻中兼补。"他认为实中兼虚可以泻中兼补,对虚中兼实用却不主张先补虚后泻实,对自虚生实、自实生虚,主张标本兼治。何谓自虚生实?如"肾阴不足"并非指房事过度,精液损耗乃为下亏,凡脑力劳动过度,也能伤肾。肝肾同源,阴虚火旺,肝火上扰清空,长期消耗不加调补,必"真元竭尽",这确实很有道理。

高血压涉及范围广泛,分为原发性高血压和继发性高血压,主要危害是心、脑、肾等靶器官的损害。原发性高血压与继发性高血压的发生机制一致,靶器官损害包括左心室肥厚、蛋白尿或轻度血浆肌酐浓度升高、动脉粥样硬化和视网膜动脉病变等,伴有靶器官损害的高血压患者是心血管疾病的高危或很高危人群。国医大师颜德馨对气血颇有研究,他认为随着年龄的增长,老年病越来越多,人体衰老是一系列生理、病理过程综合作用的结果。自古以来,长寿是个永恒的主题,生物学家的研究表明,哺乳类动物的最高寿命,为其完成生长时限的 5~7 倍,而人类完成生长期需要 20~25年,按此推论人类的最高寿命可在 100 岁以上。

中医对人体长寿及衰老的论述极为丰富,朱丹溪说:"气阳血阴,人身之神,阴平阳秘,我体常春。"《血证论》说:"人之一身,不外阴阳,阴阳两字即水火,水火两字即气血。"所谓阴阳失调,其实质就是气血失调。气血是一切脏腑功能活动的物质基础,因此脏腑的病变必先由气血失调所致,脏腑的虚损必先由气血失养所致。人体生长、发育、壮盛、衰老的过程,从中医理论角度看也是气血由强转弱、由盛转衰的过程,离不开气血的变化。因为血液循行于脉管之中,流布全身,环周不休,而气则升降出入,无器不有,两者并行以供脏腑经络组织器官的营养需要。任何一种原因的七情、六淫等各种疾病都可影响气血的正常运行,出现气血失衡,流通受阻,瘀血停滞,逐渐使脏腑虚损,精气神亏耗,气的生化功能减退,脏腑失养更加重了气血失衡,脏腑器官衰竭。可见"虚"是现象、是归宿,"瘀"是本质、是原因,由于气虚无力推动血液运行,更加重了瘀血的阻滞。高血压引发的心、脑、肾脏腑病变,就是心、肝、肾及冲任等经络的阴阳气血失去平衡调和,导致风、火、痰、虚、瘀等病理产物而致病。

四、气血失衡从虚实论治

高
血
压
中医临证方略

高血压合并心、脑、肾血管疾病,是久病入络的虚损表现,要按照体质强弱、脏腑气血辨证论治，如冠心病、心绞痛、心律失常、心衰、中风和中风后遗症、高血压肾病、蛋白尿者，应根据不同病情、病程、舌苔脉象区别对待。"固本清源"是消除瘀血最妥善的方法，使气行则血行，益气有利于化瘀。老年人常见的动脉血管硬化、高血压、冠心病、中风、老年性痴呆、前列腺肥大、颈椎病等都属于瘀血深化的体现，也是最常见的导致衰老和死亡的原因。

现代科学研究证实，高血压、冠心病、动脉血管硬化、中风等老年病，其本质是气滞血瘀，表现在微循环的障碍和血液流变学的改变，各个脏器的血管形态变化，亦是气血平衡的状态受到破坏，导致瘀血征象，从而使血管内皮、神经、内分泌、免疫功能、合成代谢功能和主要脏器功能受到影响，出现一系列病理改变，造成微循环障碍、血管壁增厚、管腔狭窄、脂质代谢产物沉积于血管内膜和脏器内，形成血瘀等病理变化。这种微循环障碍即是气血失衡状态，也是"气虚血瘀"脏腑无以滋养，精液亏耗的病证。特别是临床试验发现，这些患者的血液黏稠度增高，人血白蛋白减少，球蛋白、脂蛋白、纤维蛋白原增多，导致血流缓慢，血管硬化，管腔狭窄，出现"脉不通、血不流"的瘀血征象。

新安医家吴澄在《不居集》中说："元气不足者，谓之虚。不能任劳者，谓之怯。由是而五脏内伤，谓之损。"在治法中他又说："今人以酒为浆，以妄为常，醉以入房，欲竭其精，耗散其真。其未病之前，已先有一内伤虚损底子，及其既病，名曰外感，其实内伤。"虚实的辨证大多运用脏腑和气血津液学说，以气血阴阳和五脏定位主症来辨证，可使舍繁从简，一目了然。

五、疾病辨证如何抓主症

中医重视气血理论，推崇人身以气血为形体阴阳的具体体现，人之有形不外血，人之无形不外气，气血平和，阴平阳秘，则身安无病；气血不和，阴阳失调，则疾病由生。在诊治高血压合并心、脑、肾、动脉血管病变时，强调气血辨证，一定要辨脏腑病位、病势、气血、阴阳、脏腑虚实程度。从病因学上讲，寒热失宜、情志不遂、饮食劳倦等因素均可影响气血运行，造成气血失调的病理改变，根据正邪相搏、脏腑相传等因素，气血失调也会由表及里，由实转虚。心脑血管疾病病机的演变有一定的规律性，对指导临床辨证和用药有重要意义。

因中医学讲究"天人合一"，自然界的四季变化使人体产生对应反应，如春生、夏长、秋收、冬藏，风、寒、暑、湿、燥、火太过或不及都可令人生病，加之人有七情，喜、怒、忧、思、悲、恐、惊不调，体胖、劳倦、生气、焦虑、熬夜、吸烟、嗜酒等不良生活方式，均可致病。心脑血管病初期以气滞血瘀型居多，而后则形成痰浊、血瘀的病理产物，出现痰瘀交阻的病机，后期出现气虚血瘀、阳虚血瘀或阴虚血瘀等，正确的辨证论治就是根据其基本病机对每个阶段的演变特点进行论治，充分体现中医的精髓和内涵。

六、眩晕如何进行脏腑辨证

高血压在"本"证的基础上兼有一种或多种"标"证，导致高血压所兼夹的病邪出现反复。注重脏腑"标"证的辨证，是提高疗效的重要组成部分。

1. 肝病辨证

肝火上炎：急躁易怒，头痛目眩，面红目赤，口干耳鸣，鼻衄，舌红苔。

肝风内动：头痛头晕，肢体麻木，突然言语不利，口眼歪斜，神志不清，昏迷或半身不遂，脉弦滑有力。

肝阴不足：耳鸣耳聋，虚烦少寐，面部烘热，口干咽燥，头胀而痛，眩晕，舌暗红苔薄黄，脉弦滑。

2. 心病辨证

心气虚：面色淡白，神疲乏力，心悸气短，自汗，舌淡胖苔白，脉细或结代。

心阳虚：除有心气虚的症状外还有畏寒肢冷，面色灰滞，心胸憋闷作痛，遇冷加重，舌淡暗苔薄白，脉细或结代。

心阴虚：心烦心悸，盗汗，失眠健忘多梦，眩晕，舌淡红，脉细。

心血瘀阻：心胸憋闷，隐隐刺痛，痛有定处，心悸肢冷，冷汗自出，舌紫暗，脉沉涩。

心脾两虚：心悸怔忡，失眠多梦，健忘，纳呆腹胀，倦怠乏力，舌淡嫩，脉细无力。

3. 肺病辨证

肺气虚：倦怠乏力，咳嗽痰多，气短喘促，痰液清稀，面色苍白，舌淡苔白，脉尺寸无力。

肺阴虚：咳嗽无痰或少痰而黏，面颊潮红，口渴口干，夜间盗汗，舌质红干，脉细数。

痰浊阻肺：咳嗽痰多，喉中痰鸣，胸满不适，舌暗红或淡红苔厚腻，脉弦滑。

肺热壅盛:发热咳嗽,呼吸急促,口渴口干,痰黄稠带血,胸闷胸痛,舌红苔黄腻,脉滑数。

4.脾病辨证

脾气虚弱:面色萎黄,纳差,食后脘腹胀满,四肢倦怠乏力,或见轻度水肿,内脏下垂,舌淡嫩有齿痕苔白,脉濡细无力。

湿邪犯脾:脘腹胀闷,纳谷不馨,头身及肢体困重,苔白厚腻,脉濡滑。

5.肾病辨证

肾阴虚:腰膝酸软,头晕耳鸣,五心烦热,面颊潮红,盗汗,失眠多梦,阳强遗精,舌质暗红,脉细数。

肾阳虚:腰膝酸软,头晕耳鸣,形寒肢冷,神疲倦怠,自汗阳痿,舌淡苔白,脉沉迟,尺脉无力。

肾气不固:肾阳虚症状加阳痿早泄,滑精,小便频数,失禁或遗尿,女性带下或滑胎,舌质淡,脉沉弱。

肾不纳气:久病咳喘,动则气短,呼多吸少,张口抬肩,神疲自汗,脉沉细。

肾虚水泛:周身水肿,下肢尤甚,按之没指,腹胀满,小便不利,形寒肢冷,腰膝酸软,舌淡胖嫩苔白腻,脉沉细滑。

七、中医虚实辨证的要点

内风证:易怒急躁,头痛面红,以舒张压高为主,眩晕,舌红苔黄腻,脉弦滑。

虚火证:阴虚火旺,头晕目眩,面红目赤,腰膝酸软,耳鸣口干,夜间盗汗,少寐多梦,以收缩压高为主,舌红苔微黄,脉细数。

痰湿证:头晕头胀,头胀如裹,颜面或肢体水肿,胸闷心悸,睡眠时打呼噜,体形肥胖,吸烟饮酒,饮食偏咸,舌淡红苔白腻,脉沉细或弦滑。

瘀血证:头痛有定处,肢体麻木,胸痛似针刺,心悸不宁,或半身不遂,脉压大,舌暗红有瘀斑,苔白腻或黄,脉涩或结代。

高血压病证辨证虚实时要抓重点,一般而言阳虚是气虚的进展,阳虚多兼气虚;阴虚是血虚的进展,阴虚多兼血虚,血随气脱,气虚可导致血虚;痰浊、肝火、燥邪皆属实证,近代医家张锡纯所著《医学衷中参西录》中的镇肝熄风汤使用频率最高,主治肝阳上亢型高血压,以清肝火、疏肝郁、调气机、潜肝阳等方法"疏肝以风药，助肝木之升发，遂其条达之性则不郁矣"。因此，阳和阴均有体阴而用阳、物质功能上的联系。

辨证论治的过程中，要重视疾病的发生、发展、转化的辨证规律，还要注意疾病的初、中、后期转归，尤其是有靶器官损害时，要注意脏腑阴阳气血的整体调理，分清疾病的主次本末和病情的轻重缓急。患者由于依从性差、不良生活方式等原因，血压达标率不理想，临床上采取中西医结合的治疗模式，注意合理膳食，戒烟限酒，适当运动，保持良好的心态，就能提高患者的生活质量并控制好血压。

活血通络　从气机论治

　　传统中医学认为,人是不可分割的有机整体,特别推崇的两个概念是整体论治和辨证施治。气血之间的关系,中医认为"血为气之母,气为血之帅",血是存血的地方,血液的运行要听气的安排,因此是以气为主。现代研究证明,生命整体调控的核心源就是氧气、二氧化碳和能量物质(糖、蛋白质和脂肪)三位一体的信号,它们决定了呼吸、血液循环、代谢和消化吸收等生理学功能的一体化自主调节和控制。

一、中医气与血的生理关系

　　气属于阳,血属于阴,它们之间又存在气能生血、气能行血、气能摄血和气能载血四个方面的关系。气能生血是指血的组成及其生成过程中均离不开气的作用。由血的含义可知,营气和津液是血液的主要组成部分,它们都来自脾胃生化的水谷精微,由气化功能转化为血,因此称为气能生血。气的功能强盛,则化生血液的功能也强。气的功能不足,则化生功能减弱。临床上可见气虚证,神疲乏力,少气懒言,如果治疗不当,就会导致血虚,出现头晕眼花、失眠健忘等症。

1. 气的生成

　　气在中医学被定义为构成人体和维持人体生命活动最基本且具有很强活力的精微物质,是构成人体和维持生命活动的基本物质,是人体的原动力。气的生成来自三个方面:一是先天之精气,即受之于父母的先天禀赋之气;二是水谷之精气,来自饮食水谷经脾胃运化后所得的营养物质;三是吸入的清气,即由肺吸入的自然界的清气。

2. 气的运动

　　气的运动称为"气机",有升、降、出、入四种运动形式,以及五大生理功能:气有推动血液和津液的功能;有温煦作用,给人体带来热量,维持正常体温;气还能护卫体表,防御外邪入侵;气有固涩功能,维持人体内脏的位

上篇 专病论治

071

置恒定;气的气化作用是通过气的运动使水谷精微转化为能量,生为气血,食物的残渣变为糟粕排至体外。

3. 气的意义

气的意义在于气的升降出入运动是维持生命活动的基本条件。气机调畅说明脏腑功能活动正常,气机不调会使脏腑功能活动障碍而生病,气运动停止会使生命终止。

4. 血的生成

血指血液,是人体重要的营养物质。血液的生成源于饮食经胃的腐熟和脾的运化转为水谷精微,再经脾气生清散精,上输于肺脉,经心阳化赤为血。《医碥·血》曰:"血色独红者,血为心之火化。"《血证论》又曰:"火者,心之所主,化生为血液,以濡全身。"可见,血为中焦之汁,与心相关,因此《素问·阴阳应象大论篇》有"心生血"之说。脉,称经道,为气血运行的通道。

5. 血的运行

中焦之汁化赤为血,必须通过经脉运载,才能运营于周身,发挥其营养脏腑器官的作用。故《灵枢·五味篇》说:"血脉者,中焦之道也。"血液只能在脉管内运行,且脉管对其中运行的血液和营养具有一定的约束力,使之循着一定的方向、按照既定的轨道运行而不溢出脉管。因此《素问·脉要精微论篇》曰:"夫脉者,血之府也。"心、血、脉三者密切关联,其间有特殊的功能联系,构成一个相对独立的系统,这个系统的生理功能都属于心所主,都赖于心脏的正常搏动,故《素问·痿论》说:"心主身之血脉。"

6. 血的生理功能

古人认为,血属阴而主静,气属阳而主动,血不能自行,必须依靠气的推动。《血证论》曰:"运血者即是气。"王冰所注《素问·五脏生成篇》曰:"气行血乃流。"心气推动血液,使血液充盈于脉管,并在脉管中运行不止,环周不休,从而把水谷精微运行于全身,起到营养组织器官的作用,同时不断将组织活动过程产生的代谢产物运走,从而维持人体的正常新陈代谢过程,以保证生命活动的正常进行。血的主要生理功能是濡养全身,内达脏腑,外至皮肉、筋骨,同时也是精神活动的主要物质基础。如果血液功能失常,就会出现神志方面的改变。如心肝血虚常见失眠、多梦等神志不安的症状,失血者还会出现精神烦躁、神志恍惚,甚至昏迷等改变。

7. 气与血的关系

气与血是人体的两大类基本物质,在人体生命活动中占有很重要的地位,气与血都由人身之精所化,气属阳、血属阴,具有互根互用的关系。气有推动、激发、固摄等作用,血有营养、滋润等作用。气是血液生成或运行的动力,血是气的生化基础和载体,因而有"气为血之帅,血为气之母"的说法。

二、气的病理变化与特征

气的功能发生病理变化称为"气证",是中医证候学的重要组成部分,故《素问·举痛论》云:"百病生于气也。"气机失调会造成:气滞、气郁,指气阻滞局部或郁而不散;气逆,指气的上升运动太过或下降运动不及;气陷,使气上升不及或下降运动太过;气脱,指气外出运动太过,大量外脱而不能内守;气闭,指气出入运动受限,不能外达而郁闭于内。这些都是关于气的运行不畅在程度上的区别。

气证就其实质分为两大类:一类是气的功能减退,造成"气虚证";一类是气的运行障碍,造成"气实证"。

1. 气虚证

常由生成减少或消耗过多造成。前者有先天的精气不足、老年性精气衰退、营养缺乏,谷气难以养精及脾胃功能失调,合成气的能力降低;后者有正常的体液大量丢失,如大汗、多尿、出血等气随液脱,劳倦过度,思虑太过而耗气,久病重证耗伤正气。气虚证主要表现有气短乏力,苔薄白,舌质淡或有齿痕,脉细弱。

(1)全身气虚证:为气的五种功能减退。

①推动:生长缓慢,发育不良,精神疲惫。

②温煦:畏寒怕冷,四肢欠温,局部冷痛。

③气化:小便不利,消化不良,水肿停滞。

④防御:形寒怕风,经常感冒,抵抗力弱。

⑤固摄:自汗不止,尿频滑精,出血崩漏。

(2)脏腑功能的气虚证:

①心气虚:心动悸,脉结代。

②肺气虚:咳喘促,音低弱。

③脾气虚:纳谷差,肢困倦。

④肾气虚:腰腿软,夜尿多。

2. 气实证

气的运行障碍常因七情所伤，气机失调，如怒伤肝、喜伤心、思伤脾、忧伤肺、惊伤肾。其中主要是肝的疏泄功能障碍，病邪阻滞，气机不畅，如瘀血、痰浊、食积等；中焦气虚推动无力，造成脾胃气滞；外伤跌扑，损伤经络，产生局部元气运行障碍。

（1）气滞证：主要表现为胸腹脘胁胀满作痛，情绪变化，苔腻脉弦，同肝脾关系密切。

（2）气逆证：主要表现为升多降少的上逆证，苔腻、脉弦滑有力，主要与肝、胃、肺关系密切。肝气上逆：胁胀眩晕，呃逆泛酸；胃气上逆：恶心呕吐，脘胀嗳气；肺气上逆：气急咳喘，胸满痰黏。

三、中医学"气"的称谓

心气：《素问·痿论》云："心主身之血脉。"《素问·调经论》云："心藏神。"心气主心血管系统的功能表现和神志活动。

肝气：《素问·灵兰秘典论》云："谋虑出焉。"《灵枢·九针》云："肝主筋。"肝气主要指肝脏的精气、血、筋、神志的活动，并作为病证名，如肝郁证、肝胃不和证等。

脾气：《灵枢·本神》云："脾藏营。"《素问·厥论》云："脾主为胃，行其津液。"脾气主要消化吸收运行营血、津液等。主升清、统摄作用。

胃气：《灵枢·五味》云："五脏六腑皆禀气于胃。"胃气主要指消化功能，主降，且脉以胃气为本。

肺气：《素问·五脏生成》云："诸气皆属于肺。"《素问·灵兰秘典论》云："治节出焉。"《素问·经脉别论》云："肺朝百脉。"肺气主要指司呼吸，朝百脉，通调水道。

肾气：《素问·六节藏象论》云："肾者，主蛰，封藏之本，精之处也。"肾气的强弱受之于父母，分为阴、阳两端，肾阴主濡养一身之阴血，肾阳主温养一身之阳气。

经气：《素问·离合真邪》云："真气者，经气也。"经气主要指经脉中运行之气和正邪的相争状态。

阳气：如机能、六腑之气、卫气等，与阴气相对。

阴气：如物质、五脏之气、营气等，与阳气相对。

运气：五运（木火土金水）六气（风火热湿燥寒）相互推移，来推断每年

高血压
中医临证方略

气候的变化与疾病的关系。天干定"运"，地支定"气"。

正气：生命机能的总称或人体对疾病的防御、抵抗、再生能力。

邪气：指六淫、疫疠等外邪或致病因素及病理损害。

六气：四季的风、寒、暑、湿、燥、火六种气候异常变化或水谷精气化生的精、气、津、液、血、脉六种基本物质。

疠气：指疫疠之气、毒气、异气、杂气，均指强烈传染性的致病邪气。

水气：即水肿。

津气：津的功能，有赖于气的输布。

顺气：降逆下气，如治疗肺、胃上逆之气。

行气：又称利气、通气、化气，指行散气滞。

调气：包括行气、降气之总称。

破气：用峻烈药破气散结导滞。

四、气血失衡是高血压及心脑血管病的基本病机

传统中医认为，心脏的正常搏动，主要依赖于心气。心气即心的精气，为血液运行的动力，故《平人气象论》说："心藏血脉之气也。"心主血脉的功能是否正常，可以从心搏、面色、脉象方面的变化反映出来。心主血脉的功能正常，则心搏均匀有序，不疾不徐，面色红润光泽，脉象和缓有力。若心主血脉的功能失常，即可产生相应的病理变化，主要表现有三：一是心气不足，即心的精气虚少，推动血行的动力不足，往往出现心悸、面色无华、脉虚无力等。二是心血亏虚，脉道不充，可见心悸怔忡、面色㿠白或淡白无华，脉象沉细弱微等症。三是心血瘀阻，血脉运行不畅，则心前区憋闷疼痛，心悸、面色灰暗、口唇青紫、脉涩滞或结代不整。可见心血管疾病在中医属于心及其所主血发生障碍的范畴，实践证明，从心论治可获良效。

人体气血在生理上是脏腑、经络等组织器官进行功能活动的物质基础，在病理上，气血失衡则必然会影响人体各种生理功能，从而导致疾病发生，高血压合并心脑血管疾病与传统中医学中的心悸、胸痹、心痛、眩晕、中风、失眠、痴呆等相关，多属痰火扰心、痰阻心阳、心血瘀阻、心阳虚弱、心阴虚弱、脑脉受阻、脑髓亏虚证型，而这类病机的共同特点是都与气血失衡有关。

气血是一切脏器功能活动的物质基础，人体各种生理活动与新陈代谢均与气血温煦和濡养有关，故《黄帝内经》云："人之所有者，血与气耳。""气

血未并，五脏安定。"《素问·调经论》云："气血正平，长有天命。"《素问·至真要大论》等论述，均说明气血的充盈、流畅、平衡是维护人体生理功能的重要原因。

高血压、心脑血管疾病的基本病机是气血失衡，任何致病因子必先导致气血失和，影响血脉运行，使心脑失养，引发病变。脉为血府，与心相连，使血畅流脉中，环周不休。气与血之间相互依存，气能生血、行血、摄血和载血。若情志不和则气滞血阻；或生活失节，痰瘀内生阻脉，或久病气弱，均可导致气血失衡。脉中血行受阻，瘀阻脉道，则胸痹心痛；血不养心，心神不宁，则惊悸怔忡；瘀阻气道，气机升降失权，则咳逆喘促；瘀阻水道，水湿外溢皮肤，则为水肿。可见心血管疾病所表现的证候均与气血失衡有关。

头为"诸阳之会，清阳之府"，五脏之精血、六腑之清气皆上注于脑，脑之所以发挥主元神的功能，是以气血的濡养和气机升降有序为先决条件的。若气机逆乱，上冲于脑，则见眩晕、头痛、失眠、烦躁等症。若瘀血上停于脑，阻于脑络，则见突然昏仆、言语不清、半身不遂或身体麻木等症。正如《黄帝内经》指出："血之于气，并走于上，则为大厥。""大怒则形气绝，血菀于上，使人薄厥。"高血压久病造成气血逆乱于脑，使脑髓空虚，清窍失养，痰火上逆，可产生内风、内寒、内湿、内燥、内火等邪而发脑病。

高血压、心脑血管疾病从病因作用至人体，到相应的症状出现以致病情发展，通过正邪相搏、脏腑相传，气血失衡逐渐由表及里，由实转虚。临床发现高血压、心脑血管疾病初期以气滞血瘀证型居多，而后形成痰浊、血瘀等病理产物，出现痰瘀交阻的病机，后期出现多虚多瘀的病理状态，如气虚血瘀、阳虚血瘀、阴虚血瘀等，需要根据每个阶段不同演变特点进行论证，这是辨证论治的精髓。

五、血脉瘀阻的临床表现

血管瘀阻是危害心脑血管健康的天敌，容易引起心肌梗死、中风、肾衰竭、白内障和青光眼，同时诱发骨质疏松等多种疾病。血脉瘀阻时会给身体带来许多信号。

脚肿：脚距离心脏最远，是身体的最低部位，脚部血液循环和体循环慢，不易得到充分的血液供应，当出现血栓时下肢血管被堵塞，导致血液回流心脏时血脉瘀阻的情况，无论血液堆积在哪个部位，都会造成局部流通

高血压
中医临证方略

不畅,导致相应部位有明显肿胀感,易发生脚肿。

手脚麻木:当血栓形成时或血栓体积增大时,会导致血管狭窄或闭塞,使体内神经细胞得不到充分营养供应,神经传导功能受到影响,引起手脚麻木。

脚痛:长时间站立或走路过长会出现脚痛,这是肌肉酸胀的一种表现,经过休息后就能缓解,当出现不明原因的疼痛或间断性的不适,有可能是由于血管闭塞而局部血液不流通导致的。

六、中医从气机论治

气滞血瘀是高血压、心脑血管疾病的早期病机,气为血帅,气行则血行,气滞则血运不畅,脉道不利,血滞脉瘀。气滞血瘀指既有气滞症状,又有血瘀表现的病证,多属实证。症如头痛头胀,头晕目眩,胸闷胸痛、惊悸失眠、舌暗红、舌紫,或有瘀斑瘀点,脉弦、脉涩。多见于眩晕、头痛、胸痹、心悸等疾病。

痰瘀交阻是气滞血瘀病理的结果,往往出现在高血压、心脑血管疾病中期阶段。气机阻滞,水湿内停,聚而成痰,血滞脉中或血溢脉外,停而为瘀。因此,气滞血瘀的病机演变多为痰瘀互结,缠绵难解,且贯穿疾病始终,互为转化。症如头重头蒙、耳鸣耳聋、胸闷胸痛、肢体麻木不仁、舌紫苔白腻或黄腻、脉弦滑,多见眩晕、中风、胸痹、心悸、痴呆等病证。

痰瘀互阻,既易寒化,又易热化。寒化则伤气耗阳,演变为气滞血瘀,或阳虚血瘀,阳气亏损,不能温通血脉,则见神疲乏力、心悸气短、头晕目眩、肢体麻木、口流涎沫、半身不遂等症,甚则出现面色苍白、畏寒肢冷、胸痛彻背、下肢水肿,舌淡紫且胖嫩,脉象为濡细、迟、缓、沉弱。痰瘀化热则伤津耗阴,演变为阴虚血瘀,津血同源,津亏血少,血脉涩滞,则症见胸痛隐隐、头晕目眩、心悸怔忡、气短汗出、舌紫红苔薄少津或有裂纹、脉细数或促结代,多见心痛、怔忡、心衰、中风、痴呆。气血紊乱是形成高血压、心脑血管疾病的根本原因,而调气活血是治疗的基本法则。

文献资料表明,活血化瘀方药有强烈的抗凝作用,甚至有促纤溶作用,因此治疗缺血性心脑血管病,以益气活血、调气活血为主,临床施治效果显著,能够降低血脂及血液黏稠度,抗血小板聚集,溶解血栓,扩张缺血区血管,增加缺血区血流量,增加细胞摄氧量,改善局部脑细胞代谢,从而促进脑功能恢复。实践证明,通过调理气机,活血化瘀的应用广泛,针对性强,重复有效，直接作用于病灶，起到平衡阴阳、扶正祛邪、消除疾病的作用，符合中医《黄帝内经》中"调其血气，令其条达而致平和"的目的。

1. 理气解郁法

适用于高血压合并冠心病、心绞痛、心脏经皮冠状动脉介入治疗（PCI）术后患者。由于气血不和，百病乃变化而生，阴阳失调，诸证则相继而起。常有头晕，胸闷心悸，心前区刺痛、胸痛彻背，舌暗红苔白腻或黄，脉弦滑等症状，七情气郁、外感风寒、饮食失调和年老体衰是胸痹心痛的重要原因，导致气血和经络功能失调，产生气滞、痰浊、寒凝、血瘀等病理变化，进而使心脉瘀阻，心失濡养。在活血化瘀治疗时，一定要加用理气行气药，气机通畅，气行则血行。方用血府逐瘀汤加减：当归、生地、桃仁、红花、三七、枳壳、赤芍、柴胡、川芎、牛膝、郁金、延胡索、甘草。

2. 益气养阴法

适用于高血压、不稳定心绞痛、房性期前收缩、室性期前收缩、房颤患者。对于素体阴虚或思虑过度，耗伤营阴致心肾阴虚证候的高血压、冠心病，证见胸痹心痛、心悸、失眠心烦、腰酸耳鸣、舌红少苔、脉象细数，此为心阴亏虚下汲于肾，不能上济于心，致虚火上炎，日久心烦失眠，需滋阴降火，益气养阴，方用加减复脉汤：生地、麦冬、西洋参、火麻仁、丹参、赤芍、白芍、炙甘草。

3. 活血化瘀法

适用于冠心病、心绞痛、心脏 PCI 术后患者，中医对冠心病（胸痹心痛）的认识有一个由浅入深、逐步完善的过程，尤其是介入手术 PCI 术后血管再狭窄，或仍发生心绞痛、心律失常、期前收缩、心悸胸痛，或针刺样痛，心烦不宁，舌暗红有瘀点或瘀斑，苔薄白，脉细涩等症状，主要是脏腑虚损、气血不足，加之原有高血压、动脉血管硬化等，痰浊、瘀血夹杂而致，阴损及阳造成阴阳失调。气滞血瘀是胸痹心痛主要的病理基础，"不通则痛，通则不痛"，介入后常见心绞痛发作，由心脉痹阻所致，还应辨证论治，给予活血化瘀，调理气血，行气止痛。

4. 院内制剂

冠心 1 号：由丹参、黄芪、三七、蒲黄、延胡索、赤芍、川芎、降香、麦冬组成，颗粒剂冲泡，每天 3 次，每次 1 包。

降压六法　从整体论治

新安医家为我们留下了 800 多部医学著作,纵览新安医学著作可以发现,有相当一批优秀论著观点鲜明,立论独特,在中医学术争鸣和治疗体系中占有一席之地,成为新安医学的核心理论。

汪机的"营卫论"学说,认为人体生病是营气亏损,由于阴阳互根,形气相依,营气兼禀阴阳之性,故补阳者补营之阳,补阴者补营之阴,重视培补元气,擅用甘温之味扶养脾胃而祛除病邪,成为我国明代医界著名的"医者王道者",乃为一代宗师。孙一奎是我国明代著名医家,因善用参芪,以"温补派"备受推崇,他主张保护命门阳气,注重气血的调理,在温补理论方面多有建树。

一、善从古方引发新义　古方时方并用

古方能不能治疗现代疾病,这是我们探寻的重要课题。古代医学科技不发达,没有血压计和实验室的检查报告,中医凭着丰富的临床经验,循求病机病因,将高血压归属于"头痛、眩晕"病证,冠心病归属于"胸痹、心痛"病证,高脂血症、动脉硬化归属于"痰浊"病证,糖尿病归属于"消渴"病证,认为其发病机制均与气血亏虚、肾气虚衰、痰火、肝风有关。新安医家孙一奎在《赤水玄珠·头痛门》中说:"头为诸阳之首,至清至高之处也。苟外无风寒雾露之触,内无痰火湿热之熏,必无痛也。既有内外之因,当循内外之治。"徐春甫在《古今医统大全·头痛门》中说:"头痛自内而致者,气血痰饮、五脏气郁之病,东垣论气虚、血虚、痰厥头痛之类是也。自外而致者,风寒暑湿之病,仲景伤寒、东垣六经之类是也。"

明清时期,新安医学作为区域特色明显的医学流派,对传统中医学的发展产生深远影响。据资料证实,从北宋以来,世医家传三代至五代乃至三十代的共 63 家。如北宋歙县名医张扩,首传于弟张挥,再传侄孙张杲,经历 130 年成为新安第一名医世家。张杲年近七旬著《医说》,记载了南宋

以前名医 116 人，内容丰富，是我国现存最早的医史传记，此书曾传到日本、朝鲜等国；他还著有《秘方奥旨》，这是一部搜集古方、禁方、秘方的专书。新安医家还有一支"太医队伍"，黄孝周在《新安太医续》中说："新安医家任太医者 63 位，其中宋代 10 人、元代 1 人、明代 39 人、清代 13 人。"中医的精华在古方、经方，它们之所以能被流传应用、经历千锤百炼而被传承下来，与其有良好疗效是分不开的。因此，我们加大对经方、古方、时方的并用，重视对古方的传承和创新，兼收并蓄、博采众长。

二、辨证论治与专病专方相结合

在高血压引起的心、脑、肾等靶器官及动脉血管损害的治疗方面，主张临床既要注重辨证论治的整体性，又要切中病损的关键，立方遣药，辨证论治与专病专方相结合，着眼于提高疗效。如高血压临床多见肝阳上亢、阴虚阳亢、气滞血瘀多种证型，但根据其血脂异常、肥胖多痰，自拟玉夏胶囊化痰利湿，平肝治之。又如冠心病心绞痛的形成多因冠状动脉粥样硬化血管狭窄及血液黏稠度增高，从而导致相应供血部位的心肌缺血而出现胸痛，不通则痛，与血瘀证有关，选用血府逐瘀汤化裁；高血压合并蛋白尿，则选用益肾固摄方化裁，对消除蛋白尿有很好的疗效，充分体现了辨证论治与专病专方相结合的思路。

在中药的药理研究中，采用临床与实验相结合的方法，从不同角度、不同深度加以分析、验证。由于中药复方成分复杂，其中杂质成分、各种电解质和鞣质成分、酸碱度等都会影响药物的生物活性，而某些药物又必须经体内代谢成活性物质后才有药理作用，因而直接加入中药粗制剂的实验方法会造成假象，影响实验的准确性和可靠性。我们采用药物提纯工艺，直接用动物给药，比较接近药物在体内环境中产生药理效应的真实过程，并将其应用于降血压方药的研究中，初步解决了中药复方有效性研究的关键问题，提高了中药药理研究的可信度。在此基础上自创了治疗高血压的玉夏胶囊、钩菊胶囊、灵芝调制茶、鬼针草颗粒等一系列方药。

三、高血压中医辨治要点

1. 肝阳头痛证

头痛头晕，两侧为重，心烦易怒，夜寐不宁，口苦面红，或兼胁痛，舌红苔黄,脉弦数。

【治法】平肝潜阳熄风。

【方药】清代程杏轩在《程杏轩医案》中用地黄汤:熟地、山药、山萸肉、茯苓、丹皮、泽泻加菊花、钩藤、白芍、甘草。

2. 血虚头痛证

头痛隐隐,时时昏晕,心悸失眠,面色少华,神疲乏力,遇劳加重,舌质淡苔薄白,脉细弱。

【治法】养血益气,活络止痛。

【方药】明代吴崑在《医方考》中推荐用八珍汤:人参、白术、茯苓、甘草、当归、芍药、川芎、地黄。"血虚头痛、眩晕,此方主之。气血,人身之阴阳也,两相得则治,一有失则病。故阴血虚损,则阳气独治,阳气亲上,故令头痛。是方也,当归、川芎、芍药、地黄,味厚养血之品也。复用人参、白术、茯苓、甘草甘温之品以养气者,何哉? 太极之妙,阴生于阳,故兼用此辈以益气耳。"

本证也可选用徐春甫《古今医统大全·头痛门》推荐的加味调中益气汤:陈皮、黄柏、升麻、柴胡、人参、甘草、苍术、黄芪、川芎、细辛、蔓荆子、当归。"治气血两虚头痛,其效如神。"

3. 痰浊头痛证

头痛昏蒙,胸脘满闷,纳呆呕恶,舌苔白腻,脉滑或弦滑。

【治法】健脾燥湿。

【方药】明代吴崑在《医方考·头痛门》中推荐用半夏白术天麻汤:半夏、陈皮、麦芽、人参、白术、黄芪、苍术、天麻、白茯苓、神曲、泽泻、黄柏、干姜。"痰厥头痛,目眩者,此方主之。痰厥者,湿痰厥逆而上也,痰气逆则上实,故令头痛。目眩者,目前如见黑色也。东垣曰:头痛苦甚,谓之足太阴痰厥,非半夏不能除。眼黑头眩,风虚内作,非天麻不能疗。人参、黄芪之甘温,可以泻火,亦可以补中。苍术、白术之苦甘,可以去湿,亦可以健脾。泽泻、茯苓,能利湿淫之邪。神曲、麦芽,能消水谷之滞。陈皮、干姜,所以开胃调中。而黄柏者,取其苦辛,能疗少火在泉发燥也。"

4. 肾虚头痛证

头痛且空,眩晕耳鸣,腰膝酸软,神疲乏力,滑精带下,舌红少苔,脉细无力。

【治法】养阴补肾,填精生髓。

【方药】汪蕴谷在《杂症会心录·头痛》中推荐治阴虚者用六味归芍汤:

熟地、当归、山药、茯苓、白芍、丹皮、泽泻、山萸肉,加人参童便之属,壮水之主,以制阳光。治阳亏者用八味养血汤:熟地、当归、山药、肉桂、茯苓、白芍、附子、丹皮、泽泻、山萸肉,加人参、鹿茸之属,益火之源,以消阴翳。

5. 气血亏虚证

眩晕动则加剧,劳累即发,面色苍白,神疲乏力,倦怠懒言,心悸少寐,纳少腹胀,舌淡苔薄白,脉细弱。

【治法】补益气血,调养心脾。

【方药】孙文胤在《丹台玉案·头眩门》中推荐用和荣汤:人参、当归、白术、生地、天冬、麦冬、五味子。汪蕴谷在《杂症会心录·眩晕》中则推荐治"亡血血虚,眩晕心烦,如坐舟车,举头欲倒"用补肝养荣汤:当归、川芎、白芍、熟地、橘皮、菊花、甘草。

新安医学的学术创新在于,认为"命门动气"为生生不息的生命之根,重视相火,三焦元气温补,成为"固本培元派",提出百病易生,"营兼气血,培元益气"可以扶正祛邪的观点。高血压是本虚标实之证,高血压合并冠心病、心绞痛、PCI术后、心衰、心律失常等心血管疾病,其临床表现均有气血不足、气滞血瘀征象;高血压合并中风,无论是中经络还是中脏腑,闭证还是脱证,清代名医叶天士明确提出均以"内风"立论,其在《临证指南医案·中风》阐明了"精血衰耗,水不涵木……肝阳偏亢,内风时起"的发病机制,并提出滋液熄风,补阴潜阳,以及开闭、固脱等法。

四、总结中医降压六法

高血压引发的肾脏病证,有慢性肾炎、肾病、顽固性蛋白尿、慢性肾功能不全、尿毒症等,新安医家认为外感六淫、饮食内伤、情志失调、酒色太过导致肺、脾、肾功能失调是其主要病因病机。叶天士在《临证指南医案·肿胀》中指出:"水湿喘胀之证,以内经开鬼门取汗为表治,分利小便洁净府为里治。经旨'病能篇'谓诸湿肿满,皆属于脾。以健脾燥湿为稳治。"孙一奎强调在调补胃气的同时应防止气滞不行,他在《赤水玄珠·水肿门》中曰:"四时五脏皆以胃气为本,五脏有胃气则和平而安,若胃气虚弱,不能运动滋养五脏,则五脏脉不和平。"新安医家程国彭在《医学心悟》中提出"汗、吐、下、和、温、清、补、消"八法,著称于世,所载诸多验方,300多年来屡试不爽,至今仍可指导临床医生的疾病诊治,多有实效。

我们遵循中医八法知常达变,制定降压六法临床治疗高血压,尤其是对高血压并发症究其实质,审因论治,治病求本,达到降压和改善心、脑、肾靶器官损害的目的。

1. 平肝降压法

高血压属肝阳之火上逆,其病理基础是肝肾阴虚,造成水不涵木,肝阳上亢,血气并走于上,或肢体麻木。祛邪不宜妄投辛热、苦寒、阴凝之品,以甘平之品为主,维护肝阴和肾元之气,益气养血,以求增一分元阳,复一分真阴。新安医家徐春甫在《古今医统大全·眩晕门》中认为:"眩晕证乃风火之象。《原病式》云:诸风掉眩,皆属肝木。风主动故也。所谓风气甚而头目眩晕者,由风木旺,必是金衰不能制木,而木复生火。火、风皆属阳,阳主乎动,两动相搏则为之旋转,故火本动也,焰得风则自然旋转也。"临床常见高血压 2 级、3 级合并心脑血管事件,高血压控制不好,引发冠心病、脑卒中或肾性高血压等并发症,常用药:天麻、钩藤、潼蒺藜、白蒺藜、石决明、夏枯草、赤芍、玄参、杜仲、牛膝等。

2. 调气降压法

肝气郁结,七情太过或不及会造成气机不畅,当升不升,当降不降,日久化火,常见夜寐不安,胸闷心悸,头晕目眩,心神不宁。高血压情志不调肝气郁结者,病程日久,必耗伤气机,治疗宜疏肝以风药,助肝木升发,遂其条达之性则不郁也。常用黄芪、黄芩、地龙、夏枯草、郁金、金铃子、延胡索、茯神、珍珠母、佛手、丹参等,诸药合用可以平肝火、疏肝郁、调气机、潜肝阳,重用黄芪培元益气,有治本之意。

3. 化痰降压法

久食膏粱厚味或饮酒过度,脾胃内伤,脾虚生痰,痰浊上扰,引动内风,证见眩晕头痛,头重如裹,心悸气短,胸闷憋闷,便燥口干,舌红苔白腻,脉弦滑。新安医家程钟龄在《医学心悟·眩晕》中推荐治"湿痰壅遏者"用半夏白术天麻汤。方中半夏、陈皮健脾燥湿化痰,白术、薏仁、茯苓健脾化湿,天麻化痰熄风、止头眩。临床数百年来一直沿用此法治疗痰湿证型高血压,很有疗效,故拟化痰燥湿熄风降压法。方用半夏白术天麻汤、十味温胆汤等,药用半夏、竹茹、白术、天麻、茯苓、陈皮、远志、菖蒲、汉防己、莱菔子、玉米须等。

院内制剂:玉夏胶囊用玉米须、夏枯草、汉防己、莱菔子组成,每天 2次,每次 2 粒。

4. 滋阴降压法

年老体衰,肝肾阴虚,水不涵木,肝阳上扰,血随气升,血压升高,证见腰膝酸软,耳鸣耳聋,盗汗遗精,或五心烦热、消渴,口干多饮多尿,舌红苔少,脉细数。临床治疗宜滋阴潜阳以降压,方用知柏地黄汤、杞菊地黄汤,尤其是对肾性高血压有明显的降压作用,能改善肾功能和肾血流。药用枸杞子、菊花、白蒺藜、沙苑子、女贞子、地黄、山萸肉、山药、茯苓、泽泻、丹皮等。

院内制剂:钩菊胶囊用钩藤、菊花、淫羊藿等组成,每天 2 次,早晚各 2 粒。

5. 利水降压法

由于气血逆乱,并走于上,证见头痛,烦热欲饮,入水即吐,小便不利或身重水肿,新安医家认为六淫七情,饮食内伤,情志失调,酒色太过,久病体虚导致肺、脾、肾功能失调是水肿的主要病因和病机,成为本虚标实之证,基本病机为肺失通调,脾失转输,肾失开阖,三焦气化不利。《黄帝内经》曰:"诸湿肿满,皆属于脾。"脾虚不能制水,水湿泛滥肌肤经脉;或见头痛头晕,渴欲饮水,入水即吐的"水逆"证,皆因太阳膀胱经病,常见难治性高血压、高血压肾病、心衰、内分泌失调引起的水肿,最终导致胸痹、心悸、癃闭、眩晕等危重病证,采用利水渗湿、化气降压法,方用真武汤、五苓散。药用猪苓、茯苓、冬瓜皮、白术、泽泻、鬼针草、桂枝、车前草、旱莲草、赤小豆等。

6. 活血降压法

血是营养人体的重要物质,《难经》说:"血主濡之。"新安医学许多医著中记载,情志不调、久病体虚、饮食不节、素体阳亢者,遇烦劳、恼怒、醉饱无常、气候变化时出现肝风内动,痰火上扰,气滞血瘀中经络或中脏腑,发生中风。孙一奎在《赤水玄珠·风门·中风》中指出:"由人元气素虚,腠理疏豁,卫弱失护,一遇风邪,莫之能御。"这与《黄帝内经》所述"邪之所凑,其气必虚"相合,说明正气亏虚是其病因。治疗上需根据体质强弱、患病新旧、病情轻重来选方用药,眩晕中风日久,气虚血瘀,瘀阻经脉而半身不遂,头痛如刺,胸痹心痛,心悸怔忡,言语謇涩,大便干燥,小便频数,遗尿不禁,苔白脉缓。宜用活血化瘀降压法,方用血府逐瘀汤、补阳还五汤等,药用桃仁、红花、当归、川芎、葛根、夏枯草、赤芍、地黄、黄芪等。

相须相使　从对药增效

中药治病就是以药物性味的阴阳偏胜来矫正人体内环境的失调,使其恢复正常的相对平衡状态,中医药学蕴含着丰富的辩证法思想和立方用药的全面观点,根据人的整体功能代谢、脏腑功能的变化,以及中药的性能、剂量的大小、不同的配伍等,运用辨证论治的方法对人体的病理变化进行调节。临证中常使用对药,通过药物间相互作用、相互协同、相互消除副作用,专取所长以增加疗效。临床治疗高血压、心脑血管疾病常用对药介绍如下:

一、高血压降压对药

1. 解表类

贡菊花 10 g,葛根 20 g。有疏风散热、清肝明目、解肌退热之功效,常用于高血压颈项强直、头晕眼花,视物不清、耳鸣肢麻者。

蔓荆子、野菊花各 10 g。有疏散风热、清利头目、祛风止痛之功效,常用于高血压头巅顶痛甚、目赤多泪、齿龈肿痛者。

2. 清热类

夏枯草 15 g,黄芩 10 g。有清热燥湿、泻火解毒、解郁散结、安胎止血之功效,用于高血压偏于阳亢有热者,多见头痛头胀、面热口干等症状,脾胃虚寒便溏者禁服。

黄连 4 g,丹皮 10 g。有清热燥湿、泻火解毒、凉血活血之功效,主要用于高血压偏阳亢有热者,多见头胀头痛、面热心烦、心悸等症状。

苦丁茶 10 g,地骨皮 12 g。有清热解毒、凉血除蒸、清肺降火之功效,常用于高血压偏阴虚有热、头晕口干、潮热多汗者,苦丁茶降血脂可常年饮用,脾胃虚寒者慎用。

苦丁茶 10 g,槐米 15 g。有清肝、凉血、止血之功效,主治肝经血热,风阳鼓动之头晕、头痛、头胀和目赤。苦丁茶性寒味苦,归肝、肺、胃经,能散风清热、明目生津,对风阳头痛效果好。槐米即槐花之花蕾,苦、微寒,能凉血止血、清肝明目,善治肝热头痛。

羚羊角(0.6 g分2次吞服),生石膏40 g。有清热降火、熄风定惊之功效。主治发热引动肝风、肢体痉挛抽搐、肝火炽盛、上窜清窍、头痛如裂、双眼红赤者。

3. 祛风湿类

防己10 g,豨莶草12 g。有利水消肿、祛风止痛、利关节之功效,可用于各种高血压,尤其对痰湿壅盛者,症见眩晕恶心,头目昏重,肢体水肿,高血压合并高脂血症或心功能不全、肢体麻木、中风者尤为合适。

桑寄生12 g,牛膝15 g。有补肝肾、强筋骨、祛风湿、引血下行之功效,用于高血压肝肾亏虚、中风后遗症、肢体麻木疼痛、行走不利者。

鬼针草12 g,桑寄生12 g。有清热祛风、除湿消肿、养血通脉、补肾壮腰之功效,用于高血压腰腿麻木、风湿为患、动脉硬化、下肢血运不良者。

4. 利水渗湿类

泽泻12 g,车前子15 g。有清热利尿、渗湿通淋、明目祛痰之功效,用于高血压偏痰湿证型、高血压肾病、心功能不全、高脂血症患者,症见眩晕、肢体水肿。

玉米须15 g,车前草12 g。有降压利水、清热解毒、渗湿通淋之功效,用于高血压肾病、急性肾炎、慢性肾炎、膀胱炎和尿路感染,症见颜面及下肢水肿、尿频尿急、小便淋漓不畅、血淋、石淋、砂淋等。

罗布麻叶12 g、银杏叶12 g。有平肝清热、降压利水、通脉舒络之功效,用于高血压之血脉瘀阻者,高血压头痛眩晕、心悸失眠、水肿尿少等症。

白术12 g,泽泻20 g。有健脾利湿、除饮定眩之功效,主治高血压、眩晕,证属痰湿上逆者。白术、泽泻相伍为张仲景泽泻汤。白术健脾燥湿以升清阳,泽泻利湿除饮以降浊阴,两者合用升清降浊,以止眩晕之病证。

5. 平肝熄风类

钩藤15 g,天麻10 g。出自《杂病论治新义》天麻钩藤饮。用于治疗高血压、头痛、肢体麻木、耳源性眩晕、失眠、皮肤瘙痒等症,有清热平肝熄风、通络止痛、祛风止痒的作用,两药合用于证属肝风内动者,颇有良效。

羚羊角粉(0.6 g分2次吞服),石决明20 g。有平肝潜阳、清热镇惊、明目退翳、凉血解毒之功效,用于高血压之热闭神昏及肝风内动之证,或肝阳上亢所致头痛眩晕等症。

珍珠母30 g,牡蛎20～30 g。有镇心安神、平肝潜阳、收敛固涩、清肝明目之功效,用于高血压肝阳上亢及肝风内动等证,常见头痛眩晕、心神不宁、失眠、五心烦躁等症。

蒺藜 12 g,炒决明子 15 g。有平肝解郁、清肝明目、益肝肾、润肠通便之功效,常用于各类型高血压,症见头痛眩晕、大便秘结、肥胖者。

茺蔚子 12 g,天麻 10 g。有活血调经、顺气逐风、熄风止痉之功效,用于肝风内动引起的高血压、脑动脉硬化、美尼尔综合征、脑血管意外或体弱所致的眩晕、肢体麻木、手足不遂者。

升麻 15 g,葛根 20 g。有升散解毒作用,主治肝炎(能降低转氨酶)、慢性鼻炎、鼻窦炎,以及高血压头痛、三叉神经痛等。《阎氏小儿方论》升麻葛根汤即以此两药为主,原用以透疹解毒,今则用于转氨酶增高、鼻炎、齿痛、头痛。

法半夏 12 g,夏枯草 15 g。有清泄郁火、交通阴阳之功效,主治肝火内扰、阳不交阴之失眠。半夏治失眠,首见于《灵枢·邪客》,篇中有半夏汤治"目不瞑",此不寐系指胃中有邪,阳跷脉盛,卫气行于阳而不交于阴者。半夏与夏枯草合治不寐始见于《医学秘旨》:"盖半夏得阴而生,夏枯草得阳而长,是阴阳之合之妙也。"夏枯草清泄郁火,半夏交通阴阳,两药合用,当治郁火内扰、阳不交阴之候。若加珍珠母 30 g 并用,可治各种顽固性失眠。

6. 补虚类

淫羊藿 12 g,杜仲 12 g。有补肝肾、温肾阳、强筋骨、安胎之功效,常用于高血压阴损及阳者,见头晕足冷、腰膝酸软、夜间尿多等症状。

黄芪 15 g,当归 10 g。有补气活血、益卫固表、利水消肿、调经止痛之功效,常用于高血压阳气虚者,症见头目眩晕、四肢发冷、倦怠乏力、心悸不适。

黄芪 15 g,地龙 10 g。治疗慢性肾炎,属中医水气病范畴,以耗散精血、伤及肾气为共性,肾气不足则气化无权,关门不利,水湿潴留,故气病水亦病;气虚无力鼓动血液运行,络脉瘀滞,血不利亦可病水。气、水、血三者相互影响,而以气为主要矛盾,"肾主藏精,乃真阴真阳之寓所",用黄芪补气,调整肺、脾、肾三脏之功能,促进全身血液循环,提高人体免疫能力,同时兼顾利尿作用,化瘀以地龙为要品,能走窜通络,利尿降压。

天麻、炙全蝎、钩藤各等分研细末,每服 1～2 g,每天 2～3 次,开水送下。有益气祛风、解痉通络之功效,主治高血压头痛、头胀、眩晕,久延复发,记忆力减退者。天麻祛风明目;全蝎祛风解痉,通络止痛;钩藤熄风止痉,清热平肝。三药合用,祛风养脑,平肝解痉。

7. 清热凉血类

黄芩 10 g,槐花 12 g。降压经验方,为高血压实证而设。治疗高血压,要突出一个"通"字,即遵"上病下取"之意,清热顺气,引血下行,养阴柔肝,去有余,补不足。特别忌用辛温香窜药物,否则会引起弊端。新安医家孙一奎说:"辛香窜散之品,中脏闭证,暂借开窍,邪在血脉,反误报之,引邪深入,莫之能出。"黄芩苦寒,清热燥湿,泻火解毒,降压安胎;槐花凉血止血,清热降压为主。两药合用,对肝阳上亢高血压、妊娠期高血压、妇人崩漏下血不止尤为宜用。

8. 活血软坚类

桃仁 9 g,红花 5 g。有祛瘀生新之功效,破血而不伤血。

丹参 15 g,川芎 10 g。活血行气,用于血瘀证、冠心病、不稳定心绞痛、中风后遗症、肢体麻木者。

桂枝 10 g,炙甘草 6 g。有温通心阳之功效,主治心阳不振、心脉痹阻之心动过缓证。心动过缓是由心阳不足、心脉不通所致,阳以阴为基,阴非阳不化,桂枝和阴通阳,炙甘草养阴补虚、宣通经脉,两药并用,刚柔相济,心阳渐复。治疗冠心病、病窦综合征之心动过缓,可以加黄芪 30 g、丹参 15 g 组成基本方,随证加减。

葛根 20 g,牡蛎 20 g。对于高血压肾病或肾性高血压无瘀血征象者都可应用。

赤芍 10 g,怀牛膝 20 g。治疗高血压上盛下虚者,有引火下行之功效。

昆布 10 g,生牡蛎 20 g。消水潜降,收涩敛精,对高血压蛋白尿有作用。

丹参 15 g,山楂 15 g。有养血活血、祛瘀生新、消食降脂之功效,用于冠心病心绞痛、高脂血症,也可调理脾胃,治疗脾虚失运、痰湿内生、气机不畅、胸闷不舒、胃脘部胀痛、纳差恶心等症。

川芎 10 g,延胡索 12 g。有活血行气、祛风止痛之功效,用于高血压合并冠心病者,偏于瘀血阻滞者,症见头痛肢麻,对胸胁刺痛者尤为适宜。

丹参 15 g,益母草 15 g。有祛瘀止痛、活血通经、清心除烦、利尿消肿之功效,用于高血压偏瘀血阻滞,合并冠心病、中风肢体麻木、胸闷心悸、小便不利或水肿症状者。

仙鹤草 30 g,大枣 10 枚。有活血行血、止血益气之功效,主治高血压鼻衄及咯血、吐血、便血、盗汗、自汗等症,有强心调节心律作用,常用于房室传导阻滞,可加快心率、改善症状,对反复发作的阵发性心动过速、房颤,可用仙鹤草 40～60 g,这与其活血、强壮作用有关;《本草纲目拾遗》引葛祖方:"仙鹤草消宿食,散中满,下气,疗……翻胃噎膈。"临床中用于治疗食管癌、肺癌、胰腺癌、乳腺癌等,有消癌抗瘤之效。日本左藤明彦研究证实,仙鹤草对人体癌细胞有强大的杀灭作用,而对正常细胞无任何损伤,还能促进正常细胞的生长发育。治疗癌症可用仙鹤草 60～100 g 煎汤代水。

9. 温肾壮阳类

仙茅 12 g,淫羊藿 15 g。有补肾助阳、祛风除湿、降血压之功效,适用于高血压、妇女更年期综合征、冠心病心绞痛,证属肾虚而致者,阳虚畏寒、肢冷、腰膝酸软无力等症。

吴茱萸 1.5 g,莲子心 2 g。有益肾固精、疏肝散寒、养心安神之功效,用于高血压肝阳不足之虚寒证者,吴茱萸研粉夜间贴敷涌泉穴,可辅助降压,取得较好的临床疗效。

淫羊藿 15 g,仙鹤草 30 g。有补肾健脑之功效,主治精血不足、心肾亏虚、头晕眼花、耳鸣健忘等症。《神农本草经》说淫羊藿"益气力,强志",《本草纲目》指出其"益精气",仙鹤草治疗脱力劳伤的效果明显,具有补虚抗疲劳的作用,两药合用对肝肾亏虚的高血压、神疲倦怠有强神益智功效。

10. 宁心安神类

龙骨 20 g,牡蛎 20 g。有平肝潜阳、镇惊安神、敛汗固精、止血涩肠之功效,用于阴虚阳亢以致心神不宁、烦躁不安、心悸怔忡、失眠健忘、目眩耳鸣者。

茯苓 30 g,茯神 20 g。可益脾宁心,利窍除湿,善走心经,通心气于肾,令水火既济,心肾相交,用于高血压心、神经功能紊乱者,多见心慌少气、夜寐不安、失眠健忘等症。

炒酸枣仁 30 g,甘松 10 g。有清肝宁心、安神助眠、理气止痛之功效,用于高血压肝气郁结者,多见善叹、气郁腹胀、失眠心悸等症。

二、心血管病对药

1. 活血化瘀类

人参 3 g,三七 3 g,琥珀 4 g,共研为细末,分 2 次吞服。有益心气、活心血、通心络、安心神之功效,主治冠心病心绞痛。人参大补心气且推动心血运行,三七活心血、通心络,琥珀安神宁心,三药合用能缓解心绞痛,对气虚血瘀者最为合适。

参三七 3 g(研末,分次吞服),丹参 15 g。有活血化瘀、止痛定悸之功效,主治冠心病心绞痛。《本草求真》曰:"三七……世人仅知功能止血住痛,殊不知痛因血瘀则痛作,血因敷散则血止。三七气味苦温,能于血分化其血瘀。"实验证明,三七能增加冠状动脉的血流量,减低冠状动脉的阻力,并能减少心肌耗氧量,故为治疗血瘀性心绞痛的主药。《本草正义》曰:"丹参专入血分,其功在于活血行血,内之达脏腑而化瘀滞。"实验证明,丹参有扩张冠状动脉的作用,并可减慢心率,缩短心肌缺血的持续时间。两药合用,化瘀通脉,无论是冠心病心绞痛急性期还是缓解期,均可使用。

2. 温通心阳类

瓜蒌、薤白各 15 g。有宣通心阳、散结下气之功效,主治阳微阴盛之冠心病心绞痛,以及胸痹、胸痛等症。两药乃《金匮要略》"瓜蒌薤白白酒汤"之主药,历来用以治疗胸阳不振之胸痹心痛。两药通阳散结,理气宽胸,兼以化痰润肠,用于治疗冠心病心绞痛有显著效果。

苦参 20 g,远志 10 g。有清心止悸之功效,主治快速型心律失常。实验研究表明,苦参有降低心肌收缩力、减慢心搏、延缓房性传导,以及降低自律性等作用。

3. 滋养心阴类

百合 30 g,知母 10 g。有清虚热、养心神之功效,主治阴虚内热之心烦、不寐、惊悸、口渴或夜热虚汗。

太子参 15 g,合欢皮 15 g。"萱草忘忧,合欢蠲忿",合欢皮性味平甘,功擅宁心悦志,解郁安神,《本经》谓其能"安五脏,和心志,令人欢乐无忧"。盖心为君主之官,心安则五脏趋安和。太子参,其用介于党参之补、沙参之润之间,其性不温不凉,不壅不滑,系补气生津之妙品。两味相伍,治疗心气不足,肝郁不达的情志病,确有调肝解郁、气阴两和之功。

桑寄生 30 g,葛根 20 g,丹参 20 g。有补益肝肾、通调血脉之功效,主治冠心病心绞痛、心律失常、心肌梗死。桑寄生含黄酮类物质,有扩张冠状动脉、增加冠状动脉血流量的作用。葛根解痉通脉,升举阳气,主消渴、解诸毒。丹参一味功同四物,治疗心绞痛常配黄芪、桃仁、红花、全瓜蒌、玉竹;病毒性心肌炎配太子参、合欢皮、麦冬、苦参、玄参等。

4. 清肺化痰类

金荞麦 30 g,鱼腥草 20 g。有清肺化痰、定咳之功效,主治心衰咳喘、肺热咳嗽、痰多、发热、苔微黄、脉数者。金荞麦又称天荞麦、野荞麦,见载于《本草拾遗》,临床上用于治疗肺脓肿、肺炎、心衰肺水肿等证,实验研究表明,其对上呼吸道感染和肠道感染有清热解毒、利尿消肿的作用。

5. 疏肝解郁类

柴胡 10 g,白芍 15 g。有疏肝解郁之功效,主治肝气郁结或肝气横逆太过之证。《伤寒论》四逆散、《和剂局方》逍遥散和《景岳全书》柴胡疏肝散方中,均有柴胡、白芍两药,可在疏肝解郁中发挥疏散和调作用。

三、痛风、高尿酸血症对药

鬼箭羽 15 g,露蜂房 10 g。有化瘀消肿、除痹止痛之功效,主治类风湿关节炎关节肿痛、僵直,甚至变形者,痛风、高尿酸血症关节肿痛。鬼箭羽化瘀行血,活络通经,善治湿热挟瘀之痹证;露蜂房能入骨祛风,除痹止痛。两药合用有一定的效果。

土茯苓 30～50 g,萆薢 15～30 g。有泄化浊毒之功效,主治痛风,对膏淋、尿浊、蛋白尿、带下湿热壅结者亦有效。痛风是由嘌呤代谢紊乱,尿酸生成过多、排泄减少所致,属中医湿浊瘀阻、停滞经髓而致骨节肿痛,治宜泄化浊毒。土茯苓善祛湿毒而利关节,萆薢善利湿浊而舒筋络,两药合用,可快速消除症状,降低血尿酸指标,是治疗痛风的要药。

四、妊娠期高血压胎动、胎漏、先兆流产类对药

杜仲 10 g,续断 6 g,菟丝子 10 g。有补益肝肾、固养冲任之功效,主治妊娠期高血压,肝肾不足,冲任不固之胎动、胎漏、腹痛而坠者。杜仲与续断合治胎动,宋代严用和《济生方》和明代李时珍《本草纲目》均有记载,两药加用菟丝子,固胎效果明显加强。

白术 10 g,白芍 10 g,黄芩 6 g。有清肝健脾、安和胎元之功效,主治高血压肝阳上亢证型伴胎动不安。白术健脾安胎,白芍柔肝疏肝,黄芩清热安胎,三药相伍,可治肝火扰胎、肝脾不和之先兆流产和习惯性流产。

黄芪 20 g,菟丝子 10 g。有补气益肾、固系胎元之功效,主治肝肾亏虚的习惯性流产和先兆流产,可在妊娠先期用之,预防流产。

桑寄生 15 g,阿胶 10 g(烊化)。有养胎安胎、补血降压之功效。古称桑寄生有"安胎"之说,始见于《神农本草经》,张锡纯《医学衷中参西录》有"寿胎丸":菟丝子、桑寄生、续断、阿胶,用于习惯性流产的预防与治疗。胎动不安,腰酸痛见红者,用桑寄生、阿胶、杜仲、续断、醋炒艾叶、白芍,亦有

良效。对高血压阴虚阳亢、肝风内动证，或肝肾两亏、冲任失调证，用桑寄生 30 g 为主药配钩藤、淫羊藿、杜仲、何首乌、黄柏、生地、枸杞等滋养之品，颇有良效。

五、高血压肾病类对药

西洋参 3 g，生黄芪 30～50 g。有补气益肾、固本培元之功效，主治肾气虚损、心血不足、胸痹心痛、心悸怔忡、全身水肿、大量蛋白尿。久病大病耗伤正气，年老体弱精气不足，《素问·阴阳应象大论》云："形不足者，温之以气；精不足者，补之以味。"即"虚则补之"。西洋参大补心气而推动心血运行，黄芪能补五脏之虚，两药合用增加人体免疫功能，通行经络，益气固本，元气渐旺。

丹参 15 g，泽兰 20 g。有活血利水之功效，主治高血压肾病、慢性肾炎水肿属瘀血阻滞者。

丹参 15～30 g，益母草 30 g。有活血化瘀、通络利水之功效。主治高血压心脏病、肾炎、风湿性心脏病、肝硬化腹水等证。丹参活血化瘀，益母草通络利水，两药合用，治疗血瘀水停之证。

牛膝 12 g，泽兰 20 g。有活血利水之功效，主治水瘀阻滞的腰膝疼痛或下肢水肿。川牛膝活血通经，泽兰活血行水，合用则活血利水，对腰膝疼痛效果更好。

制附片 6 g，淫羊藿 15 g，黄芪 30 g。有温补脾肾之功效，主治高血压肾病、慢性肾炎、慢性肾功能不全呈脾肾阳虚者，临证除舌质红绛、湿热炽盛外，均可以此为中药随证加减。附子、淫羊藿不仅可以温肾，还具有肾上腺皮质激素类作用，黄芪益气培元，促进血液循环，兼能利水，有助于肾功能恢复。

六月雪 30 g，绿豆 20 g。有清火解毒、活血利水之功效，主治慢性肾功能不全、尿毒症。六月雪可单用 30～60 g，治疗肾炎、高血压头痛有效。

生黄芪 30 g，金樱子 30 g，芡实 20 g。有益气固摄、减轻蛋白尿之功效，主治高血压肾病、肾病综合征、全身水肿、面色㿠白、腰膝酸软等证。黄芪益气利水，能促进血液循环，兼能利水；金樱子、芡实补肾固涩，减少蛋白尿。

紫苏叶 15 g，蝉衣 10 个，益母草 20 g。有疏风解毒、活血利水之功效，主治高血压肾病、慢性肾炎、肾病综合征。三药合用，利水消肿，消除蛋白尿，改善肾功能。

高血压中医临证方略

综合治疗　从多途并举

现代医学认为高血压是需要终身治疗的慢性病,发病率与年龄增长密切相关。中医学认为"久病必虚",年老体弱"肾虚""肝肾亏虚""气血不足"等慢性虚损会造成疾病的加重,因此在高血压治疗上更注重对患者体质或整体状态的调节。从临床实际情况看,中医药的干预不仅有降压效果,更能改善患者的生活质量,减少并发症带来的身体损伤。采取中医传统疗法多途并举,可祛病延年。

一、高血压中医联合疗法

高血压由于患者生活不规律、饮食习惯不良、饮酒吸烟、环境、遗传、肥胖、年老体弱等诸多因素的影响,形成心、脑、肾多种慢性病,出现心衰、心律不齐、中风、肾功能不全、尿毒症、全身动脉血管硬化等痰湿壅阻、气滞血瘀、络脉不通、虚实夹杂的病证,治则虽不离扶正祛邪,但仍需根据正虚邪实的轻重各有侧重。临证中总结出除通常的汤药外,使用口服液、气雾剂、胶囊、膏滋、颗粒剂、鲜药、茶饮、足浴、外敷、耳穴、药枕等多种中医传统疗法,其疗效优于单纯口服方药。

二、口服液

20 世纪 80 年代初,我们参与卫生部课题组开发治疗冠心病的国家级新药。如治疗冠心病心绞痛的滋心阴口服液(针对心阴不足的患者)、补心气口服液(针对心阳不足患者),获得国家颁布的新药证书,并成为国家医保用药和急诊必备用药,1992 年该项目获国家中医药管理局科技进步二等奖。

【心衰合剂(桂枝茯苓合剂)】

桂枝 10 g,黄芪 20 g,三七 6 g,茯苓 20 g,猪苓 20 g,车前子 10 g,莱菔

子 15 g,金荞麦 30 g,鱼腥草 15 g,延胡索 10 g。每次 20 ml,每天 3 次。

功效:温阳利水,活血逐瘀。适用于心阳不振、脾肾阳虚患者,心悸喘息,动则气短、肢体水肿。

【补心气口服液】

黄芪 15 g,人参 6 g,丹参 12 g,延胡索 10 g 等。煎剂浓缩,每瓶 10 ml,相当于一剂生药量。

功效:补气养心,活血止痛。用于冠心病心绞痛、气虚明显者。

【滋心阴口服液】

麦冬 15 g,沙参 12 g,赤芍 10 g,郁金 12 g。煎剂浓缩,每瓶 10 ml,相当于一剂生药量。

功效:滋养心阴,活血止痛。适用于冠心病阴虚血瘀患者。

三、气雾剂

我们参与国家中医药管理局胸痹急症协作组研发治疗心绞痛的气雾剂,研制成功"心痛气雾剂"。寒证气雾剂治疗寒痹证心绞痛,热证气雾剂治疗热痹证心绞痛,当心绞痛发作时,采用舌下喷雾治疗,速效止痛。1987年获国家中医药管理局科技进步二等奖,获国家新药证书。

【寒证气雾剂】

由肉桂、香附、乳香、檀香等组成。心绞痛发作时舌下喷雾 2～3 次。

功效:温经散寒,速效止痛。用于心绞痛发作,虚寒证。

【热证气雾剂】

由丹皮、丹参、川芎、细辛等组成。心绞痛发作时舌下喷雾 2～3 次。

功效:凉血活血,速效止痛。用于心绞痛发作,阴虚火旺内热证。

四、胶囊

全国名老中医郑梅生工作室根据自身长期临床实践经验,总结了一批行之有效的验方。为方便患者服用,研制成院内制剂。如玉夏胶囊治疗高血压痰湿证,钩菊胶囊治疗高血压肝肾阴虚证,黄芪三七胶囊治疗高血压冠心病气虚血瘀证。

【玉夏胶囊】

玉米须、夏枯草、莱菔子、汉防己等制成胶囊。

功效：化痰利湿，平肝。用于痰湿中阻证型高血压。

【钩菊胶囊】

钩藤、贡菊、淫羊藿、罗布麻等制成胶囊。

功效：清肝降压，益肾。用于肝肾亏虚证型高血压。

【黄芪三七胶囊】

黄芪、三七、生地、延胡索等制成胶囊。

功效：补气活血，养心止痛。用于冠心病心绞痛、支架术后血管再狭窄，体质虚弱，免疫力下降者。

五、膏滋

伴随着中医养生保健热潮的兴起，中医膏方深受民众推崇，每到秋冬季节，郑梅生名老中医工作室特选道地中药材及珍稀名贵上品，推出"十全大补膏""安神助眠膏""降压益肾膏""痛风膏"等精品成方膏方12个。由于膏方具有显著的养生保健效果，甘甜缠绵的口感，以及运用了古法手工熬制的制作工艺，自推出以来，广大需求者慕名而来，凡服用过的患者均感叹膏方的神奇疗效。

膏方的制定，遵循辨证论治的法度，循理、法、方、药的程序，不仅能养生保健，更能治病防变。因膏方服用时间长，医者更需深思熟虑。中医学认为，人的生命活动以阴阳脏腑气血为基础，阴阳平衡、脏腑调和、气血充沛则能健康无恙，故《素问·生气通天论》曰："阴平阳秘，精神乃治。"病邪有阴邪、阳邪，人体正气也有阴阳之气，疾病的发生就是阴阳失去相对平衡，出现阴阳偏盛或阴阳偏衰的结果。因此，利用药物的偏胜之性来纠正人体阴阳气血的不平衡，才是中医养生和治病的基本思想，也是制定膏方的主要原则。临床所见年老体弱者，中年人或久病脏腑渐衰者，脾胃运化不及，常出现虚实夹杂的复杂病理状态。膏方用药，既要考虑"形不足者，温之以气""精不足者，补之以味"，又要根据患者的症状，针对痰浊、瘀血等病理产物，加以化痰利湿、活血化瘀、益气养血之品，疏其气血，令其条达，使阴阳平衡。

人体体质的偏颇，是病邪得以侵袭、疾病得以产生的主要原因，而体质每因年龄、性别、生活环境、先天禀赋、后天调养等不同而各有差异，故选方用药遵循因人制宜原则。高血压七情所伤，治疗多需补泻兼施；老年性高血压肝肾亏虚，气血运行虚衰，膏方中多佐补益肝肾、行气活血之品；妇女更年期高血压,女性以肝为先天,易于肝气郁结,故辅以疏肝解郁之药。针对高血压合并冠心病、心律失常、心绞痛,心衰膏方从心阳虚、心气虚、心阴虚、心血虚调理;对高血压合并肾病、慢性反复发作的尿路感染、夜尿多、多囊肾、蛋白尿、尿血患者,膏方从肾阴虚、肾阳虚、脾肾两虚、心肾相济入手;对高血压合并脑血管病、动脉血管硬化、眩晕、夜寐不安者,重在调理气血、阴阳、脏腑相结合,遵治之寓补、补中寓治原则,使患者体质逐渐恢复。总之,均需对病情进行详细分析,根据具体情况,制订不同的治疗计划。

根据人体的三种状态(健康、亚健康、疾病),辨体、辨病(病位、病性)、辨证相结合,把握关键,方能正确施膏。

1. 健康态

高血压降至正常,血压控制在 130/80 mmHg,血脂、血糖、尿酸正常,无明显临床症状。做好"未病先防"平和质,以平调平补为主,重在调护、扶持正气。

2. 亚健康态

高血压波动在 140~150/90~100 mmHg,饮酒吸烟,生活不规律,熬夜,检查各项指标均正常,但时常有头晕头胀、胸闷、心慌、睡眠质量不好等症状。"欲病未病"要以"未病先防"为原则,以辨别体质类型为依据,辨体而调。

(1)气虚质:补气为主,佐以养阴、理气。

(2)阴虚质:滋阴为主,佐以补气、行气。

(3)阳虚质:温阳固肾为主,佐以养阴、理气。

(4)痰湿质:燥湿化痰为主,佐以健脾、理气。

(5)湿热质:清热化湿为主,佐以理气。

(6)气郁质:疏肝理气为主,佐以养阴、活血。

(7)瘀血质:活血化瘀为主,佐以补气、行气。

(8)特禀质:以益肾固本为主,佐以理气。

3. 疾病态

高血压引起心、脑、肾靶器官损害,出现冠心病、心绞痛、心脏手术治疗后、脑卒中或中风后遗症、半身不遂等症状,或出现尿微量蛋白异常、腰酸膝软、肾功能不全、尿毒症等诸多症状病证,患者脏腑、阴阳、气血津液功能与代谢失常,病理机制不断变化,用膏方当以"既病防变"辨证施膏为原则。

郑梅生全国名老中医工作室确立主方,合理配伍举例如下:

高血压中医临证方略

【降压膏方】

组成:天　麻200 g　　生　地200 g　　熟　　地200 g　　山茱萸100 g

　　　泽　泻100 g　　葛　根300 g　　汉防己120 g　　夏枯草200 g

　　　玉米须300 g　　莱菔子300 g　　珍珠母200 g　　生龙骨300 g

　　　生牡蛎300 g　　钩　藤300 g　　石决明150 g　　鳖　甲150 g

　　　龟板胶200 g　　白蒺藜150 g　　知　母100 g　　冰　糖250 g

功效:补益肝肾,平肝熄风。

主治:适用于原发性高血压头昏、眩晕、颈项僵硬、口干口苦、腰膝酸软等症。

【益肾宝膏】

组方:生黄芪300 g　　茯　苓200 g　　生　地200 g　　熟　　地200 g

　　　夏枯草300 g　　仙鹤草300 g　　益母草300 g　　罗布麻叶200 g

　　　石　斛200 g　　水　蛭60 g　　天　麻200 g　　金樱子300 g

　　　芡　实300 g　　葛　根300 g　　钩　藤200 g　　怀山药300 g

　　　生首乌200 g　　珍珠母200 g　　龟板胶200 g　　阿　胶200 g

　　　蜂　蜜300 g

功效:补益肝肾,平肝熄风。

主治:适用于高血压肾病,蛋白尿,眩晕耳鸣,腰膝酸软,烦躁失眠。

【安神助眠膏】

组方:炙黄芪150 g　　熟　地120 g　　山萸肉150 g　　酸枣仁300 g

　　　茯　神200 g　　夜交藤500 g　　远　志100 g　　琥珀粉30 g

　　　合欢皮300 g　　百　合100 g　　龙眼肉150 g　　莲　子100 g

　　　生牡蛎120 g　　麦　冬100 g　　阿　胶90 g　　玄胡索300 g

　　　龙　骨300 g　　川黄连50 g　　大　枣120 g　　炙甘草60 g

功效:补益心脾,养血安神。

主治:适用于神经衰弱、脑外伤综合征、疲劳综合征、抑郁症、精神分裂症、药物反应及某些躯体疾病、脑器质性病变等。

【冠心病膏】

组方:瓜蒌皮250 g　　瓜蒌仁250 g　　薤白头500 g　　制半夏400 g

　　　白干参500 g　　茯　苓400 g　　黄　芪400 g　　石菖蒲300 g

　　　陈　皮150 g　　枳　实150 g　　桂　枝100 g　　细　辛60 g

　　　干　姜200 g　　补骨脂400 g　　淫羊藿400 g　　川　芎200 g

　　　延胡索400 g　　甘　草150 g

功效:通阳泄浊,豁痰宣痹。

主治:冠心病、心绞痛证见胸闷痛或心痛如绞,心痛彻背,喘不能卧,多因气候骤冷而发病加重,痰多气短,肢体沉重,形体肥胖,形寒肢冷,舌胖大边有齿痕,苔浊腻或白滑,脉沉紧或沉细。

【健脑益智膏】

组方:天　麻300 g　钩　藤300 g(后下)　黄　芪300 g　制何首乌300 g
　　　枸杞子300 g　黄　精300 g　鸡血藤300 g　石菖蒲180 g
　　　肉苁蓉300 g　牛　膝450 g　熟　地450 g　丹　参500 g
　　　益智仁300 g　陈　皮150 g　全　蝎45 g　　水　蛭75 g

功效:益肾活血,醒脑增智。

主治:脑动脉硬化、椎-基底动脉供血不足、全身动脉血管硬化、缺血性中风、出血性中风,脑外伤后遗症,中风后遗症等引起的眩晕、肢体麻木、半身不遂、记忆力减退、健忘、痴呆、行动迟钝等。

【清膏】

组方:党　参150 g　炒白术150 g　茯　苓200 g　大　枣150 g
　　　淮山药200 g　生　地200 g　熟　地200 g　山萸肉150 g
　　　生苡仁450 g　紫丹参200 g　炒陈皮150 g　柏子仁150 g
　　　怀牛膝150 g　制首乌150 g　枸杞子150 g　杭白芍150 g
　　　川牛膝150 g　炙甘草45 g　　淮小麦300 g　龟板胶300 g
　　　阿　胶300 g

功效:健脾补肾,益气养血,调养心脾。

主治:无慢性疾病,但抵抗力差经常感冒者;工作压力大,用脑过度,常感疲乏困倦、睡眠质量差的年轻人;体质下降、月经紊乱的职业女性;患慢性疾病,需要巩固疗效、增强体质者;病后,手术后、出血后处于恢复阶段者;肿瘤患者化疗、放疗后的调养。

【咳喘膏】

组方:生晒参200 g　生黄芪600 g　炒白术400 g　防　风200 g
　　　桂　枝200 g　紫　菀400 g　款冬花400 g　五味子300 g
　　　半　夏200 g　陈　皮200 g　补骨脂200 g　淫羊藿250 g
　　　开金锁1000 g　苏　子200 g　鱼腥草1000 g　炒白芍400 g

功效:补肺温肾,止咳化痰。

主治:支气管哮喘,急、慢性支气管炎,肺气肿,肺心病,咳喘患者稳定期。

【十全大补膏】

组方:党　参500 g　炒白术300 g　茯　苓500 g　甘　草100 g

当　归300 g　川　芎120 g　白　芍500 g　肉　桂80 g

炙黄芪500 g　熟　地500 g

功效:补益气血,强身健体。

主治:虚劳(气血两虚)包括慢性消耗性疾病(肿瘤放疗、化疗后等),更年期人群及老年五脏逐渐虚衰者,由多种原因所致的脏腑亏损,气血不足者。

【痛风康膏】

组方:金钱草450 g　鸭跖草450 g　陈　皮150 g　苍　术200 g

葛　根500 g　宣木瓜300 g　黄　柏200 g　生薏仁500 g

牛　膝450 g　蒲公英450 g　萆　薢450 g　虎　杖450 g

秦　艽300 g　威灵仙300 g　土茯苓500 g　益母草300 g

玉米须450 g　车前草500 g　赤　芍150 g　白　芍150 g

延胡索150 g　地鳖虫150 g

功效:滋补肝肾,活血通络,清热利湿,祛风宣痹。

主治:高尿酸血症、痛风性关节炎、痛风性尿路结石、肾结石、痛风性肾病。

【心悸膏】

组方:太子参300 g　黄　芪500 g　炙甘草150 g　炙远志300 g

莲子心120 g　白　术300 g　熟　地200 g　生　地200 g

当　归300 g　龙眼肉500 g　茯　神500 g　酸枣仁500 g

木　香200 g　山　药500 g　柏子仁500 g　茯　苓300 g

阿　胶200 g

功效:益气健脾,安神宁心。

主治:心律失常、心神不宁、健忘、盗汗、夜寐多梦、面色萎黄患者。

六、颗粒剂

对于高血压肝肾阴虚,女性更年期,长期失眠,夜寐不安,多梦早醒,五心烦热,焦虑抑郁的患者,便于服用、携带和吸收。

【茯苓枣仁颗粒包】

炒酸枣仁30 g,茯苓30 g,茯神20 g,夜交藤25 g,龙眼肉20 g等。

功效:养血安神,宁神定志。适用于气阴两虚证,夜寐不安,早醒,少寐多梦。

【黄芪芡实颗粒包】

黄芪 30 g,芡实 30 g,金樱子 30 g,荠菜 30 g,石莲子 20 g,山萸肉 12 g,益母草 12 g 等。

功效:益肾固涩。适用于慢性肾炎、高血压肾病、反复蛋白尿的脾肾阳虚患者。

七、鲜药

用新鲜中药直接炮制而成,便于时令服用,如鲜鬼针草是治疗风湿性关节炎、清热解毒类药,临床发现鲜鬼针草有明显的降压效果,并有降血脂、软化血管作用。

【降压调脂鲜药】

鬼针草 30 g,鲜生地 15 g,荷叶 10 g,制成鲜药汁。

功效:清热解毒,降压降脂。用于高血压、高脂血症、风湿性关节炎、咽喉肿痛等症。

【鲜荠菜汁】

鲜荠菜全株 30 g、玉米须 30 g,制成鲜药汁;亦可做食疗方,平时服用;也可晒干煮水喝。

功效:清热利湿,平补肝肾。用于高血压肾病,慢性肾炎,反复蛋白尿,腰酸膝软,乏力倦怠。

八、茶饮

又称药茶,是将中药经粉碎、混合而成的粗末制品,在饮用时仅以沸水泡汁或稍加煎煮即可饮服。早在唐代《外台秘要》等书中就记载有多种茶饮剂,对于心血管疾病如高血压动脉血管硬化、高脂血症、血管狭窄、中风、头昏眩晕、肢麻疼痛患者,常将中药制成茶包,泡茶饮用,能起到较好的辅助治疗效果。

【灵芝调脂茶】

用九华山灵芝 10 g、黄山贡菊 10 g、山楂 15 g、炒决明子 15 g、罗布麻叶 12 g、鲜茉莉花 6 g 制作而成,煮沸后当茶饮。

功效：平肝潜阳，和血通络。用于高血压动脉血管硬化、高脂血症、血管狭窄患者。

【利咽茶】

太子参12 g，麦冬10 g，桔梗6 g，金银花10 g，玄参9 g，白茅根12 g，制成茶包，煮沸后当茶饮。

功效：清热解毒，滋阴利咽。用于阴虚火旺，口舌生疮、溃疡，慢性咽炎、扁桃体炎反复发作者，口干、口渴、咽痛。

【消脂茶】

生山楂15 g，荷叶12 g，藏红花0.5 g，葛根15 g，玫瑰花3 g，制成茶包，煮沸后当茶饮。

功效：活血通脉，消脂养肝。用于高血压高脂血症，全身动脉血管硬化，下肢血管狭窄，肢冷跛行。

【降压茶】

苦丁茶、甘菊花、桑叶、钩藤、鬼针草各9 g，煎汤代茶饮。

功效：清热平眩，降血压。用于高血压、头痛、头晕、口苦咽干等症。

【杜仲茶】

杜仲叶、槐花、绿茶各等份，共研粗末，混匀分装，每袋6 g，每天1次或2次，沸水泡饮。

功效：清肝泻火，补肝肾降压。用于高血压合并心脏病及腰痛腰酸。

【升压茶】

西洋参3 g，太子参10 g，龙眼肉30 g，仙鹤草20 g，红枣10枚。

功效：益气升压，养血除烦。适用于气阴两虚，尤其是心脏手术后或心衰患者，血压过低，头晕乏力，心神不宁者。

【痛风茶】

威灵仙20 g，土茯苓20 g，泽兰12 g，虎杖20 g，生薏仁20 g，路路通10 g，甘草3 g。

功效：泄化浊瘀，通络解痹。用于痛风、高尿酸血症、风湿性关节炎、骨质增生关节炎。

【葛根汁饮料】

对于常饮酒者，可取葛根45～60 g（或葛根花15～20 g），以水煎煮，代茶频饮，具有极佳的护肝解酒疗效。

九、足浴

中医经络学说认为,足三阴经和足三阳经分别起始和终止于脚部,分别有足太阴脾经、足阳明胃经、足少阴肾经、足太阳膀胱经、足厥阴肝经、足少阳胆经。通过经络关系分别与手三阴经、手三阳经沟通,共同维持着人体气血的运行,脏腑的病变可通过经络相互影响。双脚被称为人的"第二心脏",由于双脚离心脏位置最远,加上重力作用,使血液从心脏流向脚部较为容易,脚部血液流向心脏则相对较难,必须依靠下肢肌肉泵的作用,完成血液体循环过程。因此,适当运动可帮助远端血液回流。

对于高血压、动脉血管硬化、下肢疼痛、失眠或睡眠欠佳的患者,经常配合中药足浴方法,有促进气血运行、温煦脏腑、通经活络的作用。

1. 常用降压足浴方

【滋阴潜阳水方】

钩藤 20 g,菊花 9 g,茯苓 10 g,龙骨 15 g,牡蛎 15 g,玄参 12 g,牛膝 10 g.煮 30 min,取药汁 1 500 ml,先熏足后浸脚,每天 1 次,20 天为 1 个疗程。主治肾阴亏损,水不涵木,肝阳上扰性高血压。

【肝火上亢方】

石决明 35 g,罗布麻叶、豨莶草各 30 g,汉防己、白芍各 15 g。煮 30 min,取药汁 1 500 ml,先熏足后浸脚,每天 1 次,20 天为 1 个疗程。主治原发性高血压,症见头晕头痛,烦躁易怒,腰膝酸软,舌淡红,脉弦。

2. 下肢动脉血管硬化足浴方

桑叶、桑枝各 30 g,威灵仙 15 g,牛膝 15 g,苦丁茶 10 g,丹参 15 g。上药煎水 30 min,去渣取汁 1 500 ml,先熏蒸再泡脚,每次 30 min,20 天为 1 个疗程。

3. 肝肾阴虚失眠足浴方

【清热除烦方】

夜交藤 30 g,草决明 20 g,徐长卿 20 g,生栀子 12 g,上药煎水 30 min,去渣取汁 1 500 ml,先熏蒸再泡脚,每次 30 min,20 天为 1 个疗程。

十、外敷

敷贴疗法又称"外敷法",是用中草药及制剂敷膏敷贴在特定部位,通过局部皮肤的吸收,发挥药物的治疗效果,从而达到治疗全身疾病的一种治疗手段。对于高血压、冠心病、心绞痛,可采用外敷法配合治疗。

【高血压足敷方】

吴茱萸、珍珠母研粉加醋调,每晚敷于涌泉穴,10 天为 1 个疗程。

吴茱萸 10 g,白菊花 5 g,白芥子 5 g,冰片 1 g,研为细末,生大蒜 5 个捣烂,用食醋或生姜汁调成药糊,睡前敷贴双足心,用胶布固定,晨起除去,连用 10 天为 1 个疗程。

【冠心贴】

丹参、川芎、红花、当归、乳香、没药、公丁香、沉香共研粉末制成敷贴。

功效:活血化瘀,芳香温通,用于治疗胸痹心痛、心绞痛。

用法:膻中、心俞,虚里,任选二穴,每贴 1 片。

十一、耳穴按摩敷贴

耳穴降压法可在日常生活中配合其他治疗方法经常运用。穴位在耳背中间靠上 2/3 处,称为耳背降压沟,每天用拇指、食指按摩 2 次,一次 1~2 min 即可;也可用中药贴敷耳穴,对治疗高血压疗效独特,能稳定降低血压,改善和消除头晕、头痛等症状,尤其是清晨血压波动时可加用耳穴疗法。

1. 高血压辨证取穴

主穴:神门、皮质下、降压沟、高血压点、三焦、交感。辨证分型加减:阴虚阳亢者加肾、肝、胆、枕,肝阳上亢者加肝、胆、耳尖(点刺放血),气阴两虚者加肺、肾、膀胱、大肠,痰湿中阻者加脾、胃、大肠、耳迷根。

方法:常双耳选择 2~4 个穴位,埋下王不留行籽,左右交替按压,以酸胀微痛为度,10 天为 1 个疗程。

2. 失眠取穴

主穴:神门、心、肾、枕、脑干、交感。

方法:用王不留行籽,分别依次贴在 0.5 cm×0.5 cm 胶布中央,再将胶布贴在穴位上并按摩压迫,直至耳穴皮肤微红,有灼热感胀痛感。隔天交换 1 次,两耳交替进行耳压,患者自己配合按摩 3~5 次。

十二、药枕

新安医家很早就发现,用装了药物的枕头睡觉,能起到良好的保健防病作用。一是通过药物散发的芬芳香味被人体吸收,达到"闻香治病"的作用;二是中药的有效成分通过头颈部的穴位,经毛孔、皮肤进入人体经脉,起到疏通气血、调节体内气机平衡的作用;三是睡眠时头颈部的体温促进枕内药物成分缓慢释放出来,从而起到逐渐而持久的降压和稳压效果,心神安宁,助眠定志。

头为精明之府,十二经三百六十五络的气血皆上聚于头部,头与全身紧密相连,大部分经络在颈项部循环经过,药枕疗法可激发颈项部的经络之气,促进传导,使气血调顺经络调畅,维持人体内环境稳定。针对高血压临床特征,筛选出具有降压、镇静、安神作用的中药。如野菊花、淡竹叶、青木香、夏枯草、决明子、蔓荆子、桑叶、薄荷、白芷、川芎、晚蚕沙制成药枕。这些药物有芳香走窜、辛凉清透、平肝潜阳、宁心安神之功效,可根据患者具体情况制成软硬适度、清香宜人的"降压安神助眠"药枕,用于高血压头晕、眩晕、失眠、颈椎病的防治保健。

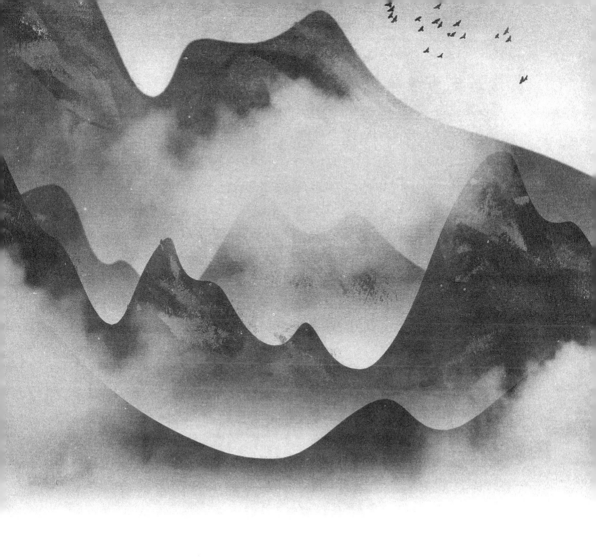

中篇　临床研究

常用中药降压妙用

一、高血压的单味中药治疗

中医在高血压辨证论治过程中，总结出有一定疗效和应用价值的降压中药，为了探讨降压机制和临床疗效，我们选择一些现代药理研究证实，具有降压功效和存在降压物质的单味中药进行分析讨论。

【钩藤】

又叫双钩藤、钩藤钩，味甘、凉，气微寒。无毒，入肝、心包经。本品清肝热、平肝风、降血压、舒经脉、除眩晕，熄风止痉。用于治疗肝经有热、头痛头胀、肝阳上亢、头晕目眩，血压增高，以及风热头胀头晕等症。肝阳上亢高血压，用钩藤、天麻、全蝎、地龙治疗高血压头痛、偏头痛等症。高血压中风后遗症、偏瘫、失语、肢体麻木，用钩藤、全蝎、蜈蚣、黄芪、仙鹤草、丹参治疗。

现代药理：钩藤含有钩藤碱、异钩藤碱等成分，具有降压、镇静、解痉等作用，能扩张外周血管、抗心律失常、抑制血小板聚集和抗血栓形成。钩藤煎剂、乙醇提取物、钩藤总碱和钩藤碱，对高血压动物和正常动物静脉给药或灌胃给药，均有降压作用，且无快速耐药现象。其降压作用是通过抑制心血管运动中枢，阻滞交感神经，以及神经节来实现的。在应用时须注意，钩藤不宜久煎(不超过 20 min)，以免降压成分失散而影响药效。

【罗布麻】

其味甘、涩，性凉，归肝经。《陕西中草药》记载，本品有清凉泻火、强心利尿、降血压之功效。治疗高血压、心脏病、神经衰弱、肾炎水肿等。临床上罗布麻尤其被用于治疗心衰和高血压，治疗心衰以根为主，治疗高血压以叶为主。

院内制剂：罗布麻叶、灵芝、山楂、决明子、茉莉花茶，对高血压合并高脂血症、动脉血管硬化疗效确切。

现代药理:罗布麻降血压的有效成分为槲皮素、异槲皮素等,它们同为黄酮类化合物。实验证明,将肾性高血压犬用罗布麻煎剂灌胃后 2 h,血压明显下降并持续 3 天左右,降压机制与抑制血管运动中枢及血管扩张有关。发现大花罗布麻叶浸膏乙醇提取物口服,能使大鼠血压缓慢而持续下降,并有降血脂、抑制血小板聚集、改善心功能、利尿、延缓衰老等作用。

【汉防己】

味苦、辛,性寒。入膀胱、肺经。有利水消肿、祛风除湿、行气止痛、降血压之功效。主治风湿痹证、水肿、小便不利、痈肿疮毒等。临床用于治疗水肿及脚气等,常与黄芪、茯苓、白术等药配伍;用于风水,头面、四肢水肿,兼有恶风、骨节疼痛、脉浮,用防己、黄芪、桂枝、白术、茯苓;皮水四肢水肿明显者,用防己黄芪汤、防己茯苓汤等;用于风湿痹痛的关节肿痛、肢体挛急等,可配威灵仙、薏苡仁、羌活、独活、红花、赤芍等。近年来,临床上使用汉防己治疗高血压痰湿证型合并血脂高、动脉血管硬化等,常配玉米须、莱菔子、山楂、夏枯草等药。

现代药理:汉防己含多种生物碱,如粉防己碱、汉防己乙素、汉防己丙素及水溶性生物碱汉防己 B_6。汉防己多种生物碱对多种动物均有降血压作用。有人认为其降压机制是直接的反射性血管扩张、抑制血管运动中枢或交感神经系统,近年的研究结果证明粉防己碱具有钙拮抗作用,是一种钙离子拮抗药。

【羚羊角】

性味咸、寒,归肝、心经。有清热镇惊、平肝熄风、明目退翳、凉血解毒之功效。研末或入丸、散剂;外用,磨汁涂敷。临床常用于高血压之热闭神昏及肝风内动之证。

现代药理:羚羊角的化学成分包括若干种无机微量元素、氨基酸、胆固醇及其脂、磷脂等,可用于各种高热、痹证、抽搐等;治疗高血压头痛、眩晕有良效。

【天麻】

性味甘、平,归肝经。有熄风止痉、平抑肝阳、祛风通络之功效。本品入肝经,功能熄风止痉,且润而不燥,药性平和,凡肝风内动、惊痫抽搐,不论寒热虚实,皆可配伍使用。本品常用于高血压肝阳上亢证型,为治眩晕、头痛之要药。用于治疗肝阳上亢的眩晕、头痛,常与钩藤、石决明、牛膝等同用,如天麻钩藤饮;对于风痰为患引起之眩晕、头痛、痰多胸闷者,常与半夏、陈皮、白术、茯苓等配伍同用,如半夏白术天麻汤;若治疗风湿痹痛、关节屈伸不利者,可与秦艽、羌活、桑叶等祛风湿药同用,如秦艽天麻汤。

现代药理:天麻含有天麻苷(天麻素)、赤箭苷、香草醇、香草醛等成分,具有镇静、镇痛、抗惊厥、抗衰老等作用,能改善心脏血液循环,降低血压,降低脑血管阻力,增加脑血流量,可用于治疗高血压、神经衰弱、血管神经性头痛、脑外伤后综合征等多种疾病。

【决明子】

性味苦、甘、咸、微寒,归肝、胆、大肠经。有清肝明目、润肠通便之功效。本品主入肝经,功善清肝明目,是治肝火上扰引起的目赤肿痛之要药。对羞明多泪,常配黄芩、赤芍、木贼等,如决明子散;本品苦寒入肝,既能清泻肝火,又能平抑肝阳、疏散风热,对于高血压肝阳上亢之头痛、眩晕,常配菊花、钩藤、夏枯草等药;用于肠燥便秘,大便秘结,可与火麻仁、瓜蒌仁等同用。

现代药理:决明子含有大黄酚、大黄素、决明素、橙黄决明素,以及维生素 A 等成分,决明子的水或醇浸液具有降低血压的作用,决明子粉能抑制血清胆固醇的升高和动脉粥样硬化斑的形成,同时决明子还有抗菌、抗血小板聚集,以及利尿、泻下、保肝、明目等作用。

【益母草】

性味苦、辛、微寒,归肝、心包经。有活血调经、利尿消肿之功效。临床用于妇女的月经不调具有良效,故有"益母"之名,在使用时可单本品一味煎服,或加糖适量,熬成益母草膏应用;益母草有利尿作用,在临床上常用于急慢性肾炎水肿,可单独煎服,也常配合茯苓、白茅根、白术、车前子、桑白皮等药同用;临床上常用益母草降压,对肝肾阴虚证型的高血压、紫癜性肾炎、狼疮性肾炎、IgA 肾病、肾性高血压,常用益母草配合天麻、夏枯草、白花蛇舌草、丹参等同用。

现代药理:益母草含有益母草碱、水苏碱、苯甲酸、月桂酸、兰香苷等成分,能扩张外周血管、利尿、改善微循环、降低血压,可抑制血小板聚集,提高纤溶酶的活性。

【莱菔子】

性味辛、甘、平,入脾、胃、肺经。有消食化积、祛痰下气之功效。莱菔子因降压效果显著、毒副作用小而被较广泛用于治疗高血压,制成片剂或丸剂使用,常配决明子合用;食积停滞,嗳气吞酸常配以六曲、山楂、麦芽等,以助其消食之力;配伍半夏、陈皮等以增其降逆和胃之功;有湿者可加茯苓,有热者可加黄连、连翘,有脾虚可加白术。三子养亲汤:莱菔子、白芥子、苏子，治疗老年患者气实痰盛喘满懒言；便秘可加柏子仁、火麻仁、蜂蜜同用。

现代药理：莱菔子具有降压作用，其中一个降压活性成分为芥子碱硫酸氢盐。莱菔子注射液能明显降低体动脉平均压（MAP）和肺动脉平均压（MPAP），同时也可明显降低心血管阻力（SVR）和肺血管阻力（PVR）。其作用机制可能是通过扩张血管、降低血管阻力而起降压作用，提示为血管扩张药，微量持续静脉注射莱菔子能明显降低缺氧性肺动脉高压和体动脉高压，有预防缺氧性肺动脉高压的作用。

【夏枯草】

性味辛、苦、寒、无毒，入肝、胆经。有清肝火、散郁结之功效。临床用于肝火上炎、目赤肿痛、头痛、眩晕等证。夏枯草能清泄肝火，是治肝火上炎所致的目赤、头痛、头晕之要药，常配石决明、菊花、钩藤等同用，平降肝阳；夏枯草能清肝火、散郁结，是治疗瘰疬结核属于痰火者的一味常用药物，长期服用有一定效果，临床常配合玄参、贝母、连翘、牡蛎、昆布等同用。临床常见"不寐"证，乃"阴阳违和，二气不交"，脏腑气血失和，夏枯草能补厥阴血脉，有安神定魄之效。郑师常用夏枯草配半夏合治不寐，如《医学秘旨》云："盖半夏得阴而生，夏枯草得阳而长，是阴阳配合之妙也。"使其阴阳两通，得以卧也；尤其善通心气，辛开苦降，对于胸痹心痛每取良效。

现代药理：夏枯草含有三萜皂苷、咖啡酸、生物碱和水溶性盐类等成分。夏枯草的茎叶、花穗和全草均有降压作用，同时夏枯草能抗炎、抗病原微生物、抗肿瘤、抗心肌梗死、降血糖，对高血压、甲状腺功能亢进症、卵巢囊肿，以及目赤肿痛等多种疾病均有治疗作用。动物实验证实该药能延缓动脉粥样斑块的形成，具有防止动脉血管硬化的作用。

【丹皮】

性味辛、苦、微寒，入心、肝、肾经。有清热凉血、活血散瘀之功效。此药专入血分，使血凉而不瘀，血活而不妄行，临床常用于治疗肝郁火旺所引起的发热（下午较甚）、盗汗、自汗、头痛目涩、阴虚发热，又治吐、衄、下血、斑疹热毒和跌打损伤等症。近年来用于治疗高血压、动脉血管硬化、冠心病，证属肝郁积热者，也可用于眼底动脉硬化、血管痉挛、眼底出血。

现代药理：丹皮含丹皮酚、丹皮酚苷等多种成分，有抗心律失常作用。对原发性高血压或肾性高血压均有降压作用。我们参与研制的心痛气雾剂（丹皮、冰片等）对冠心病心绞痛有速效止痛效果，动物实验对家兔由垂体后叶素引起的急性心肌缺血有明显的预防作用，对结扎冠状动脉引起的犬心肌严重缺血有部分缓解作用,与硝酸甘油疗效近似。丹皮酚还有抗动脉血管硬化斑块形成和抑制血小板聚集等作用。

【苦丁茶】

性味苦、寒,入脾、肺经。有清热解毒、除烦止渴之功效。临床常用于高血压肝经实热、头痛眩晕、口苦口干、高脂血症、动脉血管硬化、肥胖者。其除脂减肥去油腻的功能受广大民众的喜爱,可作茶料常年饮用。

现代药理:通过降低血脂、降低血液过氧化脂质、抗动脉血管硬化,降低血细胞比容,改善血液流变学状态,从而起到降压的作用。动物急性和亚急性毒性实验安全、无毒。

【豨莶草】

性味辛、苦、寒,小毒,入肝、肾经。有祛风湿、强筋骨、平肝阳之功效。豨莶草能直入至阴,导其湿热,平肝化瘀,通其络脉。临床习惯用于风湿痹痛、中风瘫痪者,适用于各证型高血压伴头晕、肢体麻木、关节僵硬、活动不利等症。《本草经疏》曰:"祛风湿,兼活血之要药。"对高血压合并脑血管病,尤为适宜。

现代药理:其水浸液、乙醇-水浸液和30％乙醇浸出液有降低麻醉动物血压的作用。腺梗豨莶萜二醇酸对肾性高血压大鼠有降压作用,并能阻断刺激神经引起的收缩血管反应。豨莶草还含有 ACE(血管紧张素转化酶)抑制活性成分。

【鹿衔草】

性味苦、温,归肝、肾经。有强壮筋骨、祛风除湿、补肾强腰之功效。临床常用于风湿痹痛,虚劳咳嗽,肾虚崩漏,近年来用于高血压肾病、反复尿蛋白、血栓闭塞性脉管炎患者。对于高血压合并冠心病,郑师常用鹿衔草补肾降压,用药后血压恢复正常且较稳定。

现代药理:鹿衔草浸剂有增加心肌收缩力、抗心律失常的作用,还可使犬、兔的血管显著扩张,血压下降,对兔脑血管具有明显的扩张作用。

【三七】

性味甘、微苦、温,归肝、胃经。有散瘀止痛、消肿定痛之功效。临床用于高血压有瘀血阻滞见肢体麻木、胸腹刺痛、舌质紫暗有瘀斑者。本品专走血分,善化瘀血、止生血、消肿块,为血分要药,理血妙品,用于治疗吐血、衄血、尿血、便血、痢疾下血经久不愈者,女性月经不调、闭经、崩漏、腹部癥瘕积聚,跌打损伤等症。近年来更是临床广泛用于高血压合并中风、冠心病、心绞痛。郑师创立的"黄芪三七胶囊"用于治疗不稳定性心绞痛、冠心病支架术后再狭窄患者。

现代药理：三七对心血管系统有多种药理作用，从三七皂苷中提取出的有效单体成分人参皂苷-2A能影响内皮细胞、心肌细胞、血管平滑肌细胞、肝细胞及T细胞的生理功能。高血压的病变是多方面的，有血液流变学及内皮细胞功能异常，血小板聚集功能亢进，促进动脉血管硬化和血栓并发症的发生。三七能增加冠状动脉的血流量，减低冠状动脉的阻力，减慢心率，减少心肌耗氧量；三七制剂有明显的降压作用，其降压主要是由扩张血管、抑制血管运动中枢所致。

【延胡索】

性味辛、苦、温，归肝、脾经。有活血、理气、止痛之功效。临床主要用于高血压偏瘀血阻滞者，可见头痛、肢体麻木、胸闷胸痛等症，对于高血压合并冠心病、心绞痛，心前区刺痛为主者尤为适宜。女性更年期失眠早醒，酸枣仁加延胡索效果尤佳。

现代药理：延胡索具有增加大犬冠状动脉血流量和降低血压的作用，对高血压、中风偏瘫、脑血管痉挛、心肌梗死有效。具有降低麻醉犬外周血管阻力的作用，对外周血管有扩张作用，与胆碱受体的兴奋有关。可使麻醉犬脑与下肢血流量增加、血管阻力减轻，血压轻度下降。

【蒺藜】

性味辛、苦、微温、有小毒，归肝经。有平肝解郁、活血祛风、明目止痒之功效。临床用于各种类型的高血压，多见头痛、眩晕等症。蒺藜既可宣散肝经风邪，治疗头目疼痛，又可平肝熄风、疏肝解郁，用于治疗高血压肝阳上亢等症和肝气郁结引起的胸闷不舒，癥瘕积聚，有行血祛瘀之功。

现代药理：蒺藜皂苷对脑动脉硬化症和脑血栓形成的后遗症有较好疗效，能增加脑缺血部位的血供，起到改善脑循环、保护缺血脑组织的作用。

【何首乌】

性味苦、甘、涩、微温，归肝、心、肾经。有补益精血之功效。生用：润肠通便，截疟，解毒。临床用于治疗精血亏虚之腰膝酸软、头晕眼花、须发早白、未老先衰，或遗精、带下等，为补益精血之要药。尤其适用于虚不受补者，因首乌补而不滞，不易引发肠胃积滞或激动肝火，故凡不耐受其他温补药者，均可用首乌。一般配枸杞、当归、菟丝子等，方如何首乌丸。如有盗汗、自汗，则配黄芪、龙骨、牡蛎、白术、黄精、炙甘草等；用于治疗动脉硬化、高血压、冠心病，常配银杏叶、钩藤等。长期服用可收到一定的降压与降胆固醇的效果。临床观察，单用首乌对降低血胆固醇有一定作用。

现代药理：何首乌含有蒽醌衍生物，主要为大黄酚、大黄素。其次是大黄酸、大黄甲醚和大黄酚蒽酮、卵磷脂等。能阻止肠内胆固醇吸收，阻止类脂质在血管内滞留或渗透到动脉内膜，延缓动脉粥样硬化形成，并具有纤维蛋白溶解活性，可减少动脉粥样硬化患者血栓或微血栓形成，其降血脂及抗动脉粥样硬化的作用较好，能直接减少或避免心脑血管病变的发生，缓解或改善心脑血管病变患者之头晕耳鸣等症状，同时何首乌还具有抗衰老、增强免疫功能、生血、降压、保肝及滋补强壮、健脑益智等作用。

【山楂】

性味酸、甘、微温，归脾、胃、肝经。有消食健胃、行气散瘀、驱绦虫之功效。临床用于饮食积滞证，能治各种饮食积滞，尤为消化油腻肉食积滞之要药。如《简便方》记载有以单味煎服，治食肉不消的。若配莱菔子、神曲等，可加强消食化积之功；山楂入肝经，能行气散结止痛，炒用兼能止泻止痢。治泻痢腹痛，可单用焦山楂水煎服，或用山楂炭研末服；亦可配木香、槟榔等同用。本品性温兼入肝经血分，能通行气血，有活血祛瘀止痛之功。治瘀滞胸胁痛，常与川芎、桃仁、红花等同用；近代用于治疗冠心病、高血压、高脂血症、细菌性痢疾等，均有较好疗效。

现代药理：山楂降压作用持久，山楂总提取物对小鼠、兔、猫均有明显的中枢降压作用。用山楂乙醇浸出物静脉给药，可使麻醉兔血压缓慢下降，且持续 3 h。总黄酮山楂聚烷，对实验性心肌缺血犬有降压作用。有研究表明，山楂叶粗提取物也有明显的降压作用，但其有效成分牡荆素作用较弱。山楂制剂有直接扩张血管作用，可使离体兔耳血管扩张、耳血管灌流量增加，蟾蜍血管灌流量增加。静脉注射还可增加犬肌肉血流量和肾动脉血流量。综上所述，山楂制剂既有中枢降压作用，又有外周降压作用。

【葛根】

性味凉、甘、辛，归胃经、脾经。有解表退热、生津、透疹、升阳止泻之功效。临床上，葛根有发汗、退热的作用，与柴胡等配伍可用于表热证；与麻黄、桂枝、芍药同用治风寒表证而见项背强、无汗、恶风者；葛根有透发麻疹的作用，因其兼有生津、止泻功能，对热病口渴或消渴等症，可配麦冬、天花粉等同用。本品能升发清阳，鼓舞脾胃阳气上升，有止泄泻的作用，临床常配合党参、白术等治疗脾虚泄泻；又可配黄连、黄芩等，用于湿热泻痢等证。

现代药理：葛根含有异黄酮类、葛根素、葛根黄酮、葛根素木糖苷、大豆黄酮苷，以及淀粉、生物碱、微量元素等化学成分，具有改善心、脑血管循环,降糖、降脂、护肝,解酒等作用。葛根总黄酮和葛根素不仅能改善微循环,降低血管阻力,增加冠状动脉血流量和脑血流量,抗血小板聚集,使外周血管阻力下降而降压,还能较好地缓解高血压患者的"颈强"症状。葛根素在试管内能抑制 ADP 诱导大鼠血小板聚集。葛根黄酮、大豆苷元和葛根乙醇提取物对乌头碱、氯化钡、氯仿-肾上腺素和急性心肌缺血等所致心律失常有明显对抗作用。葛根不仅能缓解酒精在胃内的吸收,保护胃黏膜,同时能够促进酒精在肝脏的分解和排泄,减轻酒精对肝脏的损害,还能缓解酒后头疼脑涨、面红耳赤等症状。

【黄芪】

性味甘、微温,归肺、脾、肝、肾经。有健脾补中、升阳举陷、益卫固表、利尿、托毒生肌之功效。临床用于脾胃气虚及中气下陷诸证。黄芪擅长补中益气,凡脾虚气短,食少便溏,倦怠乏力等,常配白术,以补气健脾,如芪术膏;若气虚较甚,则配人参以增强补气作用,如参芪膏;若中焦虚寒,腹痛拘急,常配桂枝、白芍、甘草等,以补气温中,如黄芪建中汤;若气虚阳弱,体倦汗多,常配附子以益气温阳固表,如芪附汤;凡脾阳不升,中气下陷,而见久泻脱肛,内脏下垂者,黄芪能补中益气,升举清阳,常配人参、升麻、柴胡等,以培中举陷,如补中益气汤;用于肺气虚及表虚自汗,气虚外感。黄芪能补肺气、益卫气,以固表止汗。近年来,以黄芪为主,配伍百部、地龙等治慢性气管炎,亦颇有效。治表虚卫阳不固的自汗且易外感者,如玉屏风散,既可固表以止自汗,又能实卫而御外邪;用于气虚水湿失运的水肿,小便不利,黄芪能补气利尿消肿,如防己黄芪汤,治疗慢性肾炎水肿,尿蛋白长期不消者,亦颇有效。此外,对气虚血亏的面色萎黄、神倦脉虚等,能补气以生血,常与当归等并用,如当归补血汤;对气虚不能摄血的便血、崩漏等,能补气以摄血,常与人参、龙眼肉、当归等合用,如归脾汤;对气虚血滞不行的痹痛、麻木或半身不遂等,能补气以行滞,常与桂枝或当归、红花、地龙等同用,如黄芪桂枝五物汤。本品既能补脾益气,又能利水消肿,标本兼治,为治疗水肿之要药。常与茯苓、白术等合用,如防己黄芪汤。

现代药理:黄芪含有苷类、多糖、氨基酸、维生素 P、微量元素等成分,具有增强人体免疫功能、利尿、抗衰老、保肝、降压等作用,能促进机体代谢,保护心血管系统,促进造血功能。黄芪适用于气血不足型、阴阳两虚型、气虚痰浊型高血压患者。

【丹参】

性味苦、微寒,归心、肝经。有祛瘀止痛、活血通经、凉血消痈、安神、清心除烦之功效。临床用于对胸痹（相当于现代冠心病心绞痛）、心腹诸痛，可配合理气药如檀香等同用。丹参还有养血安神的作用，常配酸枣仁、柏子仁等，用于治疗失眠、心悸等；用于血瘀所致月经不调、痛经、经闭，产后瘀滞腹痛。丹参凉血活血，养血安神，清心除烦，为妇科调经要药。《本草汇言》谓："丹参有四物之功。补血生血，功过当归、熟地；调血敛血，力堪芍药；逐瘀生新，性倍川芎。妇人诸病，不论胎前产后，皆能常用。"

现代药理：丹参主要含有丹参酮、异丹参酮、隐丹参酮、丹参酚及水溶性成分丹参素，还含有原儿茶醛、原儿茶酸、维生素 E 等，可直接作用于小动脉壁，使血管平滑肌松弛，降低外周阻力，扩张血管，减慢心率，还具有活血化瘀的作用，因而可以扩张冠状动脉、抗心肌缺血和降低血压。

【杜仲】

性味甘、温，无毒，归肝、肾经。有补益肝肾、强筋壮骨、调理冲任、固经安胎之功效。临床用于治疗肾虚腰痛及其他各种腰痛。杜仲补肝肾、强筋骨，用于肾虚腰痛尤宜；与当归、川芎、芍药等同用，治疗妇女经期腰痛；用于胎动不安、习惯性堕胎，常用本品补肝肾、固冲任以安胎，单用有效，亦可与桑寄生、续断、阿胶、菟丝子等同用。如《圣济总录》杜仲丸，单用本品为末，枣肉为丸，治胎动不安；《简便单方》以之与续断、山药同用，治习惯性堕胎；杜仲治疗高血压主要用于偏肝肾亏虚者，有较好的降压效果。治疗高血压，亦可与黄芩、夏枯草同用，降压效果更佳。

现代药理：杜仲含有杜仲胶、糖苷、生物碱、果胶、脂肪、树脂、有机酸、醛糖、绿原酸、β-谷甾醇等成分，具有较好的降压作用，并能减少胆固醇的吸收，增强肾上腺皮质功能，镇静、镇痛、抗动脉硬化，对高血压、高脂血症、冠心病等多种疾病均有治疗作用。

【菊花】

性味甘、苦、微寒，无毒，气清香，入肺、肝经。有疏散风热、明目、清热解毒、平肝阳之功效。临床用于外感风热、发热、恶寒、头痛等症。菊花疏风较弱，清热力佳，用于外感风热常配桑叶同用，配黄芩、山栀治热盛烦躁等症；用于目赤肿痛。无论属于肝火或风热引起者，均可应用。本品清肝火、散风热，常与蝉衣、白蒺藜同用；菊花清热解毒之功甚佳，为外科要药，主要用于热毒疮疡、红肿热痛之症，既可内服，又可捣烂外敷，临床常与地丁草、蒲公英等配合应用；菊花能平肝阳，对肝阳上亢引起的头晕目眩、头胀头痛等症，常与珍珠母、钩藤配伍应用，有除眩清脑、养阴润燥、通痹止痛等功效；国医大师陈可冀在研究清代宫廷慈禧光绪医方时发现，御医拟菊

高血压

中医临证方略

花延龄膏,即鲜菊花熬膏,供慈禧服用,同时还有明目延龄丸、膏(仅桑叶、菊花二味)。

现代药理:菊花含有菊苷、胆碱、挥发油、黄酮、多种氨基酸、维生素、微量元素等成分,有降压、镇静、降血脂的作用,能扩张冠状动脉,减轻心肌缺血,改善心脏功能,还有解热和抗病原微生物的作用。

【地龙】

性味咸、寒,归肝、脾、膀胱经。有清热熄风、通络、平喘、利尿之功效。临床上本品有降压作用,常用于治疗肝阳上亢型高血压,配珍珠母、代赭石、天麻、钩藤等药;治疗高血压气滞血瘀证型,常配合活血通络的当归、丹参、僵蚕等;用于风湿痹痛、半身不遂等,地龙有通利经络的作用,常与祛风活血药同用;配当归、川芎等治疗中风后气虚血滞,经络不利,半身不遂,口眼㖞斜等,取其通络作用,如补阳还五汤。

现代药理:地龙含有蚯蚓解热碱、蚯蚓素、蚯蚓毒素、多种氨基酸、黄嘌呤、腺嘌呤、鸟嘌呤、胆碱等成分,地龙酊剂、干粉混悬液、热浸液、煎剂均有缓慢而持久的降压作用,同时地龙具有解热、平喘、抗心律失常、抗肿瘤、抗血栓形成,以及镇静、抗惊厥等功效。

【淫羊藿】

性味辛、甘、温,归肾、肝经。有补肾壮阳、祛风除湿之功效。临床适用于高血压肝肾亏虚证型,老年性高血压阳痿不举、梦泄遗精者,可与菟丝子、巴戟天、肉桂等配伍,以补肾壮阳固精。凡肾虚不固,尿频失禁或小便余沥不尽者,可与覆盆子、金樱子、桑螵蛸等相合,以温肾缩尿;凡肝肾亏虚、腰膝酸软者,可与杜仲、川续断、狗脊等同用,以补肾强腰,如《圣惠方》仙灵脾散。此外,治疗高血压可与黄芩、夏枯草同用,其平肝降压效果更佳。

现代药理:淫羊藿煎剂及提取物对家兔、猫、大鼠均有降压作用,可使肾性高血压大鼠血压明显下降,其中生药煎剂和松脂醇二葡萄糖苷及丁香脂素二葡萄糖苷均有明显的降压作用。

【白芍】

性味苦、酸、甘、微寒,归肝、脾经。有平肝止痛、敛阴止汗、养血调经之功效。临床适用于高血压肝阴不足、肝气不舒或肝阳偏亢所致的头痛、眩晕、胁肋疼痛等证型;作为敛阴养血、平肝止痛之良药,白芍为最常用的中药之一,许多著名的方剂中均有之。白芍用于治疗高血压多与其他药物配合应用,适用于肝火亢盛型、阴虚阳亢型、肝肾阴虚型,以及气血不足型高血压患者,用之能缓解头晕头痛、心烦失眠等症状,对高血压出现肝肾阴虚、肝阳上亢病机者,用之每获良效。常用的治疗高血压方——镇肝熄风汤、大定风珠、羚羊角汤和滋水清肝饮,均有主药白芍在内。

现代药理:白芍含有芍药苷、羟基芍药苷、芍药内酯苷、苯甲酰芍药苷,具有镇静、镇痛、降压、抗惊厥、扩张血管,以及抗炎、保肝、抑制血小板聚集、抗血栓形成、抗氧化和氧化损伤等作用。临床可用于治疗高血压、类风湿关节炎、各种疼痛、冠心病、病毒性肝炎、缺血性脑血管病等。

【黄精】

性味甘、平,归脾、肺、肾经。有补气养阴、健脾、润肺、益肾、强筋骨之功效。临床用于阴虚肺燥、干咳少痰、劳嗽久咳,治疗肺金气阴两伤之干咳少痰,多与沙参、川贝母等药同用;因该药能补益脾气之阴,有补土生金、补后天以养先天之效,适用于肺肾阴虚之劳嗽久咳。因作用缓和,可单用熬膏久服;对于老年性高血压肝肾阴虚脉压大的患者,既有补益肾精、延缓衰老的功能,又能降压、增强免疫功能。

现代药理:黄精含有黏液质、淀粉、糖类、多种氨基酸、多种维生素及生物碱等成分,具有增强免疫功能、抗衰老、耐缺氧、抗疲劳、抗菌、增强代谢的作用,能降血压、降血糖、降低血清胆固醇和三酰甘油水平。

【枸杞】

性味甘、平,归肝、肾经。有滋补肝肾、益精明目之功效。临床适用于肝肾不足、精血虚损之腰膝酸软、头晕耳鸣、视力减退、阳痿遗精、消渴等证。高血压之根在于肝肾不足,枸杞子有滋补肝肾之功效,故常用枸杞子治疗高血压,不仅能减轻或缓解患者头晕耳鸣、精神不振等自觉症状,还可有效地降低血压,对中医辨证属肝肾不足型、气血亏虚型及阴阳两虚型的患者效果尤佳。

现代药理:枸杞子含有甜素碱、多糖、粗脂肪、粗蛋白、亚油酸、胡萝卜素、维生素 C、维生素 P 和钙、磷、铁、锌等。枸杞子含有的维生素 P 能增强毛细血管张力,健全人体的毛细血管,对防治高血压及脑动脉硬化等心脑血管疾病大有好处;所含的亚油酸能防止胆固醇在血管内沉积,具有防治动脉粥样硬化和降低血压的作用。同时枸杞子还可升高外周白细胞水平,增强网状内皮系统,增强细胞免疫与体液免疫功能,促进造血功能,并具有抗衰老、抗肿瘤、保肝及降血糖等作用。

【玉米须】

性甘、平,归膀胱、肝、胆经。有利水消肿、利湿退黄之功效。临床对于肾性水肿、肝硬化腹水，以及热淋、小便不利等，可与冬瓜皮、赤小豆、马鞭草等同用，或与车前草、连钱草等同用；治疗肾炎引起的水肿和高血压肾病，疗效尤为明显，常与汉防己、莱菔子、荠菜同用，不但能降压，还能减少尿蛋白；另有显著的降血糖作用，用于糖尿病，可单用或配伍玉竹、天花粉、山药。

现代药理：玉米须水浸液、乙醇-水浸液、乙醇浸液和煎剂静注，对麻醉犬、猫和兔均有降血压作用。有人认为其降压作用主要是中枢性的，亦有人认为其降压作用是扩张末梢血管的结果。其降压作用主要与扩张末梢血管及对抗肾上腺素升压效应有关。每天用干玉米须 30 g 煎液当茶饮，3 个月左右生效，且降压疗效巩固。玉米须还有利尿及消除高血压蛋白尿的作用。

【泽泻】

性味甘、寒，归肾、膀胱经。有利水消肿、渗湿、泄热之功效。临床主要治疗水湿内停所致水肿、小便不利，常与茯苓、猪苓、白术等配用，即四苓散。近年来有研究表明其可以治疗高血压，对肾阴不足、相火偏亢之遗精盗汗、耳鸣腰酸，常与熟地、山茱萸、山药等同用，如六味地黄丸；对高血压痰湿中阻证或肾性高血压，常与玉米须、车前子、茯苓同用。

现代药理：泽泻含有三萜类化合物、挥发油、生物碱、门冬素树脂、泽泻醇、钾等成分，有显著的利尿作用，能保护血管、改善血管功能、抗凝血、抗脂肪肝，并有降血压、降血糖和抗病原微生物的功效。泽泻用于治疗高血压多取复方，著名的方剂六味地黄汤、龙胆泻肝汤等，其药物组成均有泽泻在其中。

【车前子】

性味甘、微寒，归肝、肾、肺、小肠经。有清热利尿、渗湿通淋、明目祛痰之功效。临床主要用于高血压偏于痰湿者，可见眩晕恶心、形体肥胖等症，对高血压合并高血脂、动脉血管硬化者尤为合适。

现代药理：车前子有利尿作用，能增加尿量、氯化物、尿酸的排泄，有祛痰止咳和抗菌作用，能使呼吸道分泌物明显增加，痰液稀释而容易排出。研究表明，车前子在利尿过程中可以排泄钠，通过排钠降压；日本医学家研究发现，车前素能兴奋副交感神经，阻抑交感神经，因此使末梢血管扩张，导致降压。

【半夏】

性味辛、温，归脾、胃、肺经。有燥湿化痰、降逆止呕、消痞散结和胃安神之功效。临床半夏燥湿祛痰的作用较佳，尤善于治脏腑之湿痰，常用于治疗湿痰阻肺之咳嗽气逆、痰多质稀；近年来常用于治疗高血压痰浊中阻、脾虚肝旺证型者，常用方剂如半夏白术天麻汤、化痰通窍汤等，对以眩晕、头重如蒙、胸闷呕吐为突出表现者疗效尤佳。

现代药理：半夏含有 β-谷甾醇、葡萄糖苷、多种氨基酸、挥发油、皂苷、辛辣性醇类、胆碱、左旋麻黄碱等生物碱，以及少量淀粉、脂肪等，具有祛痰、镇咳、镇吐、镇静催眠、降压、抗癌等作用，能调节自主神经功能，纠正心律失常，改善微循环。

【山茱萸】

性味酸、涩、微温，归肝、肾经。有补益肝肾、收敛固涩之功效。临床适用于肝肾亏虚所致的头晕目眩、腰膝酸软、阳痿，肾虚不固所致的遗精、遗尿，肝肾亏损、冲任不固所致的崩漏下血、月经过多，以及大汗不止、体虚欲脱、消渴等证。高血压多发于中老年人，其形成与肝肾不足有关，山茱萸作为补益肝肾的良药，用于治疗高血压肝肾不足型、阴阳两虚型者。

现代药理：山茱萸含有山茱萸苷、皂苷、鞣质、熊果酸、没食子酸、苹果酸、酒石酸及维生素 A 等成分，有利尿和降压作用，对痢疾杆菌、金黄色葡萄球菌有不同程度的抑制作用，有抗组胺及较弱的兴奋交感神经作用，所含的鞣质还有收敛作用。

【黄芩】

性味苦、寒，归肺、胃、胆、大肠经。有清热燥湿、泻火解毒、凉血止血、除热安胎之功效。临床常用于湿温发热、湿热下痢、黄疸、热淋等证，也常用于目赤头眩、肝阳化风之肢麻振颤，以及火毒炽盛、迫血妄行所致之吐血、衄血、崩漏和热扰胞宫的胎动不安等证。近年来对于高血压偏于阳亢有热者，黄芩不仅能缓解头痛头晕、急躁心烦等症状，常配天麻、钩藤还有明显的降压作用。

现代药理：黄芩含有黄芩苷元、黄芩苷、汉黄芩素、汉黄芩苷、黄芩新素、苯甲酸、β-谷甾醇等成分，具有抗菌、抗病毒、抗过敏，以及解热、利尿、镇静、利胆、保肝和降低毛细血管通透性等作用。黄芩能作用于血管运动中枢和直接扩张外周血管而降压，黄芩煎剂、酊剂、浸剂、醇及水提物均有降压作用。其与天麻、钩藤、石决明等配伍组成的天麻钩藤饮治疗肝阳上亢型高血压有显著疗效。

二、高血压古今常用妙方

【天麻钩藤饮】（出自近代胡光慈的《杂病证治新义》）

组成:天麻、钩藤、石决明、栀子、黄芩、川牛膝、杜仲、益母草、桑寄生、夜交藤、茯苓。

用法:水煎服。

主治:高血压肝阳上亢证型,头痛、眩晕、失眠。

【二仙汤】（由上海曙光医院张伯讷教授创立）

组成:仙茅、淫羊藿、巴戟天、当归、知母、黄柏。

用法:水煎服。

主治:高血压肝肾阴虚证型,妇女更年期高血压、老年性高血压,脉压大,头昏眩晕、五心烦躁。

【镇肝熄风汤】（出自清代张锡纯的《医学衷中参西录》）

组成:怀牛膝、生赭石、生龙骨、生牡蛎(捣细)、生龟板(捣碎)、生杭芍、玄参、天冬、川楝子(捣碎)、生麦芽、茵陈、甘草。

用法:水煎服。

主治:高血压肝阳上亢证型,中风证,上盛下虚证,有头目时常眩晕,或脑中常作痛,目胀耳鸣,心中烦热;或肢体渐觉不利,口眼歪斜,甚至颠仆,昏不知人;或肢体痿废、偏枯。

【建瓴汤】（出自清代张锡纯的《医学衷中参西录》）

组成:生怀山药、怀牛膝、生赭石(轧细)、生龙骨(捣细)、生牡蛎(捣细)、生地、生杭芍、柏子仁。

用法:磨取铁锈水煎服。

主治:高血压肝阳上亢证型,中风头痛,眩晕目胀,心神不宁。

【血府逐瘀汤】（出自清代王清任的《医林改错》）

组成:桃仁、红花、当归、生地、川芎、赤芍、牛膝、桔梗、柴胡、枳壳、甘草。

用法:水煎服。

主治:高血压血瘀阻滞证型。治疗头痛,胸痛,胸不任物,憋闷急躁,天亮出汗,夜睡梦多。

【补阳还五汤】（出自清代王清任的《医林改错》）

组成:生黄芪、当归尾、赤芍、地龙、川芎、红花、桃仁。

用法:水煎服。

主治:高血压气虚血瘀证型,中风及后遗症,半身不遂,口眼歪斜,言语謇涩,口角流涎,下肢痿废,小便频数,遗尿不禁。

【阳和汤】(出自清代王惟德的《外科证治全生集》)

组成:熟地、肉桂、麻黄、鹿角胶、白芥子、姜炭、生甘草。

用法:水煎服。

主治:高血压属阳气虚衰、阴寒内盛诸证者。眩晕耳鸣,久病及肾,畏寒肢冷,胸闷纳呆,颜面及肢体水肿,小便尿少,全身乏力等症。

【半夏白术天麻汤】(出自清代程国彭的《医学心悟·眩晕》)

组成:半夏、白术、天麻、茯苓、橘皮、生姜、甘草、大枣。

用法:水煎服。

主治:高血压痰湿中阻证型。痰厥头痛,眩晕眼黑,胸闷恶心,体胖懒言。

【生脉散】(出自金代张元素的《医学启源》)

组成:人参、麦冬、五味子。

用法:水煎服,或制成颗粒剂、注射液。

主治:老年性高血压气阴两虚或气血两虚证型者,加减化裁应用。

【地黄饮子】(出自宋代修方书《圣济总录》)

组成:熟干地黄、巴戟天、山茱萸、石斛、肉苁蓉、附子、五味子、官桂、白茯苓、麦冬、石菖蒲、远志。

用法:水煎服。

主治:高血压肾气虚厥,语声不出,足废不用,足冷面赤,脉沉细弱诸症。

【温胆汤】(出自宋代陈言的《三因极一病证方论》)

组成:半夏、竹茹、枳实、陈皮、炙甘草、茯苓、生姜。

用法:水煎服。

主治:以本方加味治疗高血压痰湿壅盛证型。心胆虚怯,触事易惊,或梦寐不宁,夜间打呼,短气乏力,心惊胆慑,四肢水肿,坐卧不安诸证。

【六味地黄丸】(出自宋代钱乙的《小儿药证直诀》)

组成:熟地、山萸肉、干山药、泽泻、牡丹皮、茯苓。

用法:水煎服,或制成丸剂长期服用。

主治:以本方加味治疗高血压肝肾阴虚和肝阳上亢证型。证见头痛眩晕、心烦健忘、头晕耳鸣、心烦易怒、夜寐不安为阴虚内热,肝肾亏虚证,而脉弦者为肝阳偏亢。六味地黄丸补肝肾之阴,清肝肾之火,肝肾阴阳平衡,诸症自消。

杞菊地黄丸和知柏地黄丸也都广泛应用于高血压的中医治疗。杞菊地黄丸治疗阴虚阳亢型高血压,知柏地黄丸治疗老年性高血压,以改善症状见长,对高血压重型,与西药配合会取长补短获得更为理想的疗效。

【独活寄生汤】(出自东晋葛洪《备急千金要方》)

组成:独活、桑寄生、杜仲、牛膝、细辛、秦艽、茯苓、肉桂、防风、人参、甘草、当归、白芍、干地黄。

用法:水煎服。

主治:高血压肝肾阴虚、肝阳上亢证型均可化裁应用。眩晕肢麻,有腰背疼痛、关节肿痛、偏枯冷痹、肾气虚弱者。

【归脾汤】(出自明代薛已《正体类要》)

组成:白术、当归、白茯苓、黄芪、远志、龙眼肉、酸枣仁、人参、木香、甘草、生姜、大枣。

用法:水煎服。

主治:高血压证属心脾两虚、气血损伤,症见起立眩晕,稍劳累血压上升伴健忘失眠,心悸盗汗,神疲倦怠,舌淡苔薄白,脉细弱。

【黄精四草汤】(出自现代中医学家董建华)

组成:黄精 20 g、夏枯草 15 g、益母草 15 g、车前草 15 g、稀莶草 15 g。

功效:补肾平肝,通络降压。

用法:水煎服。

主治:高血压阴虚阳亢证型,见头痛眩晕、两目胀痛、肢体麻木、失眠多梦诸症者。

【降压通脉汤】(出自著名老中医郭士魁)

组成:丹参 20 g、红花 12 g、郁金 6 g、香附 3 g、鸡血藤 15 g、瓜蒌 9 g、薤白 9 g、黄芩 12 g、菊花 15 g、草决明 30 g、珍珠母 15 g。

功效:清热平肝,活血通脉。

用法:水煎服。

主治:高血压证属心脉瘀阻,见胸闷心痛,心悸怔忡,肢体麻木。

【还精煎】(出自上海华山医院验方,由明代宫廷方"还精丹"化裁)

组成:女贞子、菟丝子、沙苑子、桑葚、生地、熟地、何首乌、锁阳、菊花、钟乳石。

用法:水煎服。

功效:补肾填精、扶正祛邪、阴阳双补、益元强壮。

主治:高血压肝肾阴虚和气阴两虚(包括肾阳虚)证型,见眩晕耳鸣、失眠健忘、腰膝酸软、神疲倦怠、夜尿频多、形寒肢冷等症者。

【天藤降压方】(出自北京医院中医科验方)

组成:天麻10 g、钩藤30 g、决明子30 g、珍珠母30 g、泽泻15 g、生杭白芍10 g、生山楂10 g、茯苓15 g。

功效:平肝潜阳,化瘀利湿。

用法:水煎服。

主治:高血压肝阳上亢、痰瘀阻络证型。见头目眩晕、肢体麻木、舌质紫暗或有瘀斑、舌苔浊腻诸症者。

【七物降下汤】(出自日本修琴堂大塚敬节先生方)

组成:当归3～4 g、白芍3～4 g、川芎3～4 g、地黄3～4 g、钩藤3～4 g、黄柏2～3 g、黄芪3～4 g。

功效:滋阴养血,益气降压。

用法:水煎服。

主治:老年性高血压属肝血不足,肝阳上亢证型。见头晕耳鸣、头胀头重、疲劳倦怠、盗汗等症状。老年性高血压舒张压偏高者。

【清脑降压片】(出自《中华人民共和国药典》)

组成:黄芩、夏枯草、槐花、磁石、牛膝、当归、地黄、丹参、水蛭、钩藤、决明子、地龙、珍珠母。

功效:平肝潜阳,活血通络,清脑降压。

用法:水煎服。

主治:高血压证属肝阳上亢或瘀血内阻所致头晕头痛、健忘失眠等症。

【醒脑降压丸】(出自《卫生部药品标准·中药成方制剂分册》)

组成:黄芩、茺蔚子、琥珀、蒺藜、乌梢蛇、黄连、郁金、栀子、玄精石、珍珠母、辛夷、零陵香、朱砂、雄黄、冰片。

功效:通窍醒脑,清心镇惊。

用法:水丸,口服1次10～15粒,每天1～2次。

主治:高血压证属热扰心神致脑窍失聪,见语言不清、头晕目眩诸症者。

【玉夏稳压汤】(出自安徽省名老中医郑梅生自拟方,获国家发明专利)

组成:玉米须、夏枯草、汉防己、莱菔子。

功效:化痰利湿,平肝潜阳。

高血压 中医临证方略

用法:水煎服,或制成片、胶囊以便于携带服用,每次 2 粒,每天 2 次。

主治:高血压痰湿中阻、肝阳上亢证型。见头痛眩晕、体胖目胀、视物模糊、心烦易怒等症状。

【钩菊胶囊】(出自安徽省名老中医郑梅生自拟方)

组成:钩藤、菊花、淫羊藿、罗布麻。

功效:清肝益肾,止眩降压。

用法:制成胶囊,每次 2 粒,每天 2 次。

主治:老年性高血压证属肝肾阴虚,脉压大,见头昏眩晕、腰膝酸软、健忘肢麻等症状。

高血压的预防与疾病管理

一、中医"治未病"的内涵

早在两千多年前，"治未病"的思想就已经被我国古代医学家提出，后经历代医家不断补充完善。《素问·四季调神大论》所谓"圣人不治已病治未病，不治已乱治未乱，此之谓也。夫病已成而后药之，乱已成而后治之，譬犹渴而穿井，斗而铸锥，不亦晚乎"即是谓此而言。这种未雨绸缪、防重于治的思想，不仅体现在人体未病之前就应采取各种措施积极预防，同时还体现在生病之后，仍应运用各种方法防止疾病发展、传变或复发，主要从三个层面预防。

1. 未病先防

年龄决定高血压的起始治疗方案，《2014 年美国成人高血压治疗指南（JNC8）》的发布给高血压领域的研究带来了新的信息，其显著特点是将高血压治疗分为两个年龄段，并制定不同目标值。将 60 岁以上的患者目标血压定在 150/90 mmHg，这与老年人的高血压特点有关，老年性高血压收缩压往往明显增高，其病理生理机制是动脉血管硬化；30～59 岁高血压患者的舒张压应低于 90 mmHg。对于 60 岁以下患有高血压合并糖尿病、慢性肾脏疾病的患者，治疗目标值与 60 岁以下普通高血压人群一致（低于 140/90 mmHg）。

有的患者白天自测血压和动态血压升高，但到门诊测量血压正常，临床称之为"隐蔽性高血压"，其约占高血压人群的 30%，其发生常有多种危险因素，如血脂异常、高血糖、肥胖者，还常伴有无症状靶器官损伤，发展成高血压的风险较大，发生心血管事件的危险比血压正常者高 2 倍。还有一种是"孤立性夜间高血压"，与正常日高夜低的昼夜节律正相反，这些患者白天血压正常，夜间血压明显升高，动态血压平均值明显高于正常值（120/70 mmHg），占高血压人群的 10%，患者心脑血管更易受到损害。

高血压患者应"防病在先",注意生活方式的调整,重在摄生防病,平素饮食有节,起居有常,房事有度,精神愉悦,多运动、锻炼身体,提高身体免疫能力,使病邪"无由入其腠理"。高血压早期或有影响健康的征兆,中医从望闻问切可以发现一二。如肝火旺盛可见面色潮红,易怒;心火旺常见颜面发红,口舌生疮。正如明代医家张景岳所论述的"祸始于微,危因于易,能预此者,谓之治未病,不能预此者,谓之治已病。知命者,其谨于微而已矣"。

2. 已病防传

"已病防传"体现在早期治疗。已患高血压的患者首先要改变生活方式,生活要有规律,不熬夜、早睡早起,充足睡眠,保持人体生物钟稳定;低盐、低脂饮食,多吃蔬菜水果、含维生素丰富的食物和粗粮;戒烟限酒和保持心态平衡;长期坚持有氧运动、控制体重等。

老年性高血压患者的临床表现不同于中青年高血压患者,主要表现为收缩压高、舒张压低、脉压大和血压波动大,且易发生体位性低血压,这与血管僵硬度增加有关。检测血管病变,及时控制血压,早期干预,通过中药调理,活血通络,可以防止并发症的发生。

糖尿病是一种"伤心病",是常见的内分泌代谢疾病。高血压合并糖尿病,可以造成冠心病的发生、发展,不少患者有胸闷、心悸、胸痛等症状,但冠脉造影未发现冠脉粥样硬化,这些都是心脏微血管病变的早期阶段的表现,长期合并内分泌代谢紊乱,终将导致心脏增大、心功能下降,甚至心衰。因此应积极预防心脏微血管病变,防止诱发心衰、猝死,纠正血糖、血压、血脂,防止心血管并发症的发生,延缓微血管病变的进展和动脉粥样硬化的形成。对已发生的疾病,一定要在初期及时采取措施,积极治疗,防止疾病发展与转变。如《金匮要略》曰"见肝之病,知肝传脾,当先实脾",就是指已经发现一处病变,由于事先知道此病的发展趋势——可能会侵袭另一组织、器官的防御功能,从而切断疾病的传变途径。

3. 既病防变

"既病防变"体现在"慎治防变",高血压患者确诊后,应及时有效采取治疗措施,防止病情恶化,预防心、脑、肾并发症的发生,对于一般的高血压患者,血压降到 120/80 mmHg 比降到 140/90 mmHg 时的心、脑、肾血管并发症的危险性至少降低 50%。若高血压患者合并冠心病、肾功能不全,或者曾发生过脑卒中及年龄超过 65 岁,应该按照每个人存在的不同危险因素,合理选择降压药,以达到各自的降压目标,平稳而长效地控制血压,保护心、脑、肾等器官。

二、中医体质调理　减少疾病

1. 什么是体质?
中医学认为,体质是指人体生命过程中,在先天禀赋和后天获得的基础上所形成的形态结构、生理功能、心理状态的综合及相对稳定的固有特质,是人类在生长、发育过程中所形成的与自然、社会环境相适应的人体特征;表现为结构、功能代谢及对外界刺激反应等方面的个体差异性,对某些致病因子和疾病的易感性,以及疾病传变、转归中的某种倾向性。

2. 体质的形成
体质秉承于先天,得养于后天。正所谓:"生来即带之,后天亦培之。"先天因素包括种族、家族遗传、婚育、养胎等,决定着群体或个体体质的相对稳定性和个体体质的特异性。后天因素包括饮食营养、生活起居、精神情志及自然环境、社会因素等,对体质的形成、发展和变化具有重要影响。

3. 先天因素是体质形成的基础
在生命形成的过程中,"男主阳施,女主阴受,男女媾精,胎孕乃成",父母形质精血的盛衰,决定子女禀赋的厚薄强弱,如身体的强壮、刚柔、肥瘦、长短、肤色,遗传性疾病和先天性生理缺陷如鸡胸、癫痫、哮喘等。体质还受胎儿在母体里发育状况的影响,怀孕过程中母亲要好好地调养身体,改善自己的体质,以利于后代形成良好体质。

4. 后天因素使体质发生变化
首先是饮食营养,《灵枢·五味论》曰:"五味入口也,各有所走,各有所病,酸走筋……咸走血……苦走骨……甘走肉……"人们长期的饮食习惯和相对固定的饮食结构直接影响体质,科学的饮食习惯,合理的饮食结构,充分的营养可以增强人的体质,甚至可使某些偏颇体质转为平和体质。高血压患者过多摄入咸辣食品,易形成阴虚体质;过食油腻食物,易形成痰湿体质或湿热体质等。

5. 生活起居的影响
生活起居是人类生存和保持健康的必要条件。劳逸适度能够促进人体身心健康,维护和增强体质。适度的劳动或体育锻炼,可以强壮筋骨肌肉,通利关节。现代人由于生活节奏快,压力大,熬夜、饮酒、吸烟,过度劳累易形成虚性体质;过度恣情纵欲易伤肾阳,形成阳虚体质;长期用脑过

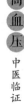

度,会形成气血不足体质;过度安逸易使人气血不畅,形成血瘀体质。

6. 精神情志影响气血

精神状态的好坏是影响体质形成的重要因素之一,情志舒畅,精神愉快,脏腑经络功能协调,气血通畅,则体质健壮。若长期遭受强烈的精神刺激,持续不断的情志波动,精神抑郁或焦虑,影响脏腑功能,易形成气郁体质或瘀血体质;经常愤怒者,易化火伤阴形成阳热或阴虚体质;如郁怒不解、情绪急躁,易中风、眩晕,引发血压升高。

7. 自然与社会环境影响体质

人与天地相应,人的体质与其所处的地域、气候条件密切相关,地域的不同,气候的变化,形成不同的体质。如西北方的人,形体多壮实,腠理致密,易感受寒邪、风邪、燥邪,其阳虚内寒体质多见;东南部的人,形体消瘦,易感受暑邪、湿邪,阴虚内热体质多见。

另外,自然界的环境污染,食品安全下降,直接危害人类健康,使人因致癌、致畸、致敏而致病,形成敏感体质。随着城市化和现代化进程的加快,人们的运动越来越少,摄取的热量却越来越多,致使大量肥胖者出现,使痰湿体质和湿热体质人群增多;大多数人在人工营造的恒定环境中生活,夏天空调,冬天暖气,使人体正常生理功能遭到破坏,从而影响和改变了体质。

8. 高血压体质调理措施

现代医学对高血压的预防主要以控制血压、冠心病、糖尿病、血管病变为主,同时配合戒烟限酒、适量运动、减轻体重等措施。中医体质学强调通过纠正体质偏性,预防疾病,改变影响体质的后天因素,如改变生活方式、饮食起居等,逐渐使体质的偏性得以纠正,预防高血压及并发症的发生。

中医学认为"正气存内,邪不可干;邪之所凑,其气必虚"。个体体质的不同往往导致人体对某种致病因子的易感性,即古人认为的"同气相求"现象,研究发现:气虚质、阳虚质、瘀血质、痰湿质的人易患冠心病,痰湿质、阴虚质的人易患高血压,气虚质、阴虚质、痰湿质的人易患糖尿病,结果均可导致心衰。积极改善特殊体质,增强自身的抵抗能力,对高血压并发症的预防可起到事半功倍的效果。

【气虚体质】

调理措施:气虚体质的主要成因在于先天不足、后天失养或病后气亏。药物调理可以培补元气,补气健脾。常用方为补中益气汤、四君子汤等。用党参、黄芪、甘草以调治气虚,因"气之根在肾",可酌加菟丝子、枸杞子、五味子等益肾填精等。

调养措施:宜多吃大枣、桂圆、蜂蜜、黄豆、香菇等益气健脾的食物,少吃生萝卜、空心菜等耗气的食品。保持充足的睡眠,避免剧烈运动或劳动时出汗受风;多与人交流,参加社会活动;常自汗、感冒者可服玉屏风散预防或常按摩足三里。

【血瘀体质】

调理措施:血瘀体质多因先天遗传,后天损伤,起居失度,久病而致血脉瘀滞。药物调理以活血化瘀,疏通脉络。常用桃仁四物汤、血府逐瘀汤等。为避免伤及正气,应掌握"缓中补虚"的原则,以缓和的活血方药从化瘀入手,并同时兼顾养阴,加用生地、麦冬等,佐以行气药物如陈皮、柴胡、枳壳等。

调养措施:可多食山楂、醋、海带、紫菜、胡萝卜、黄豆、黑豆、绿茶等具有活血散结、行气解郁、疏肝作用的食物,少食肥猪肉;作息要规律,不可过度安逸,以免气机瘀滞而致血行不畅。运动时出现胸闷、心悸、呼吸困难、脉快等不适症状,应停止运动,去医院进一步检查,可酌情服用血府逐瘀丸等。

【阳虚体质】

调理措施:阳虚体质是由先天禀赋不足,或后天失调所致。药物调理以补肾温阳,益火之源为主,常用金匮肾气丸、右归丸、斑龙丸等方,避免温热峻补。根据阴阳互根互用理论,在温补元阳的同时,可适量佐以补阴之品,如山萸肉、熟地等,兼顾脾胃,使化源不断,以济后天补阳。

调养措施:多吃大葱、姜、蒜、辣椒、韭菜、牛羊肉等甘温益气食物,少食黄瓜、藕、梨、西瓜等生冷寒凉食物,少饮凉茶,多保暖,夏天避免长期待在空调房间,平时注意足部、背部、脐部、腹部的防寒保暖,酌情服用金匮肾气丸,自行按摩足三里、气海、涌泉、关元等穴。

【阴虚体质】

调理措施:阴虚体质多由于先天体弱,后天久病,积劳、失血伤阴所致。药物调理以滋补肾阴,壮水制火。常用六味地黄丸、大补阴丸等方。阴虚生内热,故滋阴必佐以清热,如生地、黄连等,滋阴药物滋腻,易碍脾气,可加健脾调气之品,如砂仁、木香、陈皮、鸡内金等。

调养措施:多吃绿豆、冬瓜、芝麻、百合、鸭肉、龟肉等甘凉滋润的食物,少食羊肉、狗肉、韭菜、辣椒等温燥之品。避免熬夜,生活要规律,控制出汗量,宜节制房事,戒烟酒。可酌情服用六味地黄丸、杞菊地黄丸等。

高血压
中医临证方略

【痰湿体质】

调理措施:痰湿体质或由于先天遗传,或后天过食肥甘厚味及病后水湿停聚。药物调理以健脾利湿,化痰泄浊。常用参苓白术散、三子养亲汤等。常用药物有党参、白术、炙甘草、山药、茯苓、薏仁米、砂仁、莲子肉。偏胖者可加升清醒脾的苍术、荷叶等;痰浊阻肺者,加白芥子、莱菔子、苏子,既可减肥又可降脂;水湿内停者加泽泻。

调养措施:宜多食冬瓜、萝卜、海带、金橘等清淡食品,少食肥肉及甜、黏、油腻食物,居住环境宜干燥不宜潮湿,多进行户外活动。常用药物有白术、苍术、黄芪、防己、陈皮、生蒲黄等,或服用参苓白术散。

【湿热体质】

调理措施:湿热体质形成于先天禀赋或久居湿地。药物调理以分消湿浊,清泄伏火。常用泻黄散、甘露消毒丹等方,湿热搏结,热不能散,故须佐以芳香化湿之品如藿香、防风、茵陈等药,以"火郁发之"宣疏清化。并让其有出路,常佐以通利之品如木通、竹叶、白茅根等,使湿热从下而泄。

调养措施:宜多食赤小豆、绿豆、芹菜、空心菜、黄瓜、丝瓜、冬瓜、西瓜、藕等甘寒、甘平食物,少食狗肉、羊肉、辣椒、香菜、酒、蜂蜜等甘酸滋腻之品及火锅、煎炸等辛温助热的食物,戒烟限酒,不熬夜过度疲劳,选择清晨户外活动锻炼,如长跑、爬山、游泳等,克服过激的情绪,可酌情服用甘露消毒饮、六一散、清胃散等。

三、药膳食疗方法——辨证药膳

在中医整体观的思想指导下,以辨证施食为主,适当结合辨病用膳,并注意调和色、香、味、形的技巧,常获满意疗效。根据高血压发展演变的规律,进行辨证施膳。

1. 高血压早期

此期多为肝火上炎,肝阳偏亢。症见眩晕、头痛、颜面潮红、烦躁易怒、失眠多梦、口苦咽干、便秘尿黄、舌红苔薄黄、脉弦或弦滑,治宜平肝熄风,清热镇惊。

【清肝芹菜羹】

天麻 6 g,钩藤 10 g,芹菜(下段茎),银耳 3 g,荸荠 10 g,煮水熬汤。

【平肝西红柿饮】

西红柿 200 g,夏枯草 10 g,桑葚 10 g,鬼针草 30 g,蜂蜜 200 g。煎汁

去渣浓缩，得液汁，兑入蜂蜜搅匀即可。

用法：每天清晨空腹饮用 100 ml，持续可见疗效。

功效：清肝火、潜肝阳、凉血热。

2. 高血压中期

由于肝阳亢进已久，下及肾阴，致阴虚阳亢，出现肝肾阴虚，肝阳上亢之候。症见眩晕耳鸣、心烦胸闷、惊悸面赤、脉弦或弦数，治宜镇肝熄风，滋阴潜阳。

【木耳天麻汤】

黑木耳 20 g，天麻 6 g，怀牛膝 12 g，淡菜 50 g，荸荠 20 g。此汤滋补肝肾之阴，又有滋阴潜阳降压之效。

【葛根鳖甲饮】

紫皮茄子 200 g，沙参 6 g，麦冬 6 g，葛根 20 g，鳖甲 10 g。煎汁去渣浓缩，得液汁，加盐少许调味，搅拌即可。

用法：每天清晨空腹饮用 100 ml。

功效：滋阴降火、和胃生津。

3. 痰湿壅盛证型高血压药膳

此类型高血压特点是头重脚轻，头晕眼痛，胸腹胀满，舌质淡苔白腻，舌边有齿痕，脉细、滑、数。

【凉拌海蜇萝卜丝】

海蜇 150 g，萝卜切丝 100 g，黄瓜 100 g，百合 10 g。用盐腌后去水，加麻油、米醋、糖、生姜、葱、蒜拌匀即可。

四、高血压预防与管理

1. 高血压的防治策略

高血压是一种慢性、累及全身多个系统的疾病，高血压靶器官损害是指高血压导致心、脑、肾等器官的功能性和结构性的改变，并可最终导致多种严重并发症的发生，如心肌梗死、脑卒中及肾衰竭等。因此，降压治疗不仅要实现血压达标，还要尽可能选择靶器官保护的降压药物和治疗方案，在靶器官损害的早中期，维持靶器官功能，控制甚至逆转病变进展。近三十年来，通过全国医务工作者及社区全科医生的努力，加之各级政府医保政策的全覆盖，我国的高血压管理情况得到明显改善，血压控制率升高。随着中国老龄化时代的到来，高血压学科应立足创新与发展，最终实现早治疗、少生病,依靠技术进步,利用智慧化医学的发展,联合不断更迭的诊疗技术及互联网,提高高血压的综合管理水平。

2. 建设专业技术平台,提高知晓率、控制率

在患病人群高、就诊率高的区域建立"智慧化高血压诊疗中心"。加强高血压管理,通过互联网、无线通信技术、家庭血压监测对高血压患者进行血压监测,对血压正常者定期进行血压监测,及时发现血压升高情况,及时诊断和治疗高血压,可以有效控制血压,更能有效预防心脑血管并发症。家庭血压监测代价较小,可以监测长时间的血压,测量不同日间血压变异情况,提高患者管理血压的积极性,有助于提高血压的控制率和降压治疗的质量,管理好每一个高血压患者。

3. 高血压人群中医病证管理

高血压的临床工作,主要是开展高血压中医病证流行病学研究,以各种类型的人群样本为研究对象,以中医病证为基础,探讨疾病的发生、发展及最终导致器官损害和并发症的过程,建立中医药人群队列研究,排除继发性高血压及高血压所致靶器官损害评估,达到对心、脑、肾危险因素早期预防、早期治疗的目的,提升医疗服务效率,特别是早期使用中医药,可以有效控制靶器官损害程度,从而提高高血压服药依从性,使治疗率和控制率不断提高。对每个患者坚持家庭血压监测,有助于发现并诊断白大衣性高血压及隐匿性高血压患者,尽量保证血压测量的质量,使记录准确完整,缓解患者的焦虑,或发现患者随意变更降压治疗方案的情况。

采用中医时令疗法(三九贴、三伏贴)穴位敷贴治疗高血压、冠心病、失眠、心衰、虚损等病证,冬令膏方调节各种体质,使气虚体质、血虚体质、阴虚体质、阳虚体质、瘀血体质等患者不断增强免疫力,有效遏制病情发展。通过关注发病机制,探索危险因素,强调高血压人群管理,才能推进个体化健康指标的连续性,全方位保障人民健康,降低心、脑、肾血管事件发生率。

4. 互联网助力和家庭自测血压,提高血压达标率

互联网在高血压管理中主要应用于血压监测、医患互动、远程判读及大数据平台,制定高血压三级管理模式,建立以远程医疗为支撑的患者-社区-三级甲等医院一体化平台,高血压专科医生通过互联网实现对社区医生的支持,提升社区的慢性病管理能力。

通过家庭血压监测,患者可以充分了解自己的血压水平,更加有效地与医生沟通血压控制情况,寻找血压未控制或血压过低的原因,进行有效的生活方式干预,或调整降压药物的用法和用量,从而降低血压的长期变异。《家庭血压监测中国专家共识》建议,家庭血压监测时,应每天早(起床后)、晚(上床睡觉前)各测量 2～3 个读数,两次测量间隔 1 min,连续测量 5～7 天,根据所测量的均值,进行临床判断与评估。

5. 提高心脑血管并发症的评估

鉴于我国心脑血管疾病发病率和致死率正呈显著上升趋势,高血压、糖尿病及血脂异常的患病率也在攀升,在未来 20 年内,心、脑、肾血管病变对全社会造成的负担将会更加严重,高血压的控制水平宜更加严格。降压治疗的目的是最大限度地降低人群的发病率和致死危险,而降压治疗的临床获益主要来自血压降低幅度本身,达标率可以衡量不同人群的血管保护程度。

智慧化血压管理是高血压诊治的新模式,随着移动互联网、云计算及医疗智能穿戴设备终端的出现,实现了超越空间的诊疗,依托互联网＋监测终端对高血压患者实施远程动态管理,并进行中医药远程个体化指导,可大大改善高血压患者的知晓率、控制率和达标率。

减少心、脑、肾血管并发症的发生,家庭血压监测还有助于提高心脑血管并发症风险评估与预测能力,家庭血压监测与诊室血压相比,其在预测心脑血管并发症的发生率和死亡率方面具有明显优势。通过家庭血压监测,可以更准确地评估高血压患者的心脑血管并发症发生风险。本着"预防为主"的目的,从传统的对血压、血脂、血糖、血管的评估,过渡到早期关注血管内皮功能与结构,优化高血压防治新策略,对高血压临床诊治工作有着重要意义。

6. 积极应对高血压"疫情"

随着社会经济发展,人们生活节奏加快,饮食结构改变,目前高血压、冠心病、脑卒中已成为世界头号杀手。在中国,心血管疾病死亡率呈明显上升趋势。心脑血管疾病最重要的危险因素是高血压、糖尿病、肥胖和吸烟,因为没有特殊症状,所以很容易被忽略。虽说心脑血管疾病的主角还是 60 岁以上的老年人群,但中青年人发病率也越来越高。心脑血管疾病是指冠状动脉粥样硬化性心脏病、心肌梗死、脑动脉硬化、脑梗死、脑溢血等一系列疾病,居我国人口死亡原因的第一位。

心血管疾病的五大危险因素:高血压、糖尿病、血脂异常、体重超重、吸烟,从而造成动脉硬化,这是一种全身性疾病,可使动脉管壁增厚、变硬、失去弹性、管腔狭窄,动脉硬化又是冠心病、脑卒中共同的导火索。健康的生活方式中,饮食习惯尤其重要,我们要提倡高纤维、低脂肪饮食,有助于预

高血压 中医临证方略

防高血压、心脑血管疾病的发生,食用大量水果、蔬菜、坚果、豆类、谷类,食用适量鱼类、肉类、鸡鸭和乳制品,食用油以菜籽油和橄榄油为主,并要适当增加运动锻炼,坚持有规律的生活作息,定期体检,规范应用保护血管的药物尤为重要。

由于高血压是一种常见、可控、可防的疾病,控制高血压的目的就是减少心脑血管事件的发病率,重视诊室外血压监测,包括动态血压监测和家庭血压监测,重视无症状靶器官损害治疗的预后意义,重视成人高血压控制、诊断、分级、疗效评估,一直是临床医生遵循的原则。

中篇 临床研究

高血压的中医药研究

在临床中运用中医药治疗高血压有明显的疗效。我们做了一系列关于高血压的中医药临床研究，供大家参考，主要方案如下：

一、课题任务合同书规定的目标、任务及主要考核指标

1. 主要目标和任务

（1）建立规范的中医药干预高血压的临床治疗方案，提出应用玉夏胶囊中西医结合治疗高血压。

（2）制定适合基层单位广泛使用的中西医结合治疗高血压方案。

2. 主要考核指标

（1）中药降压的临床疗效及改善症状。

（2）中药和西药联用达到增效减毒的目的，证明中药的有效性及安全性。

二、课题执行情况的评价

（1）课题考核目标调整情况说明。

（2）课题目标、任务完成情况综述。

研究一：高血压中医药的物质基础和降压机制的研究

【研究目的】

高血压为临床常见病，严重危害人类健康，长期以来中医在诊治高血压病证方面形成了独特的理论，积累了丰富的经验和方法。中医认为痰湿是高血压的病机关键，随着高脂血症发病率逐年升高，患者低龄化趋势增强，血液黏稠度增高，痰湿证型的发病比例越来越高，痰湿成高血压的主要病因，化痰利湿法制定的玉夏胶囊以夏枯草、汉防己、玉米须、莱菔子等药

物为主，通过化痰利湿、调理气机，使肝火下行达到降压目的。观察制备中药玉夏胶囊对自发性高血压大鼠（SHR）降压机制的初步研究。

【方法】

将28只SHR随机分为玉夏胶囊高剂量组、中剂量组、低剂量组及SHR模型组，采集主动脉、心脏、肾脏标本，计算机系数，ATP酶测定试剂盒测肾组织钠ATP酶含量，钙离子测定试剂盒检测血清及心肌组织钙离子含量。

【结果】

（1）SHR组大鼠收缩压明显高于正常组（$P<0.01$ vs WKY）；给药后玉夏胶囊治疗组大鼠收缩压均有不同程度的降低（$P<0.05$，$P<0.01$ vs SHR），以玉夏胶囊高剂量组最为显著。

（2）HE和MASSON染色显示模型组大鼠呈明显的心肌细胞损伤，主动脉内膜破损比较严重，内皮细胞缺失，内膜和中膜平滑肌细胞增生肥大，管腔变粗，当给予不同剂量组玉夏胶囊后上述病理变化均有改善。

（3）玉夏胶囊各剂量组大鼠血清钙离子均无明显差异（$P>0.05$）；SHR组大鼠心肌钙离子含量明显升高（$P<0.01$）；而给药后，玉夏胶囊高、中、低剂量组大鼠心肌钙离子含量明显降低（$P<0.01$），且以玉夏胶囊高剂量组最为显著。

（4）SHR组大鼠肾组织钠钾ATP酶明显降低（$P<0.01$），当给予玉夏胶囊治疗后，各给药组大鼠钠钾ATP酶均有不同程度升高（$P<0.01$）。

【结论】

玉夏胶囊能明显降低自发性高血压大鼠血压，且该作用呈剂量依赖性，并能有效改善自发性高血压大鼠心肌细胞损伤及主动脉胶原纤维沉积，降低SHR组大鼠肾组织钠钾ATP酶活性，其降压的物质基础，是通过阻滞钙通道减轻血管重构，改善血管内皮功能，调节肾素系统，有效降压和利尿，并且不引起低钾电解质紊乱，提高患者生活质量。

高血压降压中药玉夏胶囊药理毒理实验——

玉夏胶囊是郑师的经验方，本方配伍简单，由四味具有化痰利湿功效的中药组成：汉防己为君药，化痰利湿；玉米须清肝利湿，为臣药，辅佐君药增加其清肝利湿作用；夏枯草清肝泻火，奏君药化痰渗湿之功效；使以莱菔子健脾理气、引痰湿下行。根据痰湿痹阻的病机，制定了从痰论治的基本法则。中药玉夏胶囊以夏枯草为主药，滋阴潜阳化痰；辅以汉防己入膀胱、肺经，助主药化痰利湿；玉米须祛湿消肿，助主辅药利湿健脾之功，为佐药；

莱菔子为使药。本方既祛痰行气,又能调整气机,通腑消结,引导诸药祛痰利湿兼使肝火下行,达到降压目的。

郑师带领团队对中药制剂玉夏胶囊开展了一系列动物实验,包括药效学、毒理、降压作用机制等内容,为临床应用奠定了扎实的基础。

(1)玉夏胶囊药效学实验研究:制备中药玉夏胶囊,研究对肾血管性高血压大鼠血压的影响并初步进行机制探讨,与皖南医学院国家三级药理实验室协作,对玉夏胶囊制剂进行动物实验药效学研究。在实验研究过程中,复制两肾一夹(2-K1C)肾血管性高血压大鼠模型,取造模成功的大鼠随机分组,检测大鼠血压和体质量,血浆总胆固醇、甘油三酯、低密度脂蛋白、高密度脂蛋白、尿素、肌酐、尿酸、谷丙转氨酶和谷草转氨酶指标。结论:中药玉夏胶囊能明显降低肾血管性高血压大鼠的血压,其 0.6 g/kg 剂量组降压效果略强于尼群地平,对血脂、肾功能和尿酸无明显影响。

(2)玉夏胶囊降压作用机制研究:与皖南医学院国家三级药理实验室协作,对玉夏胶囊制剂配方展开降压机制的动物实验研究。将自发性高血压大鼠(SHR)分为不同剂量组,分别于给药前及给药后每两周测一次血压;给药前 1 周及给药后 8 周代谢笼收集 24 h 尿量;末次给药后测定颈动脉流量和血压;腹主动脉取血;采集主动脉、心脏、肾脏标本;计算脏器系数;HE 染色和 MASSON 染色心脏及主动脉;采用双抗体夹心酶联免疫吸附实验检测血浆肾素、Ang Ⅰ及 Ang Ⅱ含量;ATP 酶测定试剂盒测肾组织钠钾 ATP 酶含量;钙离子测定试剂盒检测血清及心肌组织钙离子含量。结论:玉夏胶囊能明显降低自发性高血压大鼠血压,且该作用呈剂量依赖性;玉夏胶囊对 SHR 大鼠颈动脉流量及心排出量无明显影响;能降低血浆 Ang Ⅰ、Ang Ⅱ,并能有效改善自发性高血压大鼠心肌细胞损伤及主动脉胶原纤维沉积,降低 SHR 心肌组织钙离子含量,升高 SHR 肾组织钠钾 ATP 酶活性,对全心湿重、左心室湿重及左心室重量指数均有一定的影响。

在既往研究中,研究者多针对粉防己碱、夏枯草、莱菔子、玉米须等单味中药成分进行药理学研究,通过检测血液中的相关离子、分子成分而反映降压的机制。本研究首次对新的降压中药组方开展机制研究,对多种中药组合配伍进行综合效应分析,为创新中药制剂的开发应用奠定基础。

高血压降压中药玉夏胶囊对心肌、肾脏、血管保护作用研究分析——

玉夏胶囊降压制剂是郑梅生全国名老中医在长期临床实践中,依据传统新安医学理论,总结出的治疗高血压的方案和诊治高血压的有效方药,

高
血
压

中医临证方略

并运用现代药学技术,对处方、配制工艺、药效、安全性、稳定性进行多年研究。项目组首次对这一新的组方药剂进行病理学研究,明确该中药在病理分子水平对心脏、肾脏、血管方面所产生的作用。

(1)玉夏胶囊对心肌损伤的保护作用:本项目研究中首次探索玉夏胶囊对自发性高血压大鼠(SHR)心肌 iNOS、NADPH 氧化酶亚单位 p22phox 和 p47phox 表达的影响,探讨玉夏胶囊对 SHR 心肌损伤的保护作用机制。结果:玉夏胶囊随着剂量的增加,能显著降低 SHR 的血压,减少 SHR 心肌组织 MDA、H_2O_2 及 NO 的含量,提高 SOD 和 T - AOC 的含量,抑制心肌 iNOS 阳性细胞表达,下调心肌 iNOS,p22phox 和 p47phox 蛋白($P<0.05$ 或 $P<0.01$)。结论:玉夏胶囊具有抗 SHR 心肌氧化应激的作用,其机制可能与下调心肌 iNOS 及 p22phox、p47phox 所介导的氧化应激损伤有关。明确了玉夏胶囊对自发性高血压大鼠(SHR)心肌损伤的保护作用。

(2)玉夏胶囊对心肌纤维化的影响初探:首次以 SHR 伴心肌纤维化为研究靶点,探讨玉夏胶囊的改善作用及其可能性机制,为临床用药提供新的理论依据。项目组通过 VG 染色观察心肌胶原纤维变化;检测心肌羟脯氨酸(Hyp)、血管紧张素Ⅱ(AngⅡ)的含量;免疫组化法检测转化生长因子(TGF - 1)蛋白的表达;Western blot 检测心肌Ⅰ型胶原纤维(ColⅠ)、Ⅲ型胶原纤维(ColⅢ)和结缔组织生长因子(CTGF)蛋白的表达。结果:玉夏胶囊能减轻 SHR 心肌组织胶原纤维沉积,降低 Hyp 和 AngⅡ的含量,减少 TGF - 1、CTGF、ColⅠ和 ColⅢ的蛋白表达。结论:玉夏胶囊可改善 SHR 的心肌纤维化,其机制可能与降低 AngⅡ含量,下调 TGF - 1 和 CTGF 表达,减少 Hyp ColⅠ和 ColⅢ产生有关。

(3)玉夏胶囊对自发性高血压大鼠肾纤维化的改善作用:高血压时肾脏局部的血管紧张素Ⅱ(AngⅡ)水平显著增高,AngⅡ作为肾纤维化最重要的活性物质,可引起肾小球高滤过,加重蛋白尿和肾损伤,进一步引起肾纤维化,可发展成慢性肾衰竭或尿毒症,从而危及生命。本项目首次研究玉夏胶囊对高血压并发症肾纤维化的改善作用。选择自发性高血压大鼠(SHR)为实验对象,研究玉夏胶囊对肾纤维化的作用及 TGF-β1/Smads 信号通路的影响。结果:玉夏胶囊能有效降低 SHR 大鼠 U-mAlb 及 β2-MG 含量,尤其是玉夏胶囊高剂量组效果明显;玉夏胶囊可有效降低 SHR 大鼠血浆及肾组织中过高的 AngⅡ水平;具有改善 SHR 大鼠肾脏病理损伤的作用;能有效减少 SHR 大鼠肾组织胶原沉积;能够下调 SHR 大鼠肾组织

TGF-β1 蛋白表达；在一定程度上能有效降低 SHR 大鼠肾组织 Smad2/3 蛋白磷酸化水平的表达，下调肾组织 Smad4 蛋白，上调 Smad7 蛋白的表达。推测玉夏胶囊能够减轻自发性高血压引起的肾组织病理损伤，改善肾纤维化，在一定范围内呈剂量依赖性；其机制可能与其降低血压，下调 Ang Ⅱ水平，抑制肾组织过度激活的 TGF-β1/Smads 信号通路有关。

通过研究中药玉夏胶囊具有的多种降压药理活性，证实夏枯草具有降压活性及抗心律失常作用；防己具有钙离子通道阻断作用，其降压效果明显；莱菔子的水提物具有明显的降压作用，对于麻醉兔、猫及犬，静脉注射时均可引起动物血压下降；玉米须降压作用明显而持久，并与迷走神经有关，可使动物的主动脉粥样斑块面积减少 74.1%，增强氧歧化酶活性，降低过氧化脂质的形成，增强心肌对缺血、缺氧的耐力。玉夏胶囊在保护靶器官、降低心脑血管事件的发生率和病死率方面明显有效，在高血压 1 级、2 级预防和治疗中起重要作用。

研究二：中药降压制剂证候及疗效评价

【研究目的】

目前我国高血压患病人数约 2.1 亿，芜湖市中医医院高血压中心总结降压疗效确切的协定处方，选用皖南地区道地中药材，研制出中医降压制剂，平稳降压，能够保护心、脑、肾等靶器官。在中药制剂使用中，从中医证候研究、确立依据，以及诊断标准、计量方法、疗效标准等方面开展对高血压的临床研究，采用循证医学方法，评价中药降压疗效和治疗方案。

【方法】

中医疾病诊断及证候评定标准采用国家药品监督管理局 2002 年版《中药新药临床研究指导原则》。高血压中医证型分为四型：肝阳上亢证型、肝肾阴虚证型、痰湿壅盛证型、气滞血瘀证型。本研究为前瞻性研究，采用随机双盲对照组：玉夏胶囊组、尼群地平对照组。

中医证候评分标准：根据《中药新药临床研究指导原则》指定的"高血压中医证候分级量化表"。

主症：头痛头胀、眩晕耳鸣、胸闷心悸。

兼症：急躁易怒、面红目赤、体胖乏力、心烦汗出、少寐多梦、肢体麻木、大便干结、小便清长。

舌苔：舌红、淡，苔黄、腻、薄白。

脉象：弦、滑、沉、细、结、代。

中医证候计量评分——

4分:以上症状持续出现,影响工作和生活。

3分:以上症状明显,经常出现,不影响工作和生活。

2分:上证时重时轻,间断出现,不影响工作和生活。

0分:无证候或证候消失。

降压疗效评定标准——

显效:收缩压下降20 mmHg以上,舒张压下降10 mmHg以上,血压达到正常范围。须具备其中1项。

有效:舒张压下降不及10 mmHg,但宜达到正常范围;舒张压较前下降10～19 mmHg,但未达到正常范围;收缩压较治疗前下降30 mmHg以上。须具备其中一项。

无效:血压降低,但未达到以上标准者。

加重:血压升高,出现器官损害表现。

中医证候疗效评定标准——

显效:治疗后证候全部消失,积分为0,或治疗后证候积分较治疗前减少70%以上者。

有效:治疗后证候积分较治疗前减少50%～70%者。

无效:治疗后证候积分较治疗前减少不足50%者。

加重:治疗后证候积分未减少超过治疗前者。

【研究结果】

临床疗效指标——

(1)血压指标:玉夏胶囊平稳持久,可使收缩压下降10～20 mmHg,舒张压下降5～15 mmHg。

(2)中医证候指标:改善患者症状如头晕、乏力、胸闷、心悸、失眠等症,提高生活质量。

安全性指标——

(1)临床观察指标:未发现对肝肾功能、血糖、血脂、尿酸、尿常规、血常规、生化指标和心电图有异常及不良影响。

(2)中药降压提高患者依从性:有利于提高高血压治疗率和血压控制率,增加患者依从性。

(3)药效学和急性毒性实验指标:动物实验证实玉夏胶囊具有明显降压作用,且起效快,降压作用较尼群地平强,对血脂、肾功能、尿酸无明显影响。

(4)中药降压对靶器官的保护作用:临床研究提示化痰利湿法对高血

压所致的靶器官损害如动脉血管、心、脑、肾组织损害,左心室肥厚,以及减少蛋白尿和肾损害的治疗有一定的改善作用。

【结论】

课题组与皖南医学院中药药理三级实验室完成了玉夏胶囊药效学实验、急性毒性实验。结果显示玉夏胶囊具有明显的降压作用,且起效快,作用较强,尤其在给药3~4周时,0.6 g/kg剂量组降压作用较尼群地平强,对血脂、肾功能、血尿酸无明显影响。经临床近万人服用,适用于高血压1级、2级的长期治疗,降压平稳持续。可使收缩压下降20 mmHg,舒张压下降10~15 mmHg。本药制作工艺具有可控性和重复性,产品质量稳定,剂型方便,使用安全,与市场上同类降压中药相比,具有明显降压效果。

本课题在中医理论指导下,充分运用现代科学技术,阐明中医药对高血压疾病规律认识的科学性,对玉夏胶囊进行系统的临床前研究,包括药效学研究,确定各原料的最佳提取工艺和制剂成型工艺,建立可靠、稳定的质量控制标准,实现玉夏胶囊制作工艺、药物提取的创新科学化、规范化、产业化。

研究三:玉夏胶囊治疗高血压 526 例临床观察

【研究目的】

中医药治疗高血压的优势在于在降压的同时兼顾缓解症状,有利于保护靶器官,提高患者长期服药的依从性。研究通过观察中药玉夏胶囊的降压效果,以中医证类和血压降低值(达标率)为主要疗效评价指标,观察降压疗效及安全性。

【方法】

采用简单随机法分为治疗组和对照组——

(1)治疗组:口服玉夏胶囊,每次2粒,每天2次,6:00和17:00服用;玉夏胶囊为芜湖市中医医院院内制剂(每粒0.3 g,相当于生药2.215 g,主要成分:防己、玉米须、夏枯草、莱菔子,批号:110107)。

(2)对照组:口服清脑降压片(每片0.31 g),每天3次,每次3片,6:00、12:00、18:00服用。主要成分:黄芩、夏枯草、槐米、(煅)磁石、牛膝、当归、地黄、丹参、水蛭、钩藤、决明子、地龙、珍珠母(辽源亚东爱友药业有限公司生产,国药准字:Z20063110)。两组疗程均为8周。

观察指标和方法——

(1)观察两组治疗前后收缩压、舒张压、心率及肝功能、肾功能、血糖、血脂、尿酸、血常规等生化指标。

（2）观察治疗前后症状的改变,评分标准依据《中医心病诊断疗效标准与用药规范》。计量评分方法:4分,症状持续出现,影响工作和生活;3分,相应症状明显,经常出现,不影响工作和生活;2分,症状时轻时重,间断出现,不影响工作和生活;1分,症状较轻,偶尔出现,不影响工作和生活;0分,无证候或证候消失。

疗效标准——

（1）降压疗效评定标准:根据《中药新药临床研究指导原则》制定。

显效:舒张压下降 10 mmHg 以上,并达到正常范围;舒张压虽未降至正常,但已下降 20 mmHg 或以上。须具备其中 1 项。

有效:舒张压下降不及 10 mmHg,但已达到正常范围;舒张压较治疗前下降 10～19 mmHg,但未达到正常范围;收缩压较治疗前下降 30 mmHg以上。须具备其中 1 项。

无效:血压降低,但未达到以上标准者。

加重:血压升高,出现器官损害表现。

（2）中医证候疗效判定标准:

显效:治疗后证候全部消失,积分为 0,或治疗后证候积分较治疗前减少 70%以上者。

有效:治疗后证候积分较治疗前减少 50%～70%者。

无效:治疗后证候积分较治疗前减少不足 50%者。

加重:治疗后证候积分未减少或超过治疗前者。

【研究结果】

两组患者治疗前后血压及生化指标比较——

治疗组治疗后收缩压、舒张压、血糖、尿微量蛋白较治疗前差异有统计学意义($P<0.05$),表明玉夏胶囊治疗后收缩压及舒张压明显降低,同时对血糖水平及尿微量蛋白有一定改善作用。对照组治疗前后收缩压、舒张压、心率、尿微量蛋白及肌酐水平,差异有统计学意义($P<0.05$)。治疗组对收缩压和舒张压的降压效果优于对照组($P<0.05$)。

两组患者治疗前后症状评分比较——

两组治疗后头痛、心悸、胸闷、腰酸、体胖均有改善,差异有统计学意义($P<0.05$);两组治疗后比较,除胸闷外,其余症状治疗组改善程度均优于对照组,差异有统计学意义($P<0.05$)。

两组患者降压疗效及中医证候疗效比较——

降压疗效治疗组 526 例中显效 220 例(占 41.83%),有效 271 例(占

51.52%），无效 35 例（占 6.65%）。对照组 528 例中显效 136 例（占 25.75%），有效 328 例（占 62.12%），无效 64 例（占 12.12%）。治疗组显效率及总有效率优于对照组（$P<0.05$），差异有统计学意义。中医证候疗效：治疗组 526 例中显效 180 例（占 34.22%），有效 287 例（占 54.22%），无效 38 例（占 7.22%），加重 21 例（占 3.99%）；对照组 528 例中显效 165 例（占 31.25%），有效 260 例（占 49.24%），无效 81 例（占 15.34%），加重 22 例（占 4.17%），治疗组总有效率 88.78%，对照组总有效率 80.49%，两组比较有统计学差异（$P<0.05$），治疗组疗效优于对照组。

治疗组患者不同中医证型降压疗效比较——

治疗组 526 例中肝肾阴虚证 79 例，其中显效 32 例（占 40.51%），有效 40 例（占 50.63%），无效 7 例（占 8.86%）。肝阳上亢证 123 例，显效 55 例（占 44.72%），有效 64 例（占 52.03%），无效 4 例（占 3.25%）。气滞血瘀证 90 例，显效 21 例（占 23.33%），有效 61 例（占 67.78%），无效 8 例（占 8.89%）。痰湿壅盛证 224 例，显效 125 例（占 55.80%），有效 98 例（占 43.75%），无效 1 例（占 4.46%）。非以上 4 型者共 10 例（未纳入对比）。4 组间比较，肝肾阴虚证、肝阳上亢证、气滞血瘀证与痰湿壅盛证比较，差异有统计学意义（$P<0.05$），可以认为玉夏胶囊对 4 种证型的高血压治疗均有效，对痰湿壅盛型效果较好。

【结论】

本研究结果显示，玉夏胶囊降压效果优于清脑降压片，总有效率高于清脑降压片（$P<0.05$）。两组对血脂、肾功能、尿酸等生化指标均无不良影响。通过证候评分分析，玉夏胶囊对头痛、心悸、腰酸、体胖等症状改善优于清脑降压片。玉夏胶囊对高血压的不同证型疗效比较，对痰湿壅盛证疗效优于高血压的其他证型（$P<0.05$）。

玉夏胶囊降压效果明显，且能有效改善头痛、心悸、胸闷等症状，对不同证型的高血压患者均有疗效，对痰湿壅盛证高血压疗效更为明显。

研究四：玉夏胶囊治疗痰湿证老年性高血压的疗效观察

【研究目的】

通过采用从痰论治法，对玉夏胶囊治疗痰湿证类老年性高血压进行前瞻性研究。观察降压效果、证候积分改善情况、生活质量改善情况及临床安全性。

高血压 中医临证方略

【方法】

采用随机(查随机数字表法)单盲对照试验方法,将合格病例随机分为观察组(痰湿证组)和西医对照组。

给药方法——

治疗组口服玉夏胶囊(由安徽省芜湖市中医医院制剂室提供,产品批号:090115,主要由夏枯草、汉防己、玉米须、莱菔子组成,每粒0.3 g,24粒/盒),每天2次,每次2粒;对照组口服尼群地平片(浙江万马药业有限公司生产,批号:080102,每片10 mg),每天2次,每次1片。两组患者在服药期间避免使用其他相关的降血压药物。连服4周为1个疗程,共治疗2个疗程。

观察指标与疗效评定——

(1)观察血、尿、便常规,肝、肾功能,心电图检查。

(2)疗效评定标准:治疗前及治疗后分别观察患者眩晕头痛、胸闷腹胀、心悸失眠、体胖乏力等主要症状并记录其积分值。参照《中药新药临床研究指导原则》中的有关标准,按下述方法记分:主动诉出为4分;问出,显著或持续出现为3分;问出,时轻时重或间断出现为2分;问出,轻或偶尔出现为1分;无,为0分。血压评定参照1979年全国心血管会议制定的统一标准,分为显效、有效、无效。中医证候疗效评定为临床治愈、显效、有效、无效。患者生活质量量表选择生活质量评分问卷,采用Croog设计的原发性高血压患者生活质量评估量表,选取5大项内容:健康愉快感、躯体症状、情感状态、社会参与、生活满意度。疗程8周,在进入随机试验后和治疗结束时,各进行1次临床疗效评估和生活质量评定。

【结果】

表明玉夏胶囊用于老年性高血压患者,疗效确切,降压平稳无反弹,降压显效率为61.25%,中医证候疗效总有效率为96.2%,老年性高血压患者血压下降平稳,未出现明显血压波动。玉夏胶囊对痰湿壅盛型高血压有良好疗效,可不同程度地改善头晕、头痛、耳鸣、胸闷、心慌等症状,对健康愉快感、躯体症状、情感状态、社会参与、生活满意度等生活质量具有明显改善作用。详见表3、表4、表5、表6。

表3 两组血压改善情况比较($\bar{x}\pm s$；mmHg)

组别	n	收缩压		舒张压	
		治疗前	治疗后	治疗前	治疗后
观察组	80	175.13±16.95	128.87±13.73	97.88±12.06	80.13±9.25
对照组	78	170.21±15.75	137.96±12.24	95.45±11.72	82.67±8.67

注：与本组治疗前比较，$P<0.001$。

表4 两组高血压疗效比较

组别	n(例)	显效（例）	有效（例）	无效（例）	显效率	总有效率
观察组	80	49	24	7	61.25%	91.25%
对照组	78	41	28	9	52.56%	88.46%

注：两组显效率比较，$P<0.05$。

表5 两组证候疗效比较

组别	n(例)	临床治愈（例）	显效（例）	有效（例）	无效（例）	显效率	总有效率
观察组	80	7	54	16	3	76.25%	96.25%
对照组	78	3	47	19	9	64.10%	88.46%

注：两组显效率、总有效率比较，$P<0.005$。

表6 两组治疗前后中医证候积分比较($\bar{x}\pm s$)

组别		n(例)	眩晕头痛	胸闷腹胀	心悸失眠	体胖乏力
观察组	治疗前	80	3.01±1.69	2.01±1.03	3.45±1.89	3.23±1.61
	治疗后	80	2.03±0.82	1.05±0.52	2.11±0.74	2.03±1.35
对照组	治疗前	78	3.87±1.75	1.91±1.23	3.42±1.67	3.47±0.65
	治疗后	78	3.25±0.83	1.82±0.96	2.68±1.05	2.99±1.73

注：与本组治疗前比较，$P<0.05$；与对照组治疗后比较，$P<0.05$。

【结论】

从痰论治法是治疗高血压的基本法则，中医学虽没有使用"高血压"这一病名，但在众多的中医历史文献中对眩晕病因病机、症状和防治方法早有记载。现代生活方式引发高脂血症、肥胖、烟酒过度，是造成气、血、津、液紊乱，痰湿为患的重要因素，痰湿之邪黏滞而固涩，血留为瘀，痰瘀互结，损伤络脉，进一步导致气血运行逆乱，痰阻瘀闭，最终导致眩晕。老年患者正气虚损，兼夹痰浊，治疗必须"从痰论治"。

病证结合是临床研究高血压方证的重要途径,辨证论治是中医的特色优势,在高血压辨病治疗、中医的痰证治疗中引入方证模式,可以系统观察高血压的中医病因病机及演变过程,这也是研究开发高血压药物的有效途径。本研究对高血压1级、2级患者采取从痰论治新疗法,观察降压疗效,治疗组降压明显,改善症状方面优于对照组,对患者生活质量有提高。

中医法则是继承"以象为素,以素为候,以候为证"的理念与传统方法,具体到高血压舌象、脉象、脏象信息,表达的证候是痰湿内阻,其证候病机为痰湿内生,伤及脾胃,健运失司,聚湿生痰,痰湿内阻,造成清阳不升而生本病。玉夏胶囊用于老年性高血压患者疗效确切、降压平稳,观察组使用该药患者8周内血压下降平稳,对痰湿证型高血压有良好疗效,可不同程度改善头晕、头痛、耳鸣、胸闷、心慌等症状,对健康愉悦感、躯体症状、情感症状、社会参与、生活满意度等生活质量具有明显改善作用。从痰论治注重个体化与治病求本相结合,丰富了中医治疗高血压的内涵。本研究充分展示中医方证研究的特色和优势。

研究五：钩菊胶囊药理毒理试验

阴虚阳亢是高血压最常见的证型之一,采用郑师经验方研制成钩菊胶囊,用于治疗高血压阴虚阳亢证型,通过补肝肾、熄肝风等调节人体阴阳平衡,达到阴平阳秘,从而使血压下降。为了明确该药疗效,我们进行了药理实验,发现中药降压疗效确切平稳,不良反应小,对肝肾无不良影响,并且能够降低血尿酸和血液黏稠度,对心肌肥厚有一定的保护作用。

【研究目的】

观察钩菊胶囊对自发性高血压大鼠(SHR)的降压作用。

【方法】

雄性自发性高血压大鼠50只,随机分为模型对照组,钩菊胶囊低、中、高剂量组,卡托普利阳性对照组,每组10只。另设 Wistar-Kyoto(WKY)正常对照组10只。分别于灌胃给药前和给药后每两周测量血压和称体重,末次给药后取心脏、肝脏及肾脏,称重并计算各脏器系数,检测全血黏稠度、血脂、肝肾功能和尿酸。结果:钩菊胶囊各剂量组,给药后血压逐渐下降,到16周血压明显低于模型组($P<0.01$),高剂量组血压接近正常水平($P>0.05$);钩菊胶囊高剂量组全心脏器和左室脏器系数、左室重/全心重、血液黏稠度低切变率均明显低于模型组($P<0.05$);对肝肾功能无明显毒性反应($P>0.05$)。

【结果】

钩菊胶囊可平稳降低自发性高血压大鼠的血压,且降压作用较为温和而持久。明显降低自发性高血压大鼠的心脏脏器系数,对心肌肥厚有一定保护作用,对肝肾功能无明显的毒性反应,钩菊胶囊有明显的降低血浆中尿酸的作用。详见表7、表8、表9。

表7　钩菊胶囊对自发性高血压大鼠收缩压(mmHg)的影响(n=10)

时间(w)	WKY组	模型组	钩菊胶囊(0.05 g/kg)	钩菊胶囊(0.15 g/kg)	钩菊胶囊(0.45 g/kg)	卡托普利(0.03 g/kg)
0	144.92±2.04	214.49±2.59	214.61±2.27	215.73±2.72	214.67±3.71	213.05±4.23
2	144.62±2.81	223.18±4.78	217.20±3.03	213.82±1.73	201.69±3.21	204.31±6.60
4	143.93±3.49	228.00±6.95	202.83±2.37	200.41±3.63	191.38±0.94	182.62±4.12
8	142.53±3.14	222.20±6.00	198.52±4.60	194.57±5.95	180.10±5.09	160.42±3.53
12	144.25±3.08	223.42±3.61	185.43±11.42	176.99±1.19	162.29±3.75	161.48±1.24
16	145.65±2.67	223.09±2.35	185.92±2.57	175.14±2.20	166.41±3.81	157.42±0.73

表8　钩菊胶囊对自发性高血压大鼠心肌脏器系数、肝肾脏器系数的影响($\bar{x}\pm s$,n=10)

组别(g/kg)	体重(g)	全心湿重(mg/g)	左心室湿重(mg/g)	左室湿重/全心湿重(mg/mg)	脏器湿重 肝	脏器湿重 左肾	脏器湿重 右肾
WKY组	366.11±58.02	1.14±0.29 3.12±0.13	0.9±0.14 2.45±0.13	0.74±0.03	10.16±0.82 28.35±4.8	1.33±0.19 3.66±0.42	1.28±0.15 3.55±0.49
模型组	382.67±27.03	1.55±0.19 4.06±0.46	1.23±0.16 3.22±0.38	0.79±0.01	14.02±1.78 35.59±3.44	1.46±0.17 3.82±0.22	1.49±0.17 3.88±0.22
钩菊胶囊(0.05)	380.57±21.99	1.49±0.11 3.89±0.25	1.18±0.1 3.02±0.19	0.79±0.02	13.00±3.15 35.72±5.28	1.52±0.12 3.95±0.39	1.45±0.11 3.68±0.38
钩菊胶囊(0.15)	380.57±14.70	1.41±0.22 3.70±0.27	1.11±0.18 2.93±0.25	0.79±0.11	14.20±0.95 37.32±2.08	1.44±0.09 3.78±0.19	1.40±0.08 3.68±0.23
钩菊胶囊(0.45)	384.29±21.99	1.31±0.17 3.42±0.51	1.02±0.16 2.66±0.46	0.78±0.03	13.19±1.62 34.39±4.25	1.37±0.13 3.56±0.61	1.34±0.12 3.48±0.39
卡托普利(0.03)	380.86±17.95	1.33±0.07 3.51±0.16	1.04±0.07 2.73±0.15	0.78±0.01	13.81±1.72 36.19±3.27	1.46±0.07 3.84±0.21	1.46±0.10 3.84±0.22

表9 钩菊胶囊对自发性高血压大鼠血脂、肾功能和尿酸的影响

组别	剂量 (g/kg)	动物数 (只)	CHOL (mmol/L)	TG (mmol/L)	HDL (mmol/L)	LDL (mmol/L)	UA (μmol/L)
WKY组	—	9	2.25±0.48	0.63±0.16	1.16±1.17	0.86±0.53	52.12±21.65
模型组	—	7	2.38±0.31	0.86±0.22	1.13±0.03	0.85±0.22	91.00±20.83
钩菊胶囊	0.05	7	2.39±0.49	1.26±1.01	1.09±0.13	0.72±0.30	70.00±27.32
钩菊胶囊	0.15	7	1.91±0.20	0.94±0.16	1.05±0.07	0.43±0.18	66.43±23.50
钩菊胶囊	0.45	7	1.75±0.53	0.68±0.22	1.05±0.09	0.40±0.49	34.50±8.36
卡托普利	0.03	6	1.89±0.34	0.84±0.41	1.09±0.07	0.42±0.22	107.66±33.63

【结论】

高血压不仅导致血流动力学异常,还可引起心、脑、肾靶器官的损害,是冠心病、脑卒中的重要危险因素。发挥中医药整体调节的优势,进行多靶点、多途径的综合治疗,不仅能调节人体代谢紊乱,减少躯体症状,还能改善中医证候,提高患者依从性和生活质量,更好促进降压达标。

现代药理学研究结果显示:野菊花具有广谱抗菌、抗病毒、降压、增加冠脉血流量、清除氧自由基等作用,野菊花95%乙醇浸提物对麻醉猫、正常狗均有一定的降压效果,而且降压作用缓慢、持久,是较理想的降血压药物。钩藤碱是钩藤的主要成分,钩藤碱具有钙离子拮抗作用,可降低心肌兴奋性、松弛血管。钩藤对SHR的早期高血压可能有血管保护的作用。本药主治肝肾阴虚、阴虚阳亢所致高血压,治以平肝熄风、益肾降压。方中淫羊藿有补益肝肾之效;野菊花清肝熄风,潜阳降逆;钩藤平肝潜阳,调达肝气之郁滞;罗布麻与诸药相配,共为平肝益肾。钩菊胶囊经多年的临床使用,对治疗高血压1级、2级具有明确的疗效,且降压温和、持久,副作用小,易被患者接受,同时在保护心血管、肾脏及代谢功能方面具有明显的优势,通过动物实验我们也证实了该药的优点所在和降压疗效。采用现代医学研究方法,加强中医药心、脑、肾、血管靶器官及物质代谢的保护作用的研究,中医药在高血压的防治领域的研究将能取得更多的收获。

研究六:鲜鬼针草降压作用的实验研究和急性毒理试验

【研究目的】

高血压是一种常见病,是世界公认的十大疾病之一,全世界高血压患者约10亿,我国高血压患病率为18.8%,高血压是冠心病、中风、肾衰竭和其他心血管疾病的一个重要危险因素,严重危害人们的身心健康。因此,研发高效、安全的降压药物是中医药防治高血压的研究课题。中药鬼针草临床治疗

原发性高血压有较好疗效,为进一步验证其降低血压的疗效,我们进行了降压作用的实验研究和急性毒性实验。

【鲜鬼针草降压作用的实验研究】

(一)研究方法

实验材料及条件——

(1)实验材料:鲜鬼针草提取液,由安徽芜湖市中医医院提供。12周龄原发性高血压大鼠(SHR),无特定病原体级(SPF级),雄性,体重200～220 g,35只,由北京维通利华实验动物技术有限公司提供,实验动物生产许可证号:SCXK(京)2007—001。12周龄SD大鼠,SPF级,雄性,体重200～220 g,7只,由北京维通利华实验动物技术有限公司提供,实验动物生产许可证号:SCXK(京)2007—001。

(2)实验条件:将大鼠置于动物实验室,室温控制在20～25 ℃,相对湿度55%～65%,空调控制。每天通风2～3次,每次1 h。控制昼夜光照,避免过多噪声及其他干扰。大鼠分笼饲养。给予通用鼠料喂养,饮水采用自来水煮沸后的冷却水,不限制进食量及饮水量。

实验方法——

取12周龄SHR雄性35只,适应性饲养1周后,采用无创血压测试仪,用尾套法测收缩压,筛选出收缩压大于140 mmHg大鼠30只,随机均分为五组,即鲜鬼针草药32.4 g/kg、64.8 g/kg、129.6 g/kg剂量组〔此剂量通过单次给药确定,相当于临床人用量(30 g/d)的12倍、24倍和48倍〕和尼群地平阳性组(1.8 mg/kg)、模型组,每组6只,领取7只正常SD大鼠为正常对照组。各药物组和阳性对照组每天灌胃给药1次,给药容积为1 ml/100 g体重,正常对照组和模型组给予等容积的生理盐水。

(二)观察指标

大鼠尾动脉收缩压的测定——

采用ALC-NIBP无创血压测量仪在清醒状态下测定大鼠尾动脉收缩压。分别于给药后1 d、4 d、7 d采用尾套法测量清醒安静状态下大鼠尾动脉收缩压。检测给药后90 min、240 min和360 min三个时间点血压,每个时间点重复测量3次,取其平均值作为最终的血压值。

Elisa 检测血清 ET、CGRP、Ang Ⅱ和 ALD 含量——

给末次药后,待血压测定完成,用 3.5% 水合氯醛腹腔麻醉,腹主动脉取血 4 ml,分离血清,测大鼠血清 ET、CGRP、Ang Ⅱ和 ALD 含量。检测过程中严格按照试剂盒说明书进行操作。

全心指数的测定——

各 SHR 大鼠麻醉前称量体质量。腹主动脉取血后迅速取出心脏,用预冷生理盐水冲洗后,剪去周围大血管和结缔组织,滤纸吸干水分,电子天平称取全心质量。计算全心质量与体质量比(HM/BM),即为全心指数(HMI)。

HE 染色检测大鼠心肌重构——

大鼠经颈动脉采血后在体心脏灌流,从心尖处灌入灌流液,灌流液自右心耳流出,先用 PBS 冲洗,当流出液澄清后,以中性 4% 多聚甲醛灌流。灌流结束后取心脏标本。心脏组织石蜡包埋、脱水、切片、脱蜡。HE 染色,中性树胶均匀封片,干燥,采集图像。

染色检测模型人鼠心肌胶原的表达——

心肌组织石蜡包埋、脱水、切片、脱蜡后,Masson 染色,中性树胶均匀封片,干燥,采用全自动图像分析系统,测量心肌组织胶原容积积分(CVF=胶原面积/总面积)。在光镜下随机选取 5 个视野,以视野中所有胶原面积之和(不包括血管周围胶原面积)除以心肌纤维和结缔组织面积总和,得出 CVF。

(三)实验结果

鬼针草药物多次给药对 SHR 收缩压(SBP)的影响——

给药之前,SHR 各给药剂量组血压无显著性差异。第 1 次给药后,各药物组和阳性对照组血压有所降低,在 90 min 时血压降到最低,其中 129.6 g/kg 剂量组血压最低达到 134 mmHg,与模型组比较有显著性差异($P<0.01$),240 min 血压可见上升($P<0.01$),维持到 360 min 时达到与给药前相同水平。持续给药 5 d、10 d,降压趋势相同,各药物组在 90 min 时血压达到最低水平($P<0.01$),240 min 血压有所上升($P<0.01$);维持到 360 min 时达到与给药前相同水平。见表 10。

表 10　多次给药尾动脉 SBP 值变化情况($\bar{x}\pm s$, $n=6$, 单位: mmHg)

给药时间	组别	剂量(g/kg)	给药前	给药后(min)		
				90	240	360
给药第 1 天	Normal	等容量	108.11±6.59	115.3±3.18	116.00±4.09	115.00±3.18
	Model	等容量	171.70±2.07	174.52±2.53	176.28±1.69	174.13±1.15
	Control	1.8 mg/kg	170.34±5.11	138.75±10.01**	158.94±3.86**	173.68±1.73
	High	129.6	173.66±3.13	134.10±5.61**	153.79±3.78**	176.02±1.78
	Middle	64.8	174.65±2.02	137.36±9.09**	156.50±4.85**	173.73±1.66
	Low	32.4	172.32±3.60	145.74±4.97**	156.74±4.25**	175.06±2.26
给药第 4 天	Normal	等容量	104.26±3.51	104.26±3.51	110.27±3.34	111.86±2.80
	Model	等容量	173.18±1.16	175.09±1.71	174.56±2.24	175.01±1.38
	Control	1.8 mg/kg	167.99±6.21	142.55±7.04**	152.07±1.33**	170.12±3.42
	High	129.6	169.05±3.19	133.72±4.85**	149.23±3.66**	170.61±3.75
	Middle	64.8	169.77±3.95	140.36±3.48**	153.22±2.41**	172.46±5.09
	Low	32.4	170.28±2.01	142.30±2.94**	149.92±3.22**	173.66±4.13
给药第 7 天	Normal	等容量	110.15±6.15	111.85±5.95	111.87±3.49	111.46±3.93
	Model	等容量	174.67±1.22	174.65±0.73	174.00±1.55	174.94±1.90
	Control	1.8 mg/kg	173.64±2.75	143.65±3.18**	154.87±7.10**	174.26±3.25
	High	129.6	172.19±2.27	135.47±6.06**	155.98±11.27**	172.08±2.40
	Middle	64.8	174.16±2.03	141.44±4.02**	158.64±10.13**	174.71±2.12
	Low	32.4	173.29±2.37	144.81±2.74**	158.25±6.89**	174.18±1.43

注: 与给药前比较: ** $P<0.01$, $P<0.05$。

鲜鬼针草药物多次给药对 SHR 全心指数的影响——

与正常组比较, 模型组心指数增高, 有显著性差异($P<0.01$); 与模型组比较, 阳性药物尼群地平多次给药后能明显降低心指数($P<0.01$); 鲜鬼针草药物多次给药后, 129.6 g/kg 能明显改善心脏功能, 降低心指数, 与模型组比较有显著性差异($P<0.05$)。详见表 11。

表 11　多次给药对 SHR 全心指数的影响($\bar{x}\pm s$)

分组	n	剂量(g/kg)	心指数(%)
Normal	7	—	0.399±0.054
Model	6	—	0.483±0.047**
Control	6	1.8 mg/kg	0.414±0.028##
High	6	129.6	0.426±0.028#
Middle	6	64.8	0.451±0.017*
Low	6	32.4	0.482±0.053**

注: 与正常组比较: ** $P<0.01$, * $P<0.05$; 与模型组比较: ## $P<0.01$, # $P<0.05$。

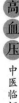
高血压中医临证方略

【急性毒性实验】

(一)实验方法

ICR小鼠50只,雌雄各半,体重18～22 g由安徽省实验动物中心提供,合格证号:SCXK(皖)2011—002。取 ICR 小鼠,根据预实验 Dm＝748.8 g/kg,Dn＝374.4 g/kg,组间剂量比为 1∶0.75,分为 5 组,即748.8 g/kg、655.2 g/kg、561.6 g/kg、468 g/kg、374.4 g/kg 剂量组(人用量按 30 g/d计算,小鼠按体表面积计算,给药剂量为 3.6 g/kg 的 192 倍、168 倍、156 倍、144 倍、120 倍和 94 倍)。各组给药前禁食不禁水 12 h,灌胃,给药体积为 0.2 ml/10 g,每8 h 1 次,共给药 2 次,连续观察 7 d,并观察各鼠的反应及死亡等情况,计算半数致死量 LD_{50}。

(二)实验结果:LD_{50}检测结果

连续给药并观察 7 d,发现 374.4 g/kg 剂量组无死亡;468.0 g/kg 剂量组死亡 1 只,死亡率为 10.0%;561.6 g/kg 组死亡 3 只,死亡率为30.0%;655.2 g/kg 组死亡 5 只,死亡率为 50.0%;748.8 g/kg 组死亡率为100.0%。不死小鼠活动、毛色正常,大小便没有异常现象。实验结果采用 Bliss 法计算 LD_{50}。详见表 12、表 13。

表 12　各剂量组死亡分布

组别	动物数(n)	死亡数
748.8 g/kg	10	10
655.2 g/kg	10	5
561.6 g/kg	10	3
468.0 g/kg	10	1
374.4 g/kg	10	0

表 13　Bliss 法(正规 LD_{50} 计算法)计算结果

项目	数据
LD_{50}	609.311 6
LD_{50} 的平均可信限(ML95)	46.668 6
LD_{50} 的 95%可信限(L95)	564.427 6～657.764 8
LD_{50} 的平均可信限率(L95%)	0.076 6
斜率(b)	13.974 3
Sb	3.536 4

项目	数据
X50	2.784 8
Sx50	0.017 0
回归方程:Y(概率单位)=	$-33.916\ 1 +13.974\ 3\times\log(D)$

（三）实验结论

通过正式实验确定 LD_{50}＝609.3 g/kg(人用量按 30 g/d 计算，小鼠按体表面积计算，相当于临床给药剂量 3.9 g/kg 的 156 倍)，说明本药物应用安全。

鬼针草的研究从 20 世纪 90 年代开始，以抗血栓、抗炎、降血糖、降血压、降血脂、降低血液黏稠度、保肝等作用为其新用途展现在世人面前，临床报道不断，尤其对老年人心脑血管疾病、动脉硬化显得十分有效。鬼针草生长在路边、荒野，分布于皖南山区和江南大部分地区，且资源丰富，价格便宜，浓缩成新型制剂给予高血压合并心功能异常、肝肾功能异常患者长期服用，临床使用很具推广价值。

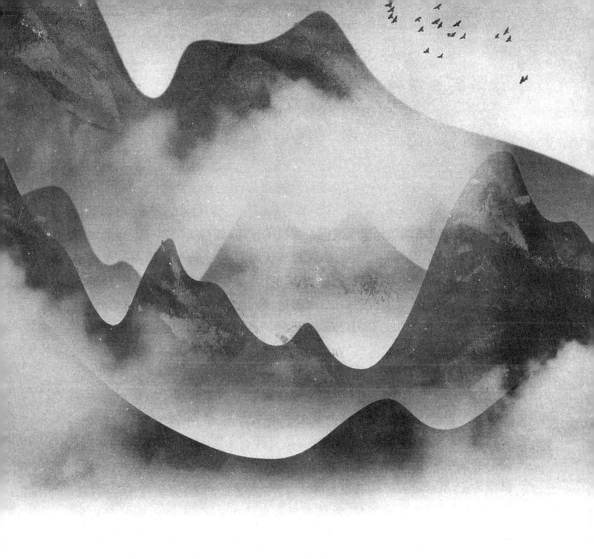

下篇 医案拾珍

诊治高血压的经验

中医在防治高血压中正发挥着积极的作用,通过运用四诊八纲的辨证手段或结合脏腑辨证、六经辨证、三焦辨证及卫气营血辨证等,对高血压患者的复杂症状进行综合分析,根据中医的治疗原则,确定治疗方法,结合中西医理论,利用现代的检测手段,血生化、24 h动态血压、心电图、颈动脉血管B超、经颅多普勒(TCD)、尿微量蛋白、头颅磁共振等提供的病理微观检测表现,进一步认识中医的"证",便于我们更准确地辨证施治。

正确的辨证与辨病相结合,有助于临床认识疾病的病因病机,使我们正确处方用药,以达到良好效果。芜湖市中医医院高血压中心对高血压合并心、脑、肾损伤,采取中医药的早期干预、早期诊断、早期治疗,尤其是对高血压的不规范治疗产生身体损害,造成脏腑虚实夹杂的病理状态,分析是正虚如气虚、血虚、阴虚、阳虚、阴阳俱虚,还是邪实如痰浊、湿热、瘀血、浊毒为主,从辨证与辨病的观点出发,与中医平肝潜阳、活血化瘀、益肾补气、化痰利湿等大法相对应,再依据患者体质虚实不同,通过补虚泻实来治疗。

中药药理的研究为中西医沟通架起了桥梁,是对中药功效认定的途径,临床上从中药的性味、功效和现代药理研究两个方面来选择用药。疾病有寒、热、虚、实的不同,中药有升、降、沉、浮的药性,用药有温、补、清、泻的区分,根据具体的"证"选择相应功效的中药,这是传统用药的依据。随着现代科学技术进步,我们能以西医学、自然科学、药理研究等方法研究中药,探讨中药更深层次的功能和作用机制,对传统中药研究进行进一步延伸。通过对玉夏胶囊、钩菊胶囊、鬼针草的药理及降压有效物质基础的研究,临床收到明显的治疗效果,也获得了中药功效的拓展。

在临床上,现代医学的发展与中医传统脏腑功能有着本质的区别,因此高血压与中医病证不能等同,只有做好中西医结合工作,将现代科学理念与传统中医辨证有机地结合起来,才能更好地发挥中医药的作用。对于高血压心脏病、脑卒中、高血压肾病、冠心病、动脉血管硬化、高脂血症、高

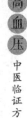

尿酸血症等并发症,将中医药作为首选治疗方法,使血压尽早达标,有效保护心、脑、肾靶器官,同时采取家庭血压监测、诊室血压监测与血压管理相结合,生活调理、药物指导、膳食卫生、运动锻炼等方法多方面健康管理,更好地控制病情发展。

一、病因病机

高血压是全球范围内的重大公共健康问题,已经成为导致心脑血管和肾脏疾病的一个重要的危险因素。高血压是一种常见病、多发病,是以动脉血压升高为特征,伴有心脏、血管、大脑和肾脏等器官生理或病理性异常的全身性疾病。加强高血压的中医辨治思路与方法研究具有十分重要的意义。中医根据临床症状,辨证隶属肝经的病证,与头痛、眩晕、厥证、肝阳、肝风、肝火及心悸、中风有一定联系。

本病可由情志失调、五志过极、抑郁恼怒、思虑过度、持续性精神紧张,或饮食不节、嗜酒吸烟、食辛辣肥甘,或劳倦过度、精气内伤,或体质偏盛、偏虚等多种因素相互作用所致,引发高血压。由于疾病前后阶段的演变发展,可以表现不同的证候和病理变化。初起中青年患者以阳亢居多,逐渐发展为阴虚阳亢,高血压的临床表现以肝经病证为主,但由于内脏之间的整体关系,往往与肾、心密切相关。早期多以肝为主,以后常见与肾、心、脾同病,其间又有主次的不同。由于脏腑阴阳平衡失调,表现为阳亢与阴虚两个方面的病变。两者之间相互影响,相互转化,形成以"阴虚阳亢"为主的"上盛下虚"之证,后期阴伤及阳,可致阴阳两虚。

若脏腑阴阳失调,必然引起气血运行紊乱,气血是高血压发展至中风的病理基础,是阴阳失调的具体表现。部分女性患者在妊娠期或围绝经期出现高血压,与妊娠、多育或天癸将竭,阴阳乖逆,导致冲任失调有关,因冲任隶属肝肾,冲为血海,任主一身之阴,而肝藏血,肾藏阴精,故肝肾阴虚,则冲任失调而为病。

病理因素为风、火、痰、瘀,并且相互转化与夹杂,在脏腑阴阳失调的基础上,不但阳亢与阴虚互为因果,且可导致化火、动风、生痰、痰瘀互结,表现"火动风升""风助火势""痰因火动""痰郁化火""痰瘀互结"等不同阶段,临床可见偏实、偏虚的不同,发生由痰浊、气滞、血瘀、浊毒等病理产物引发的气滞血瘀,痹阻血脉,血脉不通的高血压心脏受损,或瘀血阻于肾络的高血压肾病。

二、辨证论治

根据国家中医药管理局制定的《临床路径眩晕病(原发性高血压)中医诊疗方案(试行)》辨证论治,并向全国中医院推广实施。

主证:头晕目眩、头痛

1. 肾气亏虚证

证候:腰脊酸痛(外伤性除外)、胫酸膝软或足跟痛、耳鸣或耳聋、心悸或气短、发脱或齿摇、夜尿频、尿后有余沥或失禁、舌淡苔白、脉沉细弱。

治法:平补肾气,调和血脉。

推荐方药:补肾和脉方加减。生黄芪、黄精、桑寄生、淫羊藿、炒杜仲、女贞子、怀牛膝、泽泻、川芎、当归、地龙等。

中成药:杞菊地黄丸、六味地黄丸(肾阴虚证)、右归丸(肾阳虚证)等。

2. 痰瘀互结证

证候:头如裹、胸闷、呕吐痰涎、刺痛(痛有定处或拒按)、脉络瘀血、皮下瘀斑、肢体麻木或偏瘫、口淡、食少、舌胖苔腻脉滑,或舌质紫暗有瘀斑瘀点脉涩。

治法:祛痰化浊,活血通络。

推荐方药:半夏白术天麻汤合通窍活血汤加减。制半夏、苍术、白术、天麻、陈皮、茯苓、薏苡仁、桃仁、红花、当归、赤芍、川芎、枳壳、地龙、郁金等。

中成药:绞股蓝总苷片、血塞通片、养血清脑颗粒等。

3. 肝火亢盛证

证候:眩晕、头痛、急躁易怒、面红、目赤、口干、口苦、便秘、溲赤、舌红苔黄、脉弦数。

治法:清肝泻火,疏肝凉肝。

推荐方药:调肝降压方加减。柴胡、香附、佛手、夏枯草、炒栀子、黄芩、丹皮、菊花、钩藤等。

中成药:牛黄降压丸、龙胆泻肝软胶囊等。

4. 阴虚阳亢证

证候:腰酸、膝软、五心烦热、心悸、失眠、耳鸣、健忘、舌红少苔、脉弦细而数。

治法:滋阴补肾,平肝潜阳。

推荐方药:天麻钩藤饮加减。明天麻、钩藤(后下)、石决明(先煎)、炒栀子、黄芩、川牛膝、炒杜仲、益母草、桑寄生、夜交藤、茯神、牡丹皮等。

中成药:天麻钩藤颗粒、全天麻胶囊、清脑降压片等。

三、临证诊治

王某某,男,66岁,退休。

初诊:2019年8月5日。

主诉:反复头晕头痛不适2年,加重2月。

病史:患者高血压2年余,因头晕头痛不适在当地诊所确诊为原发性高血压,每逢冬季加重,近半年血压波动在150～180/90～100 mmHg,服用硝苯地平缓释片10 mg,每天2次,但血压控制不明显,经常有头晕头痛、失眠多梦、心烦不适。2个月前因家庭矛盾吵架后感头晕头痛不适加重,后在当地诊所输液治疗,效果不佳,为求进一步诊治,遂来我院门诊就诊。

刻下:患者头目胀痛,头晕耳鸣,心烦急躁,面部潮红,胸胁胀满,口苦咽干,失眠多梦,大便干结,小便黄赤,颈部血管斑块。血压170/100 mmHg,舌质红,苔薄黄,脉弦数,心电图正常。予以苯磺酸氨氯地平5 mg,每天1次。

疾病诊断:高血压。

中医诊断:眩晕。

中医证候:证属肝火亢盛兼有肾阴虚证型。

治则:清肝泻火,滋阴潜阳。

处方:

天　麻10 g　钩　藤(后下)15 g　生石决明20 g　黄　芩12 g

生白芍12 g　杜　仲12 g　桑寄生15 g　菊　花12 g

夜交藤20 g　怀牛膝15 g　代赭石(包煎)30 g　益母草10 g

酸枣仁(研粉)30 g　夏枯草15 g　醋柴胡12 g　甘　草6 g

(7剂,水煎,早晚分次服用。)

二诊:2019年8月12日。

诊疗情况:血压150/90 mmHg,患者头晕头痛、心烦急躁明显减轻,耳鸣消失,睡眠略有好转,大便通畅,但仍有胸胁胀满,并出现纳差。舌质红,苔薄少,脉弦。

处方：

天　麻 10 g　钩藤(后下)15 g　生石决明 15 g　黄　芩 12 g

生白芍 15 g　枳　壳 9 g　桑寄生 15 g　菊　花 12 g

夜交藤 30 g　怀牛膝 15 g　麦　芽 15 g　益母草 10 g

酸枣仁(研粉)30 g　夏枯草 15 g　柴　胡 12 g　甘　草 6 g

(7 剂,水煎,早晚分次服用。)

三诊：2019 年 8 月 19 日。

诊疗情况：患者胸胁胀满消失,纳食正常,自述除稍有头晕寐少外,无其他不适。测血压 146/90 mmHg,舌质红,苔薄少,脉弦。

处方：

天　麻 10 g　钩藤(后下)15 g　生石决明 15 g　何首乌 12 g

生白芍 15 g　黄　芩 12 g　桑寄生 15 g　川　芎 10 g

夜交藤 30 g　怀牛膝 15 g　麦　芽 15 g　益母草 10 g

酸枣仁(研粉)30 g　延胡索 12 g　甘　草 6 g

(7 剂,水煎,早晚分次服用。)

四诊：2019 年 8 月 26 日。

诊疗情况：患者诸症状消失,血压 136/88 mmHg,舌质淡红,苔薄少,脉弦细。停用中药汤剂,改为我院院内制剂钩菊胶囊(每次 2 粒,每天 2 次)、苯磺酸氨氯地平 5 mg,每天 1 次,以巩固疗效。家庭自测血压,早晚各一次。

嘱平时冲泡灵芝调脂茶：灵芝、黄山贡菊、决明子、罗布麻、生山楂、茉莉花组成,每天 2 包。这六种中药研粉包成小袋,冲泡 5～10 min 即可饮用,对高脂血症有效,对血管斑块有疏通作用,血压逐渐稳定,有效保护血管。

四、诊治经验分析

本案体现了郑师治疗高血压最常见的肝火亢盛兼有肾阴虚证型,除用平肝潜阳之法外,参以滋阴济阳、调理气血的学术思想。方以天麻钩藤饮加减,天麻为肝经气分药,能熄风止痉,用于肝风内动引起的眩晕和风湿痹痛、肢体麻木症,钩藤清肝热、平肝风、降血压、舒筋脉、除眩晕,生石决明为贝壳之辈,主治肝阳上逆导致的头晕头痛、目眩失眠等症,有平肝潜阳、清肝明目之功效,三药合为主药；黄芩、柴胡伍用,出自张仲景《伤寒论》小柴胡汤,有和解少阳功能,黄芩苦寒入肝胆,降浊清热,二药通调表里,清泄肝胆之热,柴胡升清阳,黄芩降浊阴,能调理阴阳升降之枢机;夏枯草清肝泻火,解郁散结,使肝经之火不得上扰,并能延缓动脉血管粥样斑块的形成;杜仲、寄生滋补肝肾,白芍、醋柴胡、麦芽养血柔肝,尤其麦芽为临床消食的中药,一般用于伤于米面饮食者,与神曲、山楂合用炒至微焦研细末拌匀(称为"焦三仙")开胃进食,同时也是疏肝妙药,名医张锡纯言其"虽为脾胃之药,而实善疏肝气",七情之病,多从肝起,即王孟英谓"肝主一身之里"也。肝气易郁,郁则疏泄失职。肝与泄,均有通达之意,故有利于肝气不和所致的胸胁胀满,可使肝阳得以潜藏,此方常与柴胡配伍,柴胡与白芍也是常用疏肝解郁对药,《伤寒论》四逆散、《和剂局方》逍遥散和《景岳全书》柴胡疏肝散方中,均有柴胡、白芍两药,以期在疏肝解郁之中发挥疏散和调的作用;代赭石用于肝阳上亢所致眩晕,取其重镇降逆之效,夜交藤、酸枣仁安神定志,养肝除烦,以解失眠多梦,夜交藤即何首乌藤茎,味甘微苦,性平,在诸多安神药中,以夜交藤催眠作用最佳,古人云阳入阴则寐,夜交藤入心肝二经,功擅引阳入阴,此品善于养血,故用于血虚所致的失眠最为适宜,因其性平和,对于其他各种原因造成的失眠,也可作为佐使药用之;牛膝引药下行,与杜仲、寄生配伍可加强补肝肾、强筋骨,益母草活血利水,入心肝二经,有利于引血下行,使肝火从下焦而出,行中有补,对肝热引起的心烦、头痛、头晕有较好的降压作用,甘草调和诸药,特别是复诊加用延胡索,此药有疏肝理气、活血利气之功效,治疗气血瘀滞的脘腹胀闷、高血压引起的脑供血不足、头痛眩晕、睡眠欠佳,有良好疗效。

　　高血压是临床上常见病证,血压反复波动,中医的辨证论治需从整体调节入手,注意动态变化和个体差异。根据国家中医药管理局制定的《临床路径眩晕病(原发性高血压)中医诊疗方案》辨证论治,并向全国中医院推广执行。高血压分为肾气亏虚、痰瘀互结、肝火亢盛、阴虚阳亢四大证候,适合大多数患者分型,有助于中医规范化诊疗高血压。现代医学将高血压进行分级,方便我们对高血压进行评估,指导诊疗。

　　一级:SBP≥140 mmHg,DBP≥90 mmHg;

　　二级:SBP≥160 mmHg,DBP≥100 mmHg;

　　三级:SBP≥180 mmHg,DBP≥110 mmHg。

中医临证时需从以下几方面辨证:

1. 辨虚实

肝风是由肝阳亢盛所致的,在病理上有两类情况:一是肝风上犯巅顶,表现为头痛,如坐舟车,耳鸣目花,甚则厥仆,治当熄风潜阳,用天麻、钩藤、白蒺藜、菊花、罗布麻叶、珍珠母、羚羊角粉之类;另一种是风阳亢盛、水不涵木、血不养肝者,有眩晕、肢麻等症,但必具肝肾阴虚之证,如头晕目涩、虚烦不得眠、颧红、腰膝酸软,舌质红,脉弦细,治疗宜以滋水涵木、养血柔肝为主,以达内风平息的目的,用生地、熟地、当归、玄参、女贞子、桑葚子、杜仲、炙鳖甲、龟板、首乌等。

2. 辨痰证

当辨痰火、风痰、痰浊、痰瘀之异。高血压现多发生在中青年之中,患者体形肥胖、饮酒吸烟、生活不规律、经常熬夜。一般痰兼火象、上犯头目、头痛眩晕、内犯心神、心悸心烦为痰火上扰,当清火化痰,用黄连温胆汤、礞石滚痰丸合夏枯草、丹皮、黄芩、竹沥;风动痰升而见眩晕,风痰入络而致肢体麻木、言语謇塞,应祛风化痰,用半夏白术天麻汤加僵蚕、地龙、菖蒲、丹参;痰浊之候,其症面色萎黄,头晕头重,胸闷气短,痰多黏白,嗜睡泛呕,舌强不和,脉沉滑,可用二陈汤、瓜蒌薤白半夏汤、玉夏胶囊,加胆南星、菖蒲、远志、香附子等,并要注意加调理脾胃气虚之品,甘温补脾以治本;痰瘀证时兼有头痛刺痛,肢麻肢痛,舌胖大边有齿痕,质暗红有瘀斑,化痰同时加活血化瘀药丹参、当归、三七、川芎等。

3. 辨肝火

火盛是由于肝旺,须苦寒泄降,清肝泻火。病势轻用丹皮、山栀、夏枯草、泽泻、茺蔚子、莱菔子等,重者用白蒺藜、黄连、川楝子、醋柴胡、牡蛎等。火起于郁者要注意肝与心、肾的病理关系,若心烦心悸,夜寐多梦,母令子实者,要"实则泻其子",加灯芯、莲子心、黄连等;相火上于肾,下焦相火偏亢,配知母、琥珀、黄柏、夜交藤等。肝火亢盛日久,必耗伤肝肾之阴,苦寒药物不宜久用,可配合滋补肝肾"虚则补母",用知柏地黄丸、杞菊地黄丸等;治疗心阴虚的补心丹,天冬、麦冬、黄精、酸枣仁、茯苓等,治火当须注意阴虚。

4. 辨气血

唐容川说:"人之一身,不外阴阳,而阴阳二字即是水火,水火二字即是气血。"阴阳是导致气血紊乱的原因,故脏腑阴阳失调,必然导致气血失调。气为血之帅,血为气之母,高血压患者多为阴虚阳亢之体,气血逆乱,气机不畅,必调气药与和血药相互配伍,气调则血和,血和则气顺。风、火、痰、虚、瘀五因造成气血失调,血压升高时,宜使用熄风、潜阳、清火、化痰、活血诸法配合,临床要观察高血压病程的各个阶段,祛邪不宜伤正,补虚当养血益气,采用调和整体的治法,才能取得满意疗效。血瘀络脉,四肢麻木者,当活血通络,用鸡血藤、络石藤、怀牛膝、红花、川芎、丹参、山楂等;兼有肝气郁结,胸闷不舒,要理气解郁,用丹栀逍遥散,柴胡、白蒺藜、绿萼梅、郁金、延胡索、丹皮、黄芩等。

5. 温补脾肾

高血压后期多病程日久,阴伤及阳,导致阳虚变证,如脾阳虚、肾阳虚。脾气虚多见于肥胖之人,风木自动,积湿生痰,气虚痰盛,中气不足,脾阳衰弱,需甘温补脾,用党参、黄芪、茯苓、白术、补气健脾;若心悸畏寒、下肢水肿者,应用参苓白术散、苓桂术甘汤温阳化饮,此类多用于高血压心衰患者。肾阳虚者属肝肾阴虚后期,头昏眩晕,下肢足冷,腰膝酸软,遗尿频数,舌质胖嫩,脉沉细,可用金匮肾气丸,阴阳并补。尤其对高血压心脏病、心衰者温阳利水,可加仙茅、淫羊藿、巴戟天、知母、杜仲、肉苁蓉、桑寄生。对绝经期高血压肾阳虚者,用二仙汤、我院院内制剂钩菊胶囊(内含淫羊藿等温阳药物)有很好疗效。

6. 临证要点

中医治疗高血压从五大证候辨证,以主症特点作为依据,根据血压和舌脉变化,心、脑、肾并发症的演变转化,药随证转,并进行血压家庭监测,有利于疗效的提高。中医调整阴阳可以降低血压,改善临床症状,延缓病情进展。临床采取的各种治疗方法,都对降低血压起到积极作用,部分病例经过中医长期治疗,自觉症状明显减轻且血压下降,这标志着阴阳平衡失调的纠正对抑制病情发展有一定帮助。在兼顾标实与本虚时,对矛盾的两个方面应当标本兼顾,病程长短、年轻年长、久病体虚都应随着病理阶段的不同,虚实的转化来处理。以上病例是肝阳上亢证型,引起标实的风、火、痰等实证易互为影响演变,常法上清肝、熄风、化痰常综合使用。由于肝的阴血不足,肝火上炎于心,下及于肾,表现肝肾、心肾、肝脾同病,引起心肾不交或脾湿生痰,土不载木,因此辨证时需柔肝、健脾、养心、润肺兼顾。疾病后期,阴虚阳亢居多,由于阴伤及阳,肾中之火俱虚,虚阳上浮,可表现肾阳虚损,因此临床不能仅注意肝火阳盛,使用苦寒清火之法抑遏阳气,易造成病情反复。

按语:目前我国高血压仍具有"三高""三低"的特点,患病率、致残率、死亡率高,知晓率、治疗率、控制率低。研究发现我国高血压患者中有不到1/3的患者知道自己患有高血压,不到1/3的患者服用降压药治疗,不到1/10的患者将血压控制在正常范围内。因此,中医在治疗高血压时,一定要倡导及时发现血压升高，及时干预异常血压。同时加强高血压危害的宣传，重视高血压的危害，及时纠正高盐、高脂、高糖的不良饮食结构，规律监测血压，定期复诊，为延缓心血管损害奠定坚实的基础。

随着患者血压的升高，心脏负荷增加，使左心室扩大和肥厚，常有胸闷、心跳加快，引起心律不齐，大约有40％的高血压患者会出现耳鸣，这是高血压导致的动脉硬化影响耳部的供血和血脂异常，致使耳内脂质堆积，过氧化物质增多，造成供血不足，部分患者会有持续性头晕，对日常工作会有影响，在快速起立或者蹲下的时候，眼前发黑出现眩晕感，严重的导致晕厥，血压一直保持升高的状态，极易诱发脑血管痉挛、血管收缩，造成脑部供血和供氧不足，发生头痛，主要集中在后脑勺和太阳穴，呈搏动性头痛和压迫感，当血压正常后，头痛症状才会逐渐消散。严重的会诱发脑卒中。中医常用植物药泡水清除血脂和瘀血，提倡多喝水加快血液循环，保护血管。

我们根据中医诊疗规范和现代医学高血压指南标准得出结论：想要使血压达标，必须明确高血压的病因，发现不同患者的血压特点，针对不同情况进行治疗，有效提高高血压的控制率。患者到我院高血压科就诊后，会尽快明确血压波动范围并寻找病因，分别评估心、脑、肾、血管等靶器官损害情况，最后综合分析，调整降压药物和确定中医治则治法，双管齐下，使患者高血压得到有效控制。

诊治高血压合并心律失常的经验

    高血压最常损害的靶器官之一是心脏,心脏损害的主要表现为左心室肥厚(LVH)。高血压性 LVH 的持续发展,将造成左室舒张和收缩功能减退,可导致心房颤动、房性期前收缩、室性期前收缩、室性心动过速等各种心律失常,严重的室性心律失常又是高血压患者猝死的原因之一。高血压伴发心律失常的原因与高血压致心肌重塑所致的心脏构型、压力、血流动力学改变及伴随诱因有关。高血压发生心脏重构时,左心室可发生多种变化。目前临床根据心脏超声心动图结果分为四型:正常构型、向心性重构型、向心性肥厚型、离心型肥厚型。不同类型的左室构型反映了心脏受累的不同阶段和不同病理生理特征,并与高血压伴发心律失常的严重程度有关。高血压在重构过程中所导致的心肌肥大、纤维化、局部缺血、心脏形态和功能改变等,使心脏心电不稳定区域增多,可以造成心律失常,尤其是向心性肥厚型心脏舒张功能严重损害,对左心房造成很大影响,易发生复杂性房性心律失常,离心型肥厚型的心肌组织纤维化,易形成心室内折返,引发室性心律失常。

    高血压心律失常患者大多起病缓慢,常见心悸、胸闷、头晕等,呈轻度持续性,不一定与血压水平相关,可受多种因素影响。心血管疾病发生存在时间规律。心脏性猝死、心肌梗死、不稳定心绞痛易发生在清晨,主要与血压晨峰有密切关系,6:00—10:00 收缩压平均升高 20~80 mmHg,形成"血压晨峰",清晨高血压的出现,对已有心肌肥厚的患者极易造成相对供血不足,心室肌纤维组织增生,影响 QT 间期和 QT 离散度,导致心室肌的复极不同步,最终导致心律失常的发生。血压晨峰与内分泌变化有关,清晨交感神经的即刻激活可以引起周围血管阻力增加,血压增高、心率增快、心肌缺血,以及血浆儿茶酚胺、肾素-血管紧张素系统活性增高。随着年龄不断增长,长期持续血压升高,使左室代偿性肥厚,致使晚期心肌细胞与毛细血管供需发生矛盾,造成心肌缺血。引发血管病变和冠状动脉粥样硬化,导致冠状动脉供血不足,引起 ST-T 改变,使心电不稳定,发生室性心律失常。血压水平是影响高血压心律失常的主要因素之一,研究表明当血压恢复正常,ST段也随之恢复正常。血压升高时引起左室壁张力及左室舒张末期压力增加,从而发生异位搏动。

《黄帝内经》虽无心律失常病名,但有心悸或惊悸、怔忡类似症状记载,并对心悸脉象的变化有深刻认识。《素问·三部九候论》说:"参伍不调者病。"最早记载脉律不齐是疾病的表现,《素问·平人气象论》说:"脉绝不至曰死,乍疏乍数曰死。"认识到心悸时严重脉律失常与疾病预后的关系。心悸的病名首见于汉代张仲景的《金匮要略》和《伤寒论》,称之为"心动悸""心下悸"等。《伤寒论·辨太阳病证并治》:"伤寒脉结代,炙甘草汤主之。"心律失常可参考心悸、怔忡辨证论治,同时结合辨病处理。

一、病因病机

心悸的病位主要在心,其发病与肺、脾、肝、肾四脏功能失调相关。本虚标实为主要病因病机,多由体质因素、饮食劳倦或情志所伤,感受外邪及药食不当等所致心阳不振、气阴两虚,心脉不畅,心失所养为本,气滞、痰浊、血瘀、水饮阻滞心脉为标。心主血脉,指心气推动血液在脉管运行,以濡养全身的功能,《血证论》曰:"运血者即是气。"王冰注《素问·五脏生成篇》亦曰:"气行血乃流。"当心气、心阳、心血、心阴虚损时,如体虚久病禀赋不足,素体虚弱,劳欲过度,气血阴阳亏虚,以致心血亏虚,脾不生血,心血不足,心神失养则动悸;或饮食劳倦,损伤脾胃,脾失健运,痰湿内生,扰动心神,心神不安而发病;肺气亏虚,不能助心以主治节,心脉运行不畅则心悸不安;肝气郁滞,气滞血瘀,或气郁化火,致使心脉不畅,心神受扰,引发心悸;肾阴不足,不能上制心火,或肾阳亏虚,心阳失于温煦,也可发为心悸;或心阴不足,虚火灼津,结而成瘀;或七情所伤忧思不解,忤犯心神,造成心肝血虚;或风寒湿热之邪,由血脉内侵于心,耗伤心之气血阴阳,如瘟疫,都可以使心失所养发为心悸。

二、辨证论治

根据国家中医药管理局制定的《临床路径心悸(心律失常)中医诊疗方案》辨证论治,向全国中医院推广实施。心悸分为:

1. 气阴两虚证

证候:心中悸动,五心烦热,失眠多梦,气短,咽干,口干烦躁。舌红少苔,脉细数或促。

治法:益气养阴,复脉安神。

推荐方药:炙甘草汤加减。炙甘草、生姜、桂枝、太子参、地黄、阿胶、麦门冬、麻子仁、大枣、柏子仁、莲子心等。

中成药:生脉饮、稳心颗粒等。

2. 心虚胆怯证

证候:心悸怔忡,善惊易恐,坐卧不安,恶闻声响,多梦易醒。舌质淡红,苔薄白,脉细弦而促。

治法:益气养心,安神定悸。

推荐方药:安神定志丸加减。生龙骨、生牡蛎、紫石英、琥珀粉、合欢皮、酸枣仁、远志、茯神、茯苓、白术、石菖蒲、麦冬等。

3. 痰热内扰证

证候:心悸,睡眠不安,心烦懊恼,胸闷脘痞,口苦痰多,头晕目眩,胸闷或胸痛。舌红,苔黄腻,脉滑而促。

治法:清热化痰,宁心安神。

推荐方药:黄连温胆汤加减。黄连、法半夏、陈皮、竹茹、枳实、瓜蒌、茯苓、石菖蒲、苦参、丹参等。

4. 气虚血瘀证

证候:心悸怔忡,气短乏力,胸闷心痛阵发,面色淡白,或面唇紫暗。舌质暗淡或有瘀斑,脉促或结代。

治法:益气活血,养心安神。

推荐方药:补阳还五汤加减。黄芪、桃仁、红花、地龙、赤芍、川芎、归尾等。中成药:复方丹参滴丸、通心络胶囊、复方血栓通胶囊等。

三、临证诊治

【案1】

杨某某,女,55 岁。

初诊:2016 年 4 月 8 日。

主诉:反复心慌 2 周。

病史:患者体胖,喜食膏粱厚味,2 周前患者无明显诱因下出现心慌不适,胸闷烦躁,持续几分钟到半小时缓解,伴头晕,无呕吐,口干苦,失眠多梦,小便黄,大便干结。既往高血压病史 5 年,最高血压 180/90 mmHg,长期口服氨氯地平 5 mg,每天 1 次,血压控制欠佳。查体:体胖,血压 150/92 mmHg,心率 102 次/min,律齐。舌红,苔黄腻,脉弦滑数。生化示:甘油三酯 4.3 μmol/L,余未见明显异常,尿常规未见异常。心电图示:窦性心动过速。心脏超声示:主动脉瓣轻度反流,二尖瓣、三尖瓣轻度反流。

疾病诊断:高血压,心律失常。

中医诊断:眩晕、心悸。

中医证候:证属痰热内扰。

治法:清热化痰,宁心安神。

处方:黄连温胆汤加减。

黄　连 5 g　　山栀子 9 g　　竹　茹 10 g　　姜半夏 10 g

胆南星 9 g　　全瓜蒌 10 g　　陈　皮 8 g　　枳　实 8 g

生　姜 10 g　　远　志 10 g　　石菖蒲 8 g　　酸枣仁(研粉)30 g

煅龙骨 20 g　　煅牡蛎 20 g　　甘　草 6 g

(7 服水煎剂,每天 1 剂。)

院内制剂:玉夏胶囊 2 粒,每日 2 次。

西药:氨氯地平 5 mg,每日 1 次。

二诊:2016 年 4 月 16 日。

诊疗情况:患者心慌胸闷改善,睡眠改善,仍有口苦,大便干结,血压 140/82 mmHg,心率 90 次/min,律齐。舌脉同前。

处方:

黄　连 5 g　　山栀子 9 g　　竹　茹 10 g　　姜半夏 8 g

胆南星 8 g　　全瓜蒌 10 g　　陈　皮 8 g　　枳　实 10 g

苦　参 10 g　　石菖蒲 10 g　　酸枣仁(研粉)30 g　　煅龙骨 20 g

煅牡蛎 20 g　　甘　草 6 g

(7 服水煎剂,每天 1 剂。)

院内制剂:玉夏胶囊 2 粒,每天 2 次。

西药:氨氯地平 5 mg 每天 1 次。

三诊:2016 年 4 月 23 日。

诊疗情况:患者心慌胸闷好转,睡眠可,口苦改善,偶有口干,二便正常,舌红,苔薄白,脉滑。

处方:

竹　茹 10 g　姜半夏 8 g　全瓜蒌 10 g　陈皮 8 g

枳　壳 10 g　石菖蒲 8 g　酸枣仁(研粉)30 g　煅龙骨 20 g

煅牡蛎 20 g　太子参 12 g　麦　冬 12 g　五味子 9 g

延胡索 12 g

(7 服水煎剂,每天 1 剂。)

院内制剂:玉夏胶囊 2 粒,每天 2 次。

西药:氨氯地平 5 mg,每天 1 次。

四诊:2016 年 4 月 30 日。

诊疗情况:患者心慌胸闷等症状明显好转,睡眠明显改善,无口苦,大便通畅,血压 126/78 mmHg,心率 84 次/min,律齐。舌淡红,苔白微腻,脉滑。

处方:停用中药汤剂,长期口服院内制剂玉夏胶囊 2 粒,每天 2 次。西药:氨氯地平 5 mg,每天 1 次。

【案 2】

林某,女性,62 岁。

初诊:2019 年 12 月 8 日。

主诉:反复心慌 2 月。

病史:高血压史 10 年,有阵发性房颤、房性期前收缩病史,诉自 10 月 6 日有阵发性心慌,持续几分钟至几小时不等,发作时胸闷气短,易出汗,头晕心慌。体格检查:血压 156/80 mmHg,心率 82 次/min,律不齐,舌质暗红,苔薄白,脉细弦结代。心电图示:异位心律,房颤。长期服络活喜 5 mg,阿托伐他汀钙 20 mg,阿司匹林肠溶片 0.1 g,各每天 1 次。

疾病诊断:高血压、心律失常(房颤)。

中医诊断:眩晕、心悸。

中医证候:证属气阴两虚,痰瘀互阻,心脉失养。

治法:益气养阴,复脉安神。

处方:

炙甘草 9 g　太子参 12 g　生　地 12 g　炙黄精 12 g

三　七 12 g　紫丹参 15 g　南沙参 12 g　麦　冬 15 g

延胡索 12 g　酸枣仁(研粉)30 g　茯　苓 30 g　甘　松 9 g

(7 服水煎剂,每天 1 剂。)

药后阵发性心慌发作次数减少,诸症好转,上方略有加减,连服 28 剂,病情控制,随访均安。给予玉夏胶囊2粒,每天2次。血压130/80 mmHg,未有复发。

四、诊治经验分析

长期血压升高,特别是顽固性高血压、血压波动大的高血压,清晨高血压与夜间高血压四种类型,合并左心室肥厚、冠状动脉粥样硬化性心脏病或冠状动脉硬化的患者均容易诱发心律失常,高血压患者服用利尿剂出现低钾的情况也容易诱发心律失常。因此必须结合辨病明确高血压性心律失常的诊断,即心律失常的监测和确立心律失常与高血压之间的关系。血压控制不佳者,其左心室肥厚、室性心律失常及复杂性心律失常发生率明显增高,血压控制在正常范围内,心律失常发生的危险性则减小。因此,对原发性高血压引起的心律失常的防治,重点在控制血压。减轻或延缓靶器官的损害,主张控制目标血压低于 140/90 mmHg,若合并糖尿病、慢性肾脏病、冠心病,目标值低于 130/80 mmHg。中医辨证与现代医学辨病相结合,才能更有效治疗本病。

【案1】

高血压病史5年,最高血压 180/90 mmHg,长期口服氨氯地平5 mg,每天1次,血压控制欠佳。近两周胸闷心慌、口苦烦躁,心慌持续几分钟到半小时缓解,伴头晕,失眠多梦,小便黄,大便干结,舌红,苔黄腻,脉弦滑数,心电图提示心动过速,高血压属痰火上扰证型。

该患者平素形体肥胖,嗜食肥甘厚味,长期痰浊内停,蕴热化火生痰,痰火内伏,日久化生毒邪,毒邪痰火胶结,每遇忧思恼怒、劳逸失度、饮食失节,伏邪之痰即随火生,火随痰行,痰火挟毒,扰乱心神,变生诸症。治疗选用黄连温胆汤(清代陆延龄所著《六因条辨》中温胆汤去大枣加黄连而成,故名"黄连温胆汤")加减,加大清热之力,专治痰热内扰,适用于心血管病痰热内蕴证。黄连为泻心火、除湿热之佳品,它既能清热泻火、清心安眠、凉血止痢,又治阴血不足、心烦不眠之症。配栀子清泻三焦之火而除烦,炒用能入血分,可谓气血两清;竹茹味甘而淡,气寒而滑,能清肺化痰,常用于痰火内扰,配半夏燥湿化痰,一温一凉,相反相成,相互制约,健脾燥湿为君药,胆南星、全瓜蒌助主药清热化痰,生姜、陈皮、枳实、菖蒲助竹茹、半夏健脾燥湿共为臣药,酸枣仁、龙骨、牡蛎重镇安神,收敛固涩,共治心神不宁之惊悸、不寐、多梦、虚烦等症,为佐药,甘草调和诸药为使。

【案 2】

高血压老年女性,心悸阵作,易出汗,伴头晕胸闷,结合苔脉,治予益气养阴,复脉安神。方选炙甘草汤,此方为汉代张仲景所创,首见于《伤寒论》177 条:"伤寒脉结代,心动悸,炙甘草汤主之。"其后唐代孙思邈用治虚劳,并在《千金翼方》中易名为复脉汤,王焘在《外台秘要》中用治肺痿,清代叶天士用治营卫亏虚所致全身麻木,吴鞠通在原方基础上减去参、归、姜、枣、酒,加入芍药治疗温病后期的各种病证,并改名为加减复脉汤,且又创一甲、二甲、三甲复脉汤。方中炙甘草为君,甘温益气补中;太子参、生地、黄精补益元气,补气生血;参三七味甘、微苦,性温,具有活血化瘀之功效;丹参、沙参、麦冬活血养阴,清心除烦;延胡索化痰活血;酸枣仁、茯苓宁悸安神;甘松味甘性温、无毒,抗心律失常,能活络通经。现代药理学研究发现,甘草的主要成分为甘草酸,可延长乌头碱诱发的小鼠心律失常的潜伏期而达到抗心律失常的作用。三七中人参二醇组和人参三醇皂苷对钙通道有阻断作用,能明显缩短大鼠心律失常的维持时间,对抗乌头碱诱发的心律失常。延胡索能延长心房和房室结有效不应期而治疗心律失常。甘松的主要成分甘松香醇,能对抗家兔由氯仿-肾上腺素引起的心律失常。辨病与辨证相结合,心悸耗气,伤阴及血,加之老年人气血虚衰,从中医整体观念调养,使疾病转归,心悸好转。

按语:本病为本虚标实之证,《医宗金鉴》指出:"脉沉弦细滑,大小不匀,皆痰气为病。"《景岳全书》云:"痰涎皆本气血,若化失其正,则脏腑病,津液败,而血气既成痰涎。"痰浊阻滞脉道,使血滞成瘀,影响津液输布,气化失于宣通,以致津液停聚为痰,痰瘀互结,是心律失常的重要原因。气血两虚、痰瘀互结、血脉失养、心气失养是本病主要病机。

中医认为高血压是由风、火、痰、虚、瘀等致病,情志、劳倦、饮食或痰饮瘀血破坏了人体相对平衡状态,致使心、脑、肾靶器官损害,气血逆乱,脏腑功能失调。心律失常就是高血压引起的心血不足,心失所养,加之患者饮食不节,肥甘厚味太过,损伤脾胃,致痰湿内蕴,日久痰郁化火,中药玉夏胶囊化痰利湿,平肝潜阳,使痰火从下焦利出,血压逐渐平稳。

高血压合并心悸,其病机多见气阴两虚,心气不足,血脉不通,心神失养而悸动不止,因此治疗时需兼顾益气养阴。清心降火、化痰养心是治疗高血压合并心律失常的重要法则,心律失常的诊治应区分标本虚实,脏腑病变,特别要注意痰瘀并治,虚则补之,实则泻之,才能使气血调畅,脏腑安和。益气养阴是从本而治,可以提高心脏功能,缓解症状,故后期加用太子参、麦冬、五味子、延胡索养阴益气，化痰活血，其中太子参略逊于党参之补，不温不凉，不壅不滑，确系补气生津之妙品，与麦冬相伍，甘寒滋阴，化痰润燥，加五味子既能益气生津、补肾养心，又能敛肺气归肾，同治心失所养的心悸怔忡、失眠不寐。补、养、通、泻四法同用，多途径、多环节、多靶点阻断心律失常的发生，案1、案2都加用延胡索，此药辛、苦、温，归心、肝、脾经，有活血、行气、止痛之功效，临床多用于血瘀滞痛证，心律失常、冠心病心绞痛等常配以使用，尤其可以治疗顽固性失眠，屡获佳效。诸药合用，降压复脉，气血流通，心动有节，胸闷失眠、口干口苦等症状皆可消失。

止悸治法有治标治本之别，治标抓痰瘀，因悸发之际，痰浊和瘀血阻络关系密切，故而要使用祛痰化瘀法，最宜温胆汤加血府逐瘀汤，其主药有西洋参、竹茹、枳壳、茯苓、陈皮、菖蒲、郁金、丹参、红花、桃仁、赤芍、全瓜蒌、薤白、三七粉等。治本重阴阳，快速型心悸以阴血不足为主，治疗重在滋阴养血，投交泰丸和酸枣仁汤为主，主药黄连、肉桂、酸枣仁、茯苓、茯神、枸杞子、菊花、远志、合欢花、珍珠母、煅牡蛎、煅龙骨、琥珀粉。慢速型心悸以心阳不振为主，治疗重在温阳宁心，以参附汤为主，加用鹿角霜、桂枝、炙甘草等，自制参七琥珀散：人参、三七、琥珀益心气，通脉络，上药按2∶2∶1研为细末，每次3g，每天2次。

心与小肠相表里，心火常移至小肠，故常以导赤散、石韦散、小蓟饮子诸方化裁，郑师常用竹叶、石韦、葶苈子、泽泻、车前草、连翘、白花蛇舌草、玉米须、芦根、猪苓等。心藏神明，惊悸者常心神不宁，心烦失眠，常用天王补心丸、酸枣仁汤化裁，主药有酸枣仁、柏子仁、夜交藤、茯苓、合欢皮、磁石、炙远志、黄连、龙骨、牡蛎、五味子等。

高血压
中医临证方略

诊治高血压合并冠心病的经验

冠心病是指冠状动脉粥样硬化和/或冠状动脉痉挛等原因,使管腔狭窄或阻塞,导致心肌缺血、缺氧、坏死而引发的心脏病,广义的冠心病所包括的病因范围除了动脉粥样硬化外,还包括冠状动脉痉挛、栓塞、炎症、外伤和先天性畸形等。其临床症状主要表现为前胸发生一种压榨性疼痛,并可放射至颈、手臂、后背及上腹部,伴有眩晕、气短、出汗、寒战、恶心及晕厥等,严重者可因心衰或严重的心律失常而死亡。当前已将冠心病分为心绞痛(稳定型心绞痛与不稳定型心绞痛)、心肌梗死、无症状性心肌缺血、缺血性心肌病及猝死五种类型。

高血压是明确的冠心病和脑卒中的危险因素。在一定范围内,血压水平与心血管疾病的危险度呈独立性相关。收缩压每升高 20 mmHg 或舒张压每升高 10 mmHg,心血管疾病危险将增加一倍。控制血压可降低心血管疾病危险。高血压导致冠心病的发病机制非常复杂,主要是因为:①高血压患者由于高压血流长期冲击血管壁,引起动脉血管内膜损伤,血管张力的增高导致弹力纤维断裂,并且血压越高,血管损伤就越严重,这是动脉粥样硬化的基础。②高血压发病时,大脑皮层长期处于兴奋状态,引起交感神经兴奋,释放儿茶酚胺增多可直接损伤动脉血管壁,引起冠状动脉痉挛,加速冠状动脉粥样硬化的进程。

相关研究指出,高血压患者的血压水平越高,其并发冠心病的概率也越高,近年来"内皮损伤反应学说"为大多数医生、学者所支持。冠状动脉在血流动力学改变、高脂血症及多种细胞因子的共同作用下,发生炎症纤维增生性反应。冠状动脉粥样硬化导致其血管腔出现狭窄或闭塞现象,或者由于冠状动脉痉挛导致心肌缺血、缺氧,引发心肌暂时供血不足,从而出现发作性胸闷、胸痛,即心绞痛,严重持久的心肌缺血可造成急性心肌梗死,患者剧烈胸痛、憋闷,或伴有恶心呕吐、呼吸困难、出汗、休克等症状,少数人甚至突发恶性心律失常、心脏停搏等,危及生命。

郑师认为冠心病属于中医学"胸痹""心痛"范畴,胸痹的临床表现最早见于《黄帝内经》，中医认为该病病位在心，与肾、脾、肝、肺等关系密切，呈现本虚标实之特征。本虚责之于气、血、阴、阳，本虚又以气虚最为突出，标实则以血瘀为主。本虚者，因禀赋不足，年老体弱，营血虚少引起心之阴阳虚损，心气虚和心血虚，根源在脾肾；标实者，因饮食不节、膏粱厚味、七情内伤、劳逸失度产生气滞血瘀、痰浊、寒凝、热结为患，特别是痰瘀互结，阻遏胸阳，闭塞心络，不通则痛，从而出现一系列冠心病症状。高血压造成脏腑经络气血功能失调，人体自稳节律被打乱，这是发病的内在原因。

一、病因病机

胸痹的发生多与年迈体虚、饮食失调、情志失节、寒邪内侵等因素有关。

1. 年迈体虚

本病多发于中老年人，年过半百，肾气渐衰。肾阳虚衰则不能鼓动五脏之阳，引起心气不足或心阳不振，血脉失于阳之温煦、气之鼓动，则气血运行滞涩不畅，发为心痛；若肾阴亏虚，则不能滋养五脏之阴，阴亏则火旺，灼津为痰，痰热上犯于心，心脉痹阻，则为心痛。

2. 饮食失调

恣食肥甘厚味或经常饱餐过度，日久损伤脾胃，运化失司，酿湿生痰，上犯心胸，清阳不展，气机不畅，心脉痹阻，遂成本病；或痰郁化火，火热又可炼液为痰，灼血为瘀，痰瘀交阻，痹阻心脉而成心痛。

3. 情志失节

忧思伤脾，脾虚气结，运化失司，津液不行输布，聚而为痰，痰阻气机，气血运行不畅，心脉痹阻，发为胸痹心痛。或郁怒伤肝，肝郁气滞，郁久化火，灼津成痰，气滞痰浊痹阻心脉而成胸痹心痛。沈金鳌《杂病源流犀烛·心病源流》认为七情"除喜之气能散外，余皆足令心气郁结而为痛也"。由于肝气通于心气，肝气滞则心气涩，因此七情太过是引发本病的常见原因。

4. 寒邪内侵

素体阳虚，胸阳不振，阴寒之邪乘虚而入，寒凝气滞，胸阳不展，血行不畅而发本病。《素问·举痛论》曰："寒气入经而稽迟，泣而不行，客于脉外则血少，客于脉中则气不通，故猝然而痛。"《诸病源候论·心腹痛病诸候》曰："心腹痛者，由腑脏虚弱，风寒客于其间故也。"《医门法律·中寒门》云："胸痹心痛，然总因阳虚，故阴得乘之。"阐述了本病由阳虚感寒而发作，故

高血压 中医临证方略

天气变化、骤遇寒凉可诱发胸痹心痛。

汉代张仲景《金匮要略》正式提出"胸痹"名称,将病机归纳为"阳微阴弦",即上焦阳气不足,下焦阴寒气盛,乃本虚标实之证。标实为寒凝、血瘀、气滞、痰浊,闭阻胸阳,阻滞心脉;本虚为气虚、阴虚、阳衰,心脉失养。可相兼为病,如气滞血瘀、寒凝气滞、痰瘀交阻等。在本病证的形成和发展过程中,大多因实致虚,亦有因虚致实者。

二、辨证论治

根据国家中医药管理局制定的《冠心病(胸痹心痛)临床路径》辨证论治,并向全国中医院推广实施。该病类型有:

1. 气虚血瘀证

证候:胸闷心痛,活动则加重,乏力气短,神疲自汗,舌淡而紫,苔薄,脉沉细、结代;兼阴虚者可见心悸烦热,口干,手足心热,盗汗,耳鸣腰酸,舌质淡或红,苔少乏津,脉细数或促。

治法:益气活血。

推荐方药:黄芪、白术、桃仁、红花、水蛭、血竭等;或用生黄芪、丹参、丹皮、金银花等。兼阴虚者用黄芪、麦冬、石斛、蒲黄、五灵脂等。

中成药:通心络胶囊、参芍片等;兼阴虚者用益心舒胶囊、心元胶囊等。

静脉制剂:黄芪注射液,兼阴虚者用生脉注射液。

2. 心血瘀阻证

证候:胸部刺痛,痛引肩背,舌质紫暗或有瘀斑,脉象细涩或结代。

治法:活血化瘀。

推荐方药:血府逐瘀汤加减。当归、生地、红花、桃仁、枳壳、赤芍、柴胡、桔梗、川芎等。

中成药:速效救心丸、麝香保心丸等。

静脉制剂:丹参粉针、川芎嗪注射液等。

3. 痰瘀内阻证

证候:胸闷如窒而痛,或痛引肩背,气短喘促,痰多,肢体沉重,形体肥胖,舌质暗,舌苔浊腻,脉弦滑。

治法:理气化痰、活血化瘀。

推荐方药:瓜蒌薤白半夏汤加味。半夏、薤白、瓜蒌、陈皮、竹茹、枳实、桃仁、红花、川芎等。

中成药:丹蒌片、神香苏合丸等。

4. 瘀热互结证

证候:胸部缩窄样疼痛,胸闷,心悸,或伴口干苦,便结,舌暗红或有紫气,苔薄黄,脉弦数。

治法:活血化瘀、清热解毒。

推荐方药:丹参、红花、蒲黄、丹皮、虎杖、何首乌等。

中成药:银丹心泰滴丸等。

5. 胸阳不振、寒凝血瘀证

证候:胸痛、胸闷较剧,遇寒加重,气短心悸,面色苍白,形寒肢冷,舌质淡暗,舌苔薄白或白腻,脉沉无力、迟缓或结代。

治法:温阳宣痹、活血化瘀。

推荐方药:人参、薤白、瓜蒌、桂枝、细辛、川芎、红花、土鳖虫、檀香、降香、苏合香等。

中成药:参桂胶囊、活心丹、冠心苏合香丸等。

静脉制剂:参附注射液等。

三、临证诊治

陈××,女,66岁。

初诊:2019年12月14日。

主诉:反复发作胸闷气短8年。

病史:患者8年前开始反复发作胸闷、气短,多为劳累后发作,休息后缓解,每次发作持续近20 min,在多家医院就诊诊断为"冠心病",长期口服"美托洛尔47.5 mg/d,单硝酸异山梨酯片20 mg每天2次"。病情呈缓慢进行性加重。近一周感症状发作频繁,每天均有发作1~2次,以胸骨中下段较为明显,上二楼或步行300 m即有胸闷、气喘,偶有胸痛,经休息或含服速效救心丸约0.5 h可缓解。今为求进一步诊治,遂来我院就诊,收入病区系统诊治。病程中患者精神一般,时有头晕及头痛不适,为太阳穴跳痛。平素午夜0点左右自觉膈下刺痛。无晕厥、黑蒙,无发热恶寒,无咳嗽咳痰,无恶心呕吐,无大汗出,右侧手臂发凉,活动耐力减退,偶有夜间阵发性呼吸困难,饮食尚可,夜尿2~3次,大便正常。既往有高血压病史27年,最高血压150/110 mmHg,平素服用"非洛地平2.5 mg/d",血压控制在140~150/90 mmHg左右,4天前将非洛地平改为5 mg/d服用。有胃溃疡病史,现仍有常胃部不适。有过敏性鼻炎、脂肪肝、胆囊炎等病史。有高血压家族史。

刻下:血压 146/90 mmHg,患者精神欠佳,面色少华,气短乏力懒言。口唇轻度发绀,双肺呼吸音清,未闻及干湿性啰音,心率 60 次/min,律齐,未闻及病理性杂音。双下肢无水肿。舌淡紫胖,边有齿印,苔薄白,脉细。心电图:①窦性心律;②完全性右束支传导阻滞;③左室电压增高;④ST-T 缺血性改变。心脏超声示:左室舒张功能减低。

疾病诊断:冠状动脉粥样硬化性心脏病、高血压 3 级(很高危组)。

中医诊断:眩晕、胸痹心痛。

中医证候:证属气虚血瘀。

治法:益气活血,鼓动心脉。

处方:

党　参10 g　黄　芪20 g　桂　枝9 g　　丹　参10 g
当　归6 g　　熟　地10 g　五味子10 g　炙甘草10 g
牛　膝10 g　川　芎10 g　薤　白10 g　赤　芍10 g

(7 服水煎剂,每天 1 剂。)

二诊:2019 年 12 月 22 日。

诊疗情况:血压 130/80 mmHg,胸闷症状好转,1 周内共发作 2 次。无明显气短,偶感上腹部不适,略有畏寒。舌淡紫胖,边有齿印,苔薄白,脉细。

处方:

党　参10 g　黄　芪20 g　桂　枝9 g　　丹　参10 g
当　归9 g　　熟　地10 g　炒白术10 g　五味子10 g
红　花10 g　生　姜10 g　炙甘草6 g　　牛　膝10 g
川　芎10 g　薤　白10 g

(7 服水煎剂,每天 1 剂。)

三诊:2020 年 1 月 3 日。

诊疗情况:血压 130/78 mmHg,诸症缓解,偶有胸闷,数秒即过,畏寒消失,食纳增加,肢暖,舌淡红胖,边有齿印,苔薄,脉细。仍用原方剂量略作调整,继服半月。

一个月后再次复诊,胸闷、气短乏力之证皆除,间断服用上方加减,加用心通口服液每次 1 支,每天 3 次,长期服用,病情一直保持稳定。

四、诊治经验分析

自20世纪70年代开始,中医学者对冠心病的诊治进行了深入的探索,积累了丰富的经验。郑师认为众多医者用《金匮要略》的"阳微阴弦"即"本虚标实"归纳其病机,心、脾、肾的功能低下或失调是本虚的基础,气滞、血瘀、痰浊是标实的病因,以益气养阴、活血化瘀、补肾固本、健脾利湿、理气解郁、芳香温通、豁痰逐饮等为立法,在临床上采用汤剂、颗粒剂、胶囊、口服液、滴丸、气雾剂、穴位敷贴、注射剂等剂型为治法,缓解冠心病、心绞痛、心悸等症状,改善心肌缺血,增强患者体质和左心室功能,并降低心肌耗氧量,提高运动耐力。

中医治疗冠心病的优势,充分体现在活血化瘀、调理气血、温通心阳上。随着人们生活水平的提高,高脂血症、高尿酸血症、糖尿病及环境污染、饮食结构改变,使冠心病中医证类疾病谱发生重大改变,痰浊瘀阻、痰瘀互结占有很大比例,痰浊是高血压、冠心病的重要病因,津血同源,津液运化失司,停聚成痰,瘀生于血,血不循经,致瘀血停滞,痰饮聚集,使痰瘀阻滞血脉造成胸痹心痛,《继志堂医案》指出"胸痹彻背,是名胸痹……此病不惟痰浊,且有瘀血交阻膈间",认识到了胸痹与痰瘀的相关性。

高脂血症、高尿酸血症、糖尿病及动脉硬化与冠心病的产生直接相关,临床按照辨证对冠心病进行治疗,采用化痰利湿、活血化瘀法,取得满意效果,对改善心肌供血、扩张冠状动脉、减低血管阻力、降脂、保护血管内皮细胞均有良效。目前已把化痰利湿和活血化瘀法定为治疗冠心病的基本重要法则。《金匮要略》将"痰饮"设为专篇,创建化痰温通方瓜蒌薤白半夏汤、瓜蒌薤白白酒汤类6张,是冠心病从痰论治的奠基石,一直沿用至今。唐代孙思邈《千金方》立前胡汤治"胸中逆气,心痛彻背",方中以前胡、半夏、生姜化痰,配桂心温通,人参扶正。《张氏医通》把痰积胸痹分为实痰、虚痰两类,主张"一病二治"。近代医家蒲辅周认为"痰阻经络、阻遏气血",其治多投瓜蒌薤白半夏汤、十味温胆汤。国医大师邓铁涛认为气虚兼痰浊最为多见,以温胆汤加党参为治。

结合现代医学病理生理观点,痰浊体质与体重超标、劳逸失度、情绪急躁、血脂异常、血液黏稠度增高引发冠脉血管内膜的内皮细胞破损,导致内膜增厚硬化,血管变窄而发为冠心病。冠心病辨病分虚实,关键看舌苔,苔薄为虚,苔腻为实。虚者伴心悸气短,神疲腰酸;实者伴憋闷纳呆,尿黄便

高血压
中医临证方略

176

干。虚者以气虚为主,或见肾亏;实者以瘀血为主,或有气滞。

中医治疗冠心病遵循的是急则治其标,缓则治其本的古训,郑师常速效止痛治标,以理气化痰、活血化瘀为原则,采用心通口服液、气雾剂治之。冠心病辨证属寒证以肉桂、黄芪为君药,辛温止痛,补气通阳散寒;辨证属偏热证以丹皮、麦冬为君药,凉血止痛,养阴清心。长效治病固本,以补气养阴、调理气血"虚则补之",采用颗粒剂(冠心宝颗粒剂:西洋参、三七、降香、珍珠粉等,每天 2 次温水送下),也可用于冠心病支架术后仍有胸痛、胸闷者,穴位敷贴心腧、膻中、虚里、内关(檀香、三七、延胡索、川芎、冰片研粉蜜调敷于穴位),膏方等多种剂型并用,形成整体治疗,安全稳定,经得起重复验证。

按语:中医认为胸痹心痛是由于正气亏虚,饮食、情志、寒邪等所引起的以痰浊、瘀血、气滞、寒凝痹阻心脉,以膻中或左胸部发作性憋闷、疼痛为主要临床表现的一种病证。轻者偶发短暂轻微的胸部沉闷或隐痛,或为发作性膻中或左胸含糊不清的不适感;重者疼痛剧烈,或呈压榨样绞痛。常伴有心悸、气短、呼吸不畅,甚至喘促、惊恐不安、面色苍白、冷汗自出等。多由劳累、饱餐、寒冷及情绪激动而诱发,亦可无明显诱因或安静时发病。胸痹心痛是威胁中老年人生命健康的重要心系病证之一。中医治疗从整体出发,具有综合作用的优势。

本案患者病程久,年过半百,心脾两虚,气候变化之际,阴寒之邪乘虚而入,胸阳不展,血行不畅,故而发病。四诊合参,辨为"胸痹气虚血瘀证",虚实相混,病情复杂,临证辨证需辨清气血两虚,经髓不通,阴阳不交之故。胸痹多为本虚标实之证,当根据病情明辨标本缓急而治。治以补养心气、鼓动心脉、活血化瘀之剂。方以党参、黄芪补元气,扶助心气;甘草炙用甘温益气;桂枝通阳行瘀,温通心脉、平冲逆、制悸动;生姜温中健脾;丹参、当归、川芎、红花养血活血。脾胃为后天之本,临证时顾护脾胃,各药合用,可使阴阳相济,佐使他药,辅主药相辅相成,方能驱邪而不伤正。

诊治高血压合并心绞痛的经验

高血压常伴心绞痛，中医称为胸痹心痛，又称心痛，是由于正气亏虚、饮食、情志、寒邪等所引起的以痰浊、瘀血、气滞、寒凝痹阻心脉，以膻中或左胸部发作性憋闷、疼痛为主要临床表现的一组症状，由一过性心肌缺血所致。心肌缺血可由心肌氧需求增加超过病变冠状动脉供血能力引起（劳力性心绞痛），或由冠状动脉供血减少造成（自发性心绞痛），或两者同时存在，即在冠状动脉固定狭窄基础上，有冠状动脉张力改变或冠脉痉挛同时存在（动力性狭窄），所致心绞痛为混合型心绞痛。大多数心绞痛患者是由冠状动脉粥样硬化所致，少数心绞痛可因肥厚型心肌病，严重的主动脉狭窄、关闭不全，甲状腺功能亢进，严重贫血及非粥样硬化性动脉病造成。在本病的预防、治疗和康复方面，中医药有其独特优势。

中医对胸痹、心痛早有记载，历代医家对心痛多有描述。"心痛"病名最早见于《五十二病方》。《黄帝内经》对胸痹、心痛已有论述，如《灵枢·五邪》曰："邪在心，则病心痛。"《素问·脏气法时论》亦说："心病者，胸中痛，胁支满，胁下痛，膺背肩胛间痛，两臂内痛。"《素问·缪刺论》中又有"卒心痛""厥心痛"之称。《灵枢·厥病》把心痛严重并迅速造成死亡者称为"真心痛"，谓："真心痛，手足清至节，心痛甚，旦发夕死，夕发旦死。"汉代张仲景正式提出"胸痹心痛"病名。宋代《太平圣惠方》在"治卒心痛诸方""治久心痛诸方""治胸痹诸方"等篇中将胸痹、心痛并列。

一、病因病机

胸痹心痛的发生多与老年体虚、饮食不节、情志失调、劳逸失调、寒邪内侵等因素有关。主要病机是心脉痹阻。

胸痹心痛的病位在心，涉及肝、脾、肾等脏器。主要病机为心脉痹阻。心主血脉，心之阳气虚，血液失于推动，血行瘀滞；肝气郁结，疏泄失职，气滞血瘀；脾虚失其健运，聚湿生痰，气血乏源；肾虚藏精失常，或肾阴亏损失

高血压中医临证方略

于濡养,或肾阳虚衰失于温煦,均可引致心脉痹阻而发胸痹心痛。病理性质为本虚标实,常表现为虚实夹杂。本虚有气虚、阴伤、阳衰,并可表现气阴两虚、阴阳两虚,甚至阳衰阴竭、虚阳外脱;标实为瘀血、寒凝、痰浊、气滞,又可相互为病,如气滞血瘀、寒凝血瘀、痰瘀交阻等。一般胸痹心痛发作期以标实为主,多为痰瘀互结,缓解期以气血阴阳亏虚为主,心气虚最为多见。

二、辨证论治

根据国家中医药管理局制定的《慢性稳定型心绞痛(心痛)中医诊疗方案》辨证论治,并向全国中医院推广实施。

(一)心痛发作期

1. 寒凝血瘀证

证候:遇冷则疼痛发作,或闷痛,舌淡暗、苔白腻,脉滑涩。

治法:芳香温通。

推荐方药:苏合香丸。荜发、细辛、檀香、良姜、元胡、冰片等。此类药物多属芳香温通类药物,辛香走窜,可耗伤气阴,且冠心病患者多素体亏虚,故应中病即止,不可久服。

2. 气滞血瘀证

证候:疼痛剧烈多与情绪因素有关,舌暗或紫暗、苔白,脉弦滑。

治法:辛散温通,行气活血。

推荐方药:速效救心丸。主要成分川芎、冰片等,发作时予 10～12 粒舌下含服。还可选用宽胸气雾剂等。

(二)心痛缓解期

1. 气虚血瘀证

证候:胸痛、胸闷,动则尤甚,休息时减轻,乏力气短,心悸汗出,体胖有齿痕,舌质暗有瘀斑或瘀点、苔薄白,脉弦或有间歇。

治法:益气活血。

推荐方药:保元汤合桃红四物汤加减。人参(另煎兑入)或党参、黄芪、桃仁、红花、川芎、赤芍、当归、生地、桂枝、甘草。

中成药:芪参益气滴丸、舒心口服液等。

2. 气阴两虚、心血瘀阻证

证候：胸闷隐痛、时作时止，心悸气短，倦怠懒言，面色少华，头晕目眩，遇劳则甚，舌暗红少津，脉细弱或结代。

治法：益气养阴，活血通脉。

推荐方药：生脉饮加减。党参、麦冬、五味子、黄芪、丹参、赤芍、川芎、红花、降香等；如偏阴虚火旺，见烦渴、潮热盗汗、失眠、舌红少苔、脉细数或细涩，可加用虎杖、漏芦、首乌、地骨皮。

中成药：心通口服液。生脉饮、生脉胶囊等。

3. 痰阻血瘀证

证候：胸脘痞闷如窒而痛，或痛引肩背，气短，肢体沉重，形体肥胖痰多，纳呆恶心，舌暗苔浊腻，脉弦滑。

治法：通阳泄浊，活血化瘀。

推荐方药：瓜蒌薤白半夏汤合桃红四物汤加减。瓜蒌、薤白、半夏、桃仁、红花、川芎、赤芍、当归、生地等。

中成药：丹蒌片、血府逐瘀胶囊等。

4. 气滞血瘀证

证候：胸闷胸痛，时痛时止，窜行左右，疼痛多与情绪因素有关，伴有胁胀，喜叹息，舌暗或紫暗、苔白，脉弦。

治法：行气活血。

推荐方药：血府逐瘀汤加减。桃仁、红花、川芎、赤芍、当归、柴胡、牛膝、枳壳、地龙等。

中成药：冠心丹参滴丸、地奥心血康、复方丹参滴丸等。

5. 热毒血瘀证

证候：胸痛发作频繁、加重，口干口苦，口气浊臭，烦热，大便秘结，舌紫暗或暗红，苔黄厚腻，脉弦滑或滑数。

治法：清热解毒，活血化瘀。

推荐方药：冠心Ⅱ号方加减。丹参、赤芍、川芎、红花、虎杖、黄连、毛冬青、生地等。

中成药：心脉通胶囊等。

三、临证诊治

张某，女，78 岁。

初诊:2018 年 1 月 5 日。

主诉:胸闷胸痛加重半月。

病史:患者有高血压病史 10 年,冠心病病史 5 年,近半月因事生气,心绞痛发作频繁,吃饭、上厕所都发作,发病时胸部如重物压榨样剧痛,胸口憋闷,喘息,不能平卧,发作时间 3~5 min,舌下含服硝酸甘油片 1~2 片方可缓解。2 个月前曾住院做冠脉造影术检查,提示:左冠状动脉粥样硬化病变,前降支和回旋支近端 3 处狭窄,狭窄度 70%,患者不同意手术,要求中医药治疗。患者体胖,平时易怒,反复头晕乏力,昼时汗出,腰膝酸痛,寐艰梦扰,纳少便调。查体:血压 170/100 mmHg,心率 90 次/min,颈静脉轻度充盈,心界向左下扩大,偶可听到期前收缩,两肺未听到湿啰音,腹部阴性,双下肢未见明显水肿。舌唇紫暗有裂纹,苔白腻,脉弦细涩。X 线检查示:主动脉型心影,主动脉球凸出,左心扩大。心电图:窦性心律,左室肥厚,心肌缺血损伤,偶发室性期前收缩。心脏彩超:左心室增大,左室舒张功能减退。血脂检测:TC 6.5 mmol/L、TG 3.6 mmol/L、LDL-C 4.3 mmol/L、HDL-C 1.26 mmol/L。

疾病诊断:①冠心病、不稳定心绞痛、心律失常、左心功能不全;②高血压 2 级;③高血压心脏病;④高脂血症。

中医诊断:胸痹心痛、心悸、眩晕、血浊。

中医证候:证属肾亏脾虚、痰瘀互结。

治则:豁痰化瘀,活血通络。

处方:瓜蒌薤白半夏汤合四逆散加减。

全瓜蒌 10 g 薤白 10 g 姜半夏 10 g 炒莱菔子 15 g

紫丹参 30 g 川芎 15 g 水蛭(冲服)4 g 三七(冲服)4 g

龟板(先煎)20 g 醋柴胡 12 g 白 芍 15 g 炒白术 10 g

草决明 15 g

(7 服水煎剂 ,每天 1 剂。)

院内制剂:玉夏胶囊 2 粒,每天 2 次;黄芪三七胶囊 3 粒,每天 3 次。心绞痛发作时加用硝酸甘油片,每次 1 片,以缓解疼痛,络活喜 5 mg/d 控制血压。

二诊:2018 年 1 月 12 日。

诊疗情况:血压 148/80 mmHg,心率 82 次/min,心绞痛发作次数明显减少,疼痛时间缩短 1~2 min,患者诉头晕症状明显改善,口干气短,夜寐欠安。大便日行 1 次,无呕吐,无视物旋转,舌紫暗,苔白,脉沉细。停用硝酸甘油改为单硝酸异山梨酯 10 mg,每天 2 次。

处方:

全瓜蒌 10 g　薤　白 10 g　姜半夏 10 g　炒莱菔子 15 g

紫丹参 30 g　川　芎 15 g　延胡索 12 g　茯　苓 30 g

夜交藤 30 g　麦　冬 20 g　玉　竹 9 g　五味子 6 g

(7 服水煎剂,每天 1 剂。)

院内制剂:玉夏胶囊 2 粒,每天 2 次;黄芪三七胶囊 2 粒,每天 3 次。

三诊:2018 年 1 月 20 日。

诊疗情况:经二周治疗后,心绞痛次数显著减少,血压:140/90 mmHg,心率 70 次/min,患者无明显头晕不适,胸痛憋闷程度减轻,唯仍感乏力,汗多,腹胀减轻,大便通畅。舌质略紫尖淡红苔薄白,脉弦细。

处方:上方去莱菔子加黄芪 30 g 补气固表再服 7 剂;持续口服院内制剂玉夏胶囊,每天 2 次,每次 2 粒;黄芪三七胶囊,每天 3 次,每次 2 粒。

四诊:2018 年 1 月 27 日。

患者自述心绞痛未发作,饮食增加,出汗乏力症状改善,平卧仍感胸闷憋气,以午夜为甚,坐起方可缓解,考虑为心功能不全,心火灼肺,灼津为痰,痰壅于肺,肺血瘀滞,肺失肃降为病机重点,方中去夜交藤、玉竹、五味子,改川芎 15 g、西洋参 3 g、枳壳 10 g、炒葶苈子 20 g。意在补益肺气,肃肺涤痰,行气化瘀,5 剂后胸憋、气喘改善,能够自行在院内走动,未再发作心绞痛。停汤药后改服院内制剂心通口服液 20 ml,每天 3 次,连服半年。

四、诊治经验分析

自发性心绞痛(包括变异性心绞痛)是由于冠状动脉痉挛、局部血流供应减少所致的心绞痛,一般疼痛持续时间较长,不易为硝酸酯类药缓解,胸痛发作与心肌耗氧增加无明显关系,与中医的厥心痛、卒心痛等病较为相似。临床常采用温阳、活血、疏肝、通脉等方法,郑师经过临床长期实践,形成了自己具有特色的辨治方法。

1. 重在培元,温通心阳

老年性高血压患者多表现心阳不足、畏寒肢冷、腰膝酸软、体乏无力、胸闷气短,常在冬季或感受寒邪时发作,此病阳虚以心阳虚、血脉凝滞为主,但其本则是元阳亏虚,命门火衰,不能温煦心阳,寒邪侵袭虚处,客其心脉,引发心绞痛。临证处方重在温补肾阳,善用淫羊藿、补骨脂、山萸肉、菟

高血压 中医临证方略

丝子、巴戟天等,配伍黄芪、桂枝、薤白。若症见畏寒肢冷、腰膝酸软、小便清长、舌胖嫩、脉沉迟者,属肾阳亏虚为主,加熟地、良姜;若脾阳不足兼脘腹胀满、便溏、纳呆者,加砂仁、香附、绿萼梅温运中州、理气化滞;若以胸闷为主,感寒诱发者,多为心阳不宣,加用瓜蒌、薤白、桂枝,以通心阳,气血通畅;心绞痛发作频繁,舌质紫暗或有瘀斑者,可用琥珀、三七、延胡索、黄芪治疗,装成胶囊每天2次,每次2粒,补虚理气、活血止痛。

2. 养血柔肝,解郁祛风

高血压合并冠心病心绞痛常和情志抑郁有关,情志不舒时,心痛发作频繁,伴有胸闷、善太息、两胁胀满,疼痛多在清晨或情绪波动时发作。清晨(卯时)为肝所主、阳气升发之时,若肝气郁结、疏泄、条达、宣散功能失常,不能温养筋脉,可致心脉挛急作痛,常用养血柔肝之法,疏肝祛风助肝胆升发少阳之气,利气血调顺,心脉挛急缓解,心痛自愈。常用醋柴胡、白芍、防风、葛根、紫丹参、郁金、延胡索等。

3. 滋肾活血,通络和脉

寒凝、气滞、痰瘀造成血脉失养,阻滞经络,不通则痛,心血挛缩发生疼痛。其阴虚失荣,心失濡养而痛,再则阴虚生内热,心脉难涩而痛,故临床表现为心烦不眠、五心烦热、潮热自汗,舌红少苔或有裂纹,心绞痛常在白天发作,当滋肾活血,药用生地、旱莲草、女贞子、白芍、麦冬、丹参、当归、天麻、钩藤、菊花、赤芍、桃仁、郁金等。久病不愈者可加地龙、全蝎、鬼箭羽、土鳖虫等通络止痛。

4. 病证结合,中医急救

中医急救重在参与,当不稳定型心绞痛有持续性或加剧性心绞痛、心悸、胸闷、气短,也可有恶心、呕吐、全身不适、血压下降时,临床辨证以气血亏虚或痰瘀互结为多,郑师常用补阳还五汤、血府逐瘀汤、生脉散、温胆汤加减,配以麝香保心丸或芪参益气滴丸、复方丹参滴丸同服,中药剂型上常加工成浓缩剂或颗粒剂,便于随时服用。

急性心肌梗死的治疗已进入新阶段,针对减少梗死面积和并发症,修复坏死区域,减少死亡率,促进康复,自始至终需辨证与辨病相结合,用益气养血、活血化瘀、通脉止痛法治疗。心源性休克是心肌梗死最常见的并发症,患者低血压状态属"阳脱"或"厥脱"范畴,用生脉针、参附针、独参汤、生脉四逆汤有一定疗效。并发心律失常,常见迟、数、涩、结、代、促脉象,用红参、五味子、干姜、甘草、麦冬、肉桂等益气固脱煎剂。

按语:本案属不稳定型心绞痛。冠脉造影术检查提示:左冠状动脉粥样硬化病变,前降支和回旋支近端共3处狭窄,狭窄最严重处可达70%,老年女性,高血压10年,合并高脂血症、心功能不全。辨证中抓住疾病的标本缓急,心绞痛发作时,疼痛是本病的主要矛盾,必须辨清疼痛病因及病性。据病史"因生气而发病"不难看出,诱因为情志所伤,症状易怒、头晕,血压居高不下,为肝亢的特征;体征:口唇紫暗,舌有瘀斑,脉象弦尺细涩,为气滞血瘀的特征;形体偏胖,纳呆脘胀苔白腻,为痰浊壅盛而致心脉痹阻不通,心痛以标实为主,因此治疗应以豁痰化瘀为主,因气滞血瘀与肝有关,痰浊壅盛与脾有关,本案患者为老年女性,肾阴亏虚,肝气亢盛,肝亢克脾而致脾虚痰盛,故应柔肝、健脾为辅。首诊用瓜蒌薤白半夏汤合四逆散加减,组方全瓜蒌豁痰开痹,丹参化瘀通脉二药为君,半夏燥湿化痰,健脾和胃,炒莱菔子为下气、消痰、消食药,《医学衷中参西录》张锡纯云:"乃化气之品,非破气之品。"对急慢性支气管炎和肺炎,常用此药,善行气,化痰降逆,咳喘自安,薤白温中辅瓜蒌通阳散结,祛痰降浊,川芎、水蛭、三七辅丹参行气化瘀,通脉止痛,六药为臣药,龟板、白芍、柴胡滋肾柔肝,制其肝阳,以调脾胃,白术健脾运湿,以治生痰之源,为佐药,草决明平肝熄风为使药。

二诊头晕症状明显改善,仍夜寐欠安,需加强宁心安神,倍用茯苓甘淡平补,专益心脾、利水,为健脾渗湿之要药,还能宁心安神,用于心悸失眠。夜交藤入心肝二经血分,擅长血虚所致失眠,用量要大才能奏效,《本草从新》谓其"行经络,通血脉",有养血活血之功效,临床常用于老年阴血亏虚患者。延胡索辛、苦、温,归心、肝、脾经,有活血、行气、止痛之功效,临床常用于气血瘀滞痛证,近年来主要用于治疗冠心病心绞痛、女性痛经、风湿性关节炎等病证,能降低血管压力,具有一定的降压作用;麦冬清心润肺,养胃生津,又能治肺虚热咳;玉竹专用滋补养阴;五味子敛肺滋肾,生津止汗。三药共治心阴不足,津液亏耗。

三诊头晕症状明显改善,心绞痛缓解,胸痛憋闷程度减轻,唯仍感乏力汗多,改用黄芪30 g,受王清任补阳还五汤启示,重用黄芪30 g以上补肾益气,调整肺、脾、肾三脏功能,促进全身血液循环,提高人体免疫功能,兼有利水、降低血压作用。后期患者病证好转,调整为西洋参、枳壳、炒葶苈子,意在补益肺气,肃肺涤痰,行气化瘀,促使患者康复。

诊治高血压合并失眠的经验

临床上失眠和焦虑是常见的心理障碍疾病,表现为心悸、失眠、担忧。焦虑障碍通常还包括恐怖障碍和强迫性障碍等,焦虑障碍更容易被忽视,大部分患者得不到有效的诊断治疗,导致其社会功能受损,生活质量降低,临床预后恶化。世界卫生组织调查发现,目前中国有心理问题的人数在2亿~3亿,中国精神疾病负担将上升到疾病总负担的1/4。在众多的心理问题中,排在前三位的就是抑郁、焦虑、失眠,至少有1亿中国人处在不同程度的焦虑之中。

失眠为各种原因引起的入睡困难、睡眠质量差、早醒及睡眠时间不足等,是一种常见病。古代医籍中称"不寐""不得眠""目不瞑"。中医认为人的睡眠是由心神控制的,年老体弱、情志失常、劳倦、思虑过度都可以导致心神不宁,轻者入睡困难,或寐而不酣、时寐时醒,或醒后不能再寐,重则彻夜不寐。《难经》最早提出"不寐"这一病名,《难经·四十六难》认为老年人不寐的病机为"血气衰,肌肉不滑,荣卫之道涩,故昼日不能精,夜不得寐也"。汉代张仲景在《伤寒论》及《金匮要略》中记载了用黄连阿胶汤及酸枣仁汤治疗失眠,至今在临床仍有应用价值。

高血压与焦虑失眠有直接相关性,我国一项中老年居民高血压合并焦虑抑郁的抽样调查显示,高血压患者中焦虑症患病率为11.6%,抑郁症患病率为15.8%,明显高于对照组。国外资料也显示,高血压合并焦虑症状的发生率为25%~54%,因此有人提出,焦虑的人患高血压的风险增加,焦虑可能是高血压的促发因素,不仅可导致原来无高血压的人群血压升高,还能使高血压患者的血压急剧上升。高血压可加重焦虑,有部分患者常规降压治疗效果不佳,产生焦虑心理,影响睡眠和生活质量。中医药通过调整人体脏腑气血阴阳的功能,改善睡眠和焦虑状况,且不引起药物依赖。

一、病因病机

中医认为,阳不交阴是基本病因,人的寤寐由心神控制的,有赖于营卫阴阳的和畅运行。张景岳《景岳全书·不寐》较全面地归纳和总结了不寐的病因病机及其辨证施治方法,"寐本乎阴,神其主也,神安则寐,神不安则不寐。其所以不安者,一由邪气之扰,广由营气之不足耳",还认为"饮浓茶则不寐,心有事亦不寐者,以心气之被伐也"。《景岳全书·不寐·论治》中指出:"无邪而不寐者……宜以养营气为主治……即有微痰微火,皆不必顾,只宜培养气血,血气复则诸症自退。若兼顾而杂治之,则一曝十寒,病必难愈,渐至元神俱竭而不可救者有矣。"《医效秘传·不得眠》将病后失眠病机分析为:"夜以阴为主,阴气盛则目闭而安卧,若阴虚为阳所胜,则终夜烦扰而不眠也。心藏神,大汗后则阳气虚,故不眠。心主血,大下后则阴气弱,故不眠,热病邪热盛,神不精,故不眠。新瘥后,阴气未复,故不眠。若汗出鼻干而不得眠者,又为邪入表也。"

(1)情志所伤或由情志不遂,肝气郁结,肝郁化火,邪火扰动心神,心神不安而不寐。或由五志过极,心火内炽,心神扰动而不寐。或由思虑太过,损伤心脾,心血暗耗,神不守舍,脾虚生化乏源,营血亏虚,不能奉养心神,即《类证治裁·不寐》曰:"思虑伤脾,脾血亏损,经年不寐。"

(2)饮食不节脾胃受损,宿食停滞,壅遏于中,胃气失和,阳气浮越于外而卧寐不安,如《张氏医通·不得卧》云:"脉滑数有力不得卧者,中有宿滞痰火,此为胃不和则卧不安也。"或由过食肥甘厚味,酿生痰热,扰动心神而不眠。或由饮食不节,脾胃受伤,脾失健运,气血生化不足,心血不足,心失所养而失眠。

(3)病后、年迈久病血虚,产后失血,年迈血少等,引起心血不足,心失所养,心神不安而不寐。正如《景岳全书·不寐》所说:"无邪而不寐者,必营气之不足也。营主血,血虚则无以养心,心虚则神不守舍。"

(4)禀赋不足,心虚胆怯素体阴盛,兼因房劳过度,肾阴耗伤,不能上奉于心,水火不济,心火独亢;或肝肾阴虚,肝阳偏亢,火盛神动,心肾失交而神志不宁。如《景岳全书·不寐》所说:"真阴精血不足,阴阳不交,而神有不安其室耳。"亦有因心虚胆怯,暴受惊恐,神魂不安,以致夜不能寐或寐而不酣,如《杂病源流犀烛·不寐多寐源流》所说:"有心胆惧怯,触事易惊,梦多不祥,虚烦不寐者。"

综上所述,失眠的病因虽多,但以情志、饮食或气血亏虚等内伤病因居多,由这些病因引起心、肝、胆、脾、胃、肾的气血失和,阴阳失调,其基本病机以心血虚、胆虚、脾虚、肾阴亏虚进而导致心失所养,以及由心火偏亢、肝郁、痰热、胃失和降进而导致心神不安两方面为主。其病位在心,但与肝、胆、脾、胃、肾关系密切。失眠虚证多由心脾两虚、心虚胆怯、阴虚火旺，引起心神失养所致。失眠实证则多由心火炽盛、肝郁化火、痰热内扰，引起心神不安所致。但失眠久病可表现为虚实兼夹，或为瘀血所致，故清代王清任用血府逐瘀汤治疗。

二、辨证论治

1. 阴虚火旺证

证候：心烦不寐，入睡困难，同时兼有手足心发热，盗汗，口渴咽干，口舌生疮，舌尖红，少苔，脉细数。

治法：滋阴降火，清心安神。

方药：黄连阿胶汤加减。

黄　连18 g　黄　芩10 g　生　地10 g　白　芍12 g
阿胶(烊化)10 g　鸡子黄2枚

方中黄连、黄芩降火，生地、白芍、阿胶、鸡子黄滋阴，共收清心安神之功。

2. 肝郁血虚证

证候：难以入睡，即使入睡也多梦易惊，或胸胁胀满，善叹息，平时性情急躁易怒，舌红苔黄，脉弦而数。

治法：疏肝养血安神。

方药：酸枣仁汤加柴胡。

炒酸枣仁(研粉)30 g　川　芎10 g　茯　苓30 g　知　母10 g
柴　胡10 g　夜交藤30 g　珍珠母30 g　柏子仁15 g
忍冬藤12 g　生甘草6 g

方用酸枣仁养肝血、安心神，川芎调畅气血、舒达肝气，茯苓、甘草宁心，知母清心除烦，柴胡加强疏肝理气作用，治疗肝郁化火，加夜交藤、珍珠母、忍冬藤、柏子仁之类以疏肝解郁，安神定志。

3. 痰热扰心

证候：失眠心烦，头重目眩，口苦胸闷，嗳气恶心，痰多，舌红苔黄腻，脉滑数。

治法：化痰清热，养心安神。

方药：清火涤痰汤加减。

胆南星10 g　贝　母10 g　竹　茹12 g　生　姜10 g
柏子仁20 g　茯　神30 g　麦　冬10 g　僵　蚕10 g

丹　参20g　菊　花10g　杏　仁10g　橘　红8g　甘　草6g

方中胆南星、贝母、竹茹、生姜化痰泄浊,柏子仁、茯神、麦冬、丹参养心安神,僵蚕、菊花熄风定惊,杏仁、橘红豁痰利气。

4. 心肾不交证

证候:心烦不寐,心悸不安,腰酸足软,伴头晕,耳鸣,健忘,遗精,口干津少,五心烦热,舌红少苔,脉细而数。

治法:交通心肾。

方药:交泰丸合六味地黄丸加减。

黄　连12g　肉　桂3g　熟　地20g　山　药20g

山茱萸15g　泽　泻15g　茯　苓30g　丹　皮12g

夜交藤30g　炒酸枣仁(研粉)30g　合欢皮12g　茯　神30g

方中黄连清心降火,少佐肉桂,以引火归元,适用于心火偏旺者。若以心阴虚为主,配六味地黄丸滋补肾阴,两方共奏滋阴降火之效。夜寐不宁加夜交藤、茯神、酸枣仁共用则心神可安。

5. 心脾两虚证

证候:患者不易入睡,或多梦易醒,醒后再难入睡,兼心悸健忘,神疲食少,头晕目眩,伴有四肢倦怠,面色少华,舌淡苔薄,脉细无力。患者有月经不调史、肿瘤史、贫血史或大手术病史,此种不寐临床多见。

治法:补益心脾,养血安神。

方药:归脾汤。

人　参12g　炒黄芪20g　当　归9g　龙眼肉20g

白　术9g　木　香6g　陈　皮9g　茯　神30g

炒酸枣仁(研粉)30g　莲子肉12g　远　志9g　炙甘草6g

方用人参、白术、黄芪、甘草益气健脾;当归、远志、酸枣仁、茯神、龙眼肉养血,补心益脾,安神定志;木香行气健脾,使全方补而不滞。失眠较重,加酸枣仁、莲子肉或夜交藤、合欢皮、龙骨、牡蛎以镇静安神;若产后虚烦不寐,形体消瘦,面色㿠白,易疲劳,舌淡,脉细弱,或老人夜寐早醒而无虚烦之证,多属气血不足,治宜养血安神,亦可用归脾汤合酸枣仁汤。

三、临证诊治

【案1】

高血压中医临证方略

范某某,女,53岁。

初诊:2017 年 12 月 17 日。

主诉:眩晕反复发作伴失眠 10 年加重 1 月。

病史:患者有高血压、失眠史 10 年余,近 10 年来反复发作头晕不适,入睡困难,睡后易醒,心烦多梦,平时易情绪波动,多思多虑,近 1 月因家中变故情绪不佳,多怒,入睡更加困难,常彻夜无眠,头晕明显,伴有头胀头重,如踩棉花感,口干欲饮,胃纳一般,间断服用安眠药物,被诊断为"抑郁症",难以胜任工作,多方治疗无效,绝经 2 年。查体:血压 160/100 mmHg,心率 92 次/min,律齐,无杂音。舌苔紫暗,脉沉细。

疾病诊断:高血压、失眠。

中医诊断:眩晕、不寐。

中医证候:证属肝郁化火、心肾两虚。

治则:清肝泻火,交通心肾。

处方:

炒酸枣仁(研粉)30 g　知　母 10 g　川　芎 10 g　黄　连 3 g

肉　桂 2 g　夏枯草 12 g　钩　藤(后下)20 g　合欢皮 15 g

夜交藤 30 g　炒延胡索 12 g　茯　苓 30 g　茯　神 20 g

百　合 15 g　炙甘草 6 g

(7 剂,每天 1 剂,水煎服。)

院内制剂:玉夏胶囊 2 粒,每天 2 次。

二诊:2017 年 12 月 25 日。

诊疗情况:血压 156/90 mmHg,心率 84 次/min,患者服药后头晕改善,睡眠情况好转,但因近两天思虑过重,失眠又作,头晕伴有胸闷气结,巩膜瘀丝,舌紫苔黄,脉弦涩,故加强疏肝柔肝。

处方:上方加醋柴胡 10 g、杭白芍 12 g。

(10 剂,每天 1 剂,水煎服。)

院内制剂:玉夏胶囊 2 粒 每天 2 次。

三诊:2018 年 1 月 4 日。

诊疗情况:血压 142/92 mmHg,心率 84 次/min,患者头晕明显改善,入睡好转,但易醒多梦,但较前略有改善,二便正常。上方去百合、延胡索,加珍珠母 30 g。

(10 剂,每天 1 剂,水煎服。)

院内制剂:玉夏胶囊 2 粒,每天 2 次。

四诊:2018 年 1 月 14 日。

诊疗情况:血压 138/86 mmHg,心率 82 次/min,患者已能入睡,无明显头晕不适,无胸闷不适,舌红苔薄白,脉细弦。患者症状明显改善,继服院内制剂玉夏胶囊控制血压,给予安神助眠膏方巩固治疗。

膏方:

炙黄芪150 g　熟　地120 g　山萸肉150 g　酸枣仁300 g

茯　神200 g　夜交藤500 g　远　志100 g　琥珀粉30 g

合欢皮300 g　百　合100 g　龙眼肉150 g　莲　子100 g

生牡蛎120 g　麦　冬100 g　阿　胶90 g　延胡索300 g

龙　骨300 g　川黄连50 g　大　枣120 g　炙甘草60 g

法半夏200 g　竹茹300 g　佩兰120 g　陈皮100 g

(制成膏方一帖,分早晚各 10 g,温水送服。)

【案 2】

万××,女性,70 岁。

初诊:2017 年 12 月 2 日。

主诉:反复发作头晕心慌 1 周。

病史:患者近 1 周来反复于晚间发作头晕心慌,伴有眼红面部发热,自测血压最高达 180/110 mmHg,昨天晚间患者症状较明显,测血压 170/100 mmHg,服用缬沙坦氢氯噻嗪片后来我院就诊,测血压 130/80 mmHg,今晨患者再次出现上述症状,测血压 170/100 mmHg,服用左旋氨氯地平、缬沙坦氢氯噻嗪、琥珀酸美托洛尔、玉夏胶囊。后来我院测血压 120/80 mmHg,收住院进一步诊治。病程中患者神清,情绪紧张,平时反复有全身不适感,无恶寒,无咳嗽咳痰,无腹痛腹泻,无尿频尿急,活动耐量正常,饮食正常,睡眠差,二便正常。既往有高血压病史 1 年,平时服用缬沙坦胶囊 80 mg、非洛地平缓释片 2.5 mg,血压波动较大;有心肌桥病史;有子宫肌瘤病史 4 年,现已绝经;有剖腹产手术史 28 年;有肾结石手术史 20 年。入院时患者神清,精神较紧张,口唇无发绀,心率 70 次/min,律齐,各瓣膜区未闻及病理性杂音。舌红,苔黄,脉弦。甲状腺全套:血清游离 T3 3.94 pg/ml,血清游离 T4 1.5 ng/dl,甲状腺过氧化物酶抗体 49.12 IU/ml。心电图:窦性心律,非特异性 T 波异常。

疾病诊断:①高血压 3 级(很高危组);②心肌桥;③围绝经期综合征;④甲状腺功能亢进症;⑤焦虑状态;⑥睡眠障碍。

中医诊断:眩晕、心悸、不寐。

中医证候:证属阴虚阳亢。

治法:滋阴潜阳,平补肝肾。

处方:

天　麻 10 g　钩　藤 15 g　石决明 20 g　栀　子 10 g

黄　芩 10 g　川牛膝 15 g　杜　仲 10 g　益母草 15 g

桑寄生 15 g　夜交藤 20 g　茯　神 10 g　生　地 10 g

生牡蛎 30 g　白　芍 10 g　菊　花 10 g　生甘草 6 g

(10 剂,每天 1 剂,水煎服。)

二诊:2017 年 12 月 13 日。

诊疗情况:患者头晕症状好转,但仍有心慌感,夜间明显,饮食正常,睡眠差,二便正常。查体:血压 140/100 mmHg,舌红,苔黄微腻,脉弦滑。调整中药为疏肝理气、健脾化痰、养心安神之剂。

处方:

陈　皮 10 g　焦白术 10 g　茯　苓 30 g　炒酸枣仁 30 g

薏苡仁 20 g　枳　壳 10 g　木　香 10 g　川牛膝 10 g

柴胡根 10 g　合欢皮 10 g　煅龙骨 10 g　煅牡蛎 10 g

生白芍 10 g　天　麻 10 g　炒麦芽 20 g　炒谷芽 20 g

炙远志 10 g

(10 剂,每天 1 剂,水煎服。)

四、诊治经验分析

1. 焦虑易合并高血压

目前已有多方面的研究显示,焦虑和高血压之间有着密切的关联。焦虑易合并高血压。焦虑抑郁都是比较常见的情绪障碍,直接影响血压变化。长期的焦虑情绪,使血管紧张性增加,阻力加大;交感神经长期兴奋使肾小球动脉持续收缩;下丘脑血管收缩,交感神经兴奋,肾上腺髓质分泌增加,心排血量增加;进一步导致下丘脑功能失调,类固醇激素分泌增加,水钠潴留;垂体加压素分泌增加,通过 RAAS(肾素-血管紧张素-醛固酮系统)导致水钠潴留。

2. 高血压加重焦虑

许多患者由于惧怕高血压对身体的不良影响,产生过度担忧,导致焦虑产生、血压问题加重;还有部分患者常规降压治疗效果不佳,产生焦虑情绪,影响患者生活。

3. 焦虑加重不良后果

研究发现,焦虑患者心脑血管患病率增加,对比焦虑和非焦虑老年性高血压患者 24 h 动态血压监测结果,发现原发性高血压并发焦虑或失眠患者,白天、夜间血压都较高,而夜间血压升高更明显,昼夜节律曲线以非勺形多见,改善睡眠有助于血压的控制。顽固性的失眠,给患者带来长期的痛苦,甚至形成对安眠药物的依赖,而长期服用安眠药物又可引起医源性疾病。

4. 中医虚实辨证特色

中医对"失眠""不寐"证,主要采取心理疏导,加强沟通,鼓励患者正确对待高血压,改善既往不良生活方式,辅以药物治疗,常收到事半功倍的效果。在降压同时,注意对情绪障碍的治疗,使阳气生长收藏自然进行,是保证睡眠正常节律的前提,当由阳入阴的途径通畅,则心神由动转静,阴阳相交纠正失眠。

中医认为肝脾肾虚为本,郁火痰瘀为标,明代李中梓对不寐证治疗提出卓有见识的论述:"不寐之故,大约有五:一曰气虚,六君子汤加枣仁、黄芪;一曰阴虚,血少心烦,酸枣仁一两,生地五钱,米二合,煮粥食之;一曰痰滞,温胆汤加南星、酸枣仁、雄黄末;一曰水停,轻者六君子汤加菖蒲、远志、苍术,重者控涎丹;一曰胃不和,橘红、甘草、石斛、茯苓、半夏、神曲、山楂之类。大端虽五,虚实寒热,互有不齐,神而明之,存乎其人耳。"说明虚实两方面均可导致失眠,高血压引起肝阳上亢、肝火上炎、痰浊内阻、气滞血瘀,直接使气行不畅则气郁,血脉不通则血瘀,津液化生不利而生痰,久郁不通而化火,上扰心神,导致肝脾肾虚。

因此,治疗中补虚强调滋肾养肝,补益心脾是常法,郑师常选酸枣仁汤加减:炒酸枣仁、丹参、夜交藤、百合、合欢花、远志、茯苓、茯神、大麦;肝火旺盛扰乱心神加酸枣仁、夜交藤,加夏枯草、钩藤、罗布麻叶、苦丁茶、丹皮、白芍清肝降火;如见烦躁心火亢盛者,加黄连、莲子心、灯心草清心泻火;脾虚便溏加党参、焦白术、怀山药益气健脾;肾亏腰痛要配淫羊藿、川续断、桑寄生、熟地等;耳鸣、头晕、肢体麻木者加木瓜、络石藤、豨莶草、僵蚕、地龙、鸡血藤等。女性更年期内分泌紊乱,血压忽高忽低,血压不稳,易劳伤心神,血不养心,神无所依,常导致头晕失眠、多梦易醒、醒后难以入睡,心悸疲劳,乏力倦怠,饮食纳呆,面色少华,舌淡苔薄,脉细弱,宜补益心脾,养血安神。归脾汤加酸枣仁汤、熟地、酸枣仁、党参、黄芪、夜交藤、茯神、白蒺藜、煅龙骨、煅牡蛎、珍珠母、合欢皮,易出汗加糯稻根、浮小麦、大枣。

高
血
压
中医临证方略

5. 中医从疏肝益肾论治

高血压由于七情失调、肝气郁结、郁而化火、扰乱心神,伴睡眠障碍、失眠多梦、早醒、口干、心烦、心中燥热、大便干结、小便黄赤、舌红苔黄,宜疏肝解郁、清肝泻火,选酸枣仁汤和丹栀逍遥丸加减。炒酸枣仁、知母、夜交藤、川芎、茯苓、茯神、炒山栀、珍珠母、夏枯草、莱菔子、黄连、火麻仁等。

郑师在治疗失眠证时善用酸枣仁汤,颇有良效。因酸枣仁味甘、酸,性平,入心、脾、肝、胆经,能宣通肝、胆二经之滞,以通利血脉、清泻虚热,特别是炒熟入药,可补肝宁心安神,治疗失眠诸症。现代药理证明,其水溶性成分有镇静、催眠作用。《本经逢原》云:"酸枣仁,熟收敛精液,故疗胆虚不得眠,烦渴虚汗之证。"新安医家应用酸枣仁主要治疗自汗、盗汗、心悸、失眠,如《赤水玄珠》中以酸枣仁配羚羊角等(羚羊角粉、独活、炒酸枣仁)治疗妊娠冒闷、子痫、风痉等证。

郑师常用茯苓、茯神(茯苓 30～50 g,茯神 20～30 g)治疗失眠证,取得较好疗效。茯苓甘平,其气先升后降,能清肺化源,下降利水,功专益脾宁心,利窍除湿;茯神甘平,抱木心而生,善走心经,宁心安神。茯苓以通心气于肾,使热从小便出为主,茯神以导心经之痰湿而安魂宁神为要,两药常配伍应用,令心神相交、水火相济而共治失眠。

按语:案 1 中,郑师认为属肝郁化火,心肾不交,长期抑郁导致失眠,从未正规服药治疗。患者病属眩晕合并不寐,初为肝火扰心,转而肝气郁结,气滞血瘀。用酸枣仁汤、交泰丸加减。酸枣仁汤出自汉代张仲景《金匮要略·血痹虚劳病脉证并治》,主治虚劳心烦、失眠、心悸、盗汗、头目眩晕、咽干口燥等症。方中酸枣仁为君药,养肝阴、益肝血,宁心安神,还能敛汗止汗;配甘草酸甘化阴,使阳交于阴,阴自动而静,达到调摄阴阳的目的;知母性味苦寒,清虚热,润肠滋肾;川芎辛温芳香,理血疏肝,配酸枣仁养血调肝安神。交泰丸源于明代《韩氏医通》,方中肉桂辛温助肾阳,能上济于心;黄连苦寒助心阴归于肾,使心肾相交,阴阳平衡。意在火随心阴下降,交于肾水,使水火相济,夏枯草、钩藤是郑师常用的降压对药,佐以百合、合欢、夜交藤、延胡索等补心肾之虚,疏肝胆之郁,茯苓、茯神伍用,善治心气不足,浮越于外,不能下交于肾者,茯苓上通心气,而后下交于肾,令其水火相济也。

二诊血压有所下降,但气郁不解,情志不舒,加醋柴胡、白芍养血柔肝,使气通血活,肝气舒畅条达,神魂自安。三诊时患者虽能入睡,但易醒多梦,去百合、延胡索加珍珠母镇静安神,以定心神。四诊时患者症状明显改善,缓则治其本,故使用安神助眠膏方,补益心脾,养血安神。临床常见高血压合并失眠,女性以肝为先天,患者为情志所伤,多思多虑引起脏腑气血失和、肝血不足,阳无以入阴为根本,心肾不交而发病。由于病程较长,严重影响生活质量。膏方调养治疗具有善补、善润的作用,使失眠治疗达到良好效果,从而进一步控制血压波动。

纵观此证,患者失眠兼多梦,推知其病在肝肾,虚实夹杂。膏方中用酸枣仁汤、百合知母汤、黄连温胆汤等方复合化裁,分治标本。取酸枣仁之意治其本虚,酸枣仁、知母、川芎、夜交藤、百合、龙眼肉共奏养血安神、清心除烦之功,黄芪、熟地、山茱萸补气益肾,另取温胆汤治其标实,用法半夏、茯神、炒枳壳、陈皮、竹茹、佩兰理气化湿和中,又以延胡索、琥珀、大枣行气宁心,使气血调畅,则阴阳自可交合。

膏方作为传统的中医剂型,早在《黄帝内经》中就有记载,时至今日,江南地区形成冬令进补膏方的风俗,在长期的临床实践中积累了大量膏方调治高血压及其并发症的丰富经验。人禀天地之气而生,四时之气,冬主封藏,人体精气内敛,正值吸收各种精微物质的最佳时期,"春夏养阳,秋冬养阴",冬令进补尤其是进九之时进补,更能发挥补益作用,且具有治病祛病、强身健体、延年益寿功效。对于高血压并发症及老年体弱、更年期综合征、神经衰弱等亚健康人群,精神负担重,精力不足,久病耗伤正气终致虚损者,"虚者补之"整体调治,使人体气血阴阳以平为期。

案2患者为围绝经期女性,素体阴虚,肝失所养,以致肝阴不足,阴不制阳,肝阳上亢,且平素思虑过度,伤及脾土,痰湿内蕴,风痰上扰清空,发为眩晕。四诊合参,辨为"眩晕,阴虚阳亢证"。临床见焦虑症状,血压波动大,高血压与焦虑相兼为病。

患者在郁证的演变过程中,气机郁滞贯穿始末,肝失疏泄、脾失健运、心失所养,脏腑阴阳气血失调是郁证的主要病机。病位主要在肝,其次涉及心、脾。

肝喜条达而主疏泄,能调节全身气机,推动血液和津液运行,长期肝郁不解,可引起五脏气血失调。肝郁抑脾,出现肝脾失和之证。如肝失疏泄,气机不利,可导致津液输布代谢障碍,也可导致水湿内停,痰湿壅盛于内。肝郁化火,致心火偏亢。忧思伤脾,可导致气郁生痰或生化无源,气血不足,形成心脾两虚或心神失养之证。肝郁化火,火郁伤阴,心失所养,肾阴被耗,还可出现阴虚火旺或心肾阴虚之证。气郁日久,由气及血而致血郁,又可进而化火。在发病初期予以滋阴潜阳,平补肝肾,血压下降后改为疏肝理气、健脾化痰、养心安神之剂,肝、脾、心同治,在平稳降压的同时控制焦虑症状。

高血压
中医临证方略

诊治高血压合并心衰的经验

慢性心衰主要是各种心血管疾病发展到疾病终末期的临床综合征,高血压是心衰最主要的病因之一。研究显示,高血压所致心衰占75%,是血压正常者的6倍。积极控制血压可使高血压心衰的发生率下降55%,同时降低死亡率。控制高血压,对减少高血压心衰的发生、发展有着重要的意义。

高血压造成心脏损害的主要机制是左室重构及冠状动脉病变,两者均可导致心衰的发生发展。高血压左心室肥厚发生率为40%~70%,并可造成室间隔肥厚,主要原因:一是血流动力学因素,血压升高,心脏后负荷增加,室壁局部张力增加,促进心肌细胞生长;二是神经内分泌因素,心肌组织肾素-血管紧张素-醛固酮系统活性增加,加速心肌细胞内蛋白质的合成;三是遗传因素,高血压心肌肥厚患者的子女既往无高血压,也可表现出心肌肥厚。当心脏泵血功能受限无法满足体循环及肺循环需求时,引发疲乏、喘促、呼吸困难、体循环水肿与肺循环水肿等症状的临床综合征。《中国心血管报告2018》显示,目前我国心血管病发病率、患病率、死亡率均呈现持续升高趋势,其中高血压、慢性心衰与冠心病占比最高。

我国传统医学早在两千多年前的《黄帝内经》中就对慢性心衰有了较为确切的认识与记录,其主要归属于中医的"心悸""喘证""水肿"等病范畴。随着病机病因、症状、证候、治疗等规律性研究的不断深入,结合现代医学认识,已统一用"心衰病"命名。心衰病病程较长,从早期到终末期,症状、证候演变多,在阴阳、脏腑、气血、津液等多个层次产生很多复杂的盛衰虚实变化。《素问·逆调论篇》云:"夫不得卧,卧则喘者,是水气之客也。"《金匮要略·痰饮咳嗽病脉证治》云:"咳逆倚息,短气不得卧,其形如肿,谓之支饮;水在心,心下坚筑,短气,恶水不欲饮;水停心下,甚者则悸,微者气短。"《金匮要略·水气病脉证》云:"心水者,其身重而少气,不得卧,烦而燥,其人阴肿。"根据汉代张仲景在《金匮要略》中所述,将我们现代之所识"心衰"归于支饮与心水两种中医病名。然支饮与心水虽中医病名不同,却有着类似病机,皆属"水饮内停证"。支饮者病处心肺,以咳喘难卧为表现;心水所累,病延心肾,表现为水肿身困,尤以下肢肿胀难以行走为甚。以上对于慢性心衰的描述与今人记录的临床表现高度一致。

一、病因病机

中医认为心衰的病因病机基本特点是内外相因,本虚标实。心衰者外卫不固,风寒湿热之邪,内侵客舍与心;内由情志不调,水湿不化,劳逸失度,导致气滞血瘀,痰饮内阻,气血阴阳失调,心失所养,发为心衰。心衰其病位在心,然不限于心,涉及肺、脾、肾、肝等多脏腑。心衰病机属本虚标实,虚实交错相间;其本虚以心气虚为主,多兼有阳虚、阴虚;虽以痰阻、水饮、血瘀为标,然标实者以血瘀为主,常含痰阻、水饮证型。六种证型:气虚、阳虚、阴虚、血瘀、水饮、痰阻。

1. 本虚

(1)气虚证:气短乏力,胸闷心悸为主症;可见兼有懒言少语,面色无华;自汗;活动易疲劳。舌质淡或淡红,脉细弱或结代。

(2)阳虚证:恶寒肢冷;通体不温,腰背及腹脘发凉为主症;可见兼有喜热饮;困倦嗜睡,神志恍惚;面色苍白,夜尿频数;怔忡不安;水肿及胸/腹腔积水。舌质淡,舌胖或舌缘有齿痕,苔薄白滑;脉沉细或有迟、结、代之象。

(3)阴虚证:口渴欲饮;五心烦热;盗汗为主症;可见兼有心烦,咽干;两颧泛红;尿黄便秘;或兼神昏谵语。舌质绛红,舌体瘦缩,无苔或可见剥苔、舌体裂纹等象。脉象细数、细促。

2. 标实

(1)血瘀证:面色暗青,口唇发绀,指/趾端暗紫发绀为主症;可见兼有腹胀痞满,肝脾肿大;胸肋作痛;口干而不欲饮等症。舌质暗紫、青紫或有瘀点、瘀斑,舌下静脉丛迂曲暗紫。脉涩或结、代。

(2)饮证:水肿少尿,胸腹腔积水,小便不利为主症;可见兼有心悸怔忡,喘促难以平卧,口干不欲饮;腹胀痞满。舌体胖大,舌缘有痕,舌质淡白,苔薄白滑,脉沉细。

(3)痰阻证:咳嗽咳痰,咳痰黏稠;痰多质稀或泡沫样痰;喉中痰鸣;呕吐痰涎为主症;可见兼有体形肥胖;胸闷;腹脘痞满;头重头昏;不思纳食。舌苔腻,脉滑或滑数。

二、辨证论治

根据国家中医药管理局制定的《心衰中医临床路径诊疗方案》辨证论治，并向全国中医院推广实施。

(一)慢性心衰稳定期

1. 心肺气虚、血瘀饮停证

证候：胸闷气喘，心悸，活动动后诱发或加重，神疲乏力，咳嗽，咯白痰，面色苍白，或有发绀。舌质淡或边有齿痕，或紫暗，有瘀点、瘀斑，脉沉细、虚数或涩、结代。

治法：补益心肺，活血化瘀。

推荐方药：保元汤合桃红四物汤、葶苈大枣泻肺汤加减。人参、黄芪、茯苓、白术、桂枝、桃仁、红花、当归、川芎、赤芍、葶苈子、甘草、大枣等。

中成药：补心气口服液、诺迪康胶囊等。可选用益气化瘀类中药注射剂，如益气复脉注射液等。

2. 气阴两虚、心血瘀阻证

证候：胸闷气喘，心悸，动则加重，乏力自汗，两颧泛红，口燥咽干，五心烦热，失眠多梦，或有发绀。舌红少苔，或紫暗，有瘀点、瘀斑，脉沉细、虚数或涩、结代。

治法：益气养阴，活血化瘀。

推荐方药：生脉散合血府逐瘀汤加减。人参、麦冬、五味子、生地、黄精、玉竹、桃仁、红花、柴胡、当归、川芎、赤芍、车前子、冬瓜皮等。

中成药：生脉饮口服液、滋心阴口服液、血府逐瘀口服液等。可应用生脉注射液、参麦注射液等。

3. 阳气亏虚、血瘀水停证

证候：胸闷气喘，心悸，咳嗽，咯稀白痰，肢冷，畏寒，尿少水肿，自汗，汗出湿冷，舌质暗淡或绛紫，苔白腻，脉沉细或涩、结代。

治法：益气温阳，化瘀利水。

推荐方药：参附汤合丹参饮、苓桂术甘汤加味。红参、制附子、茯苓、白术、桂枝、丹参、檀香、赤芍、益母草、炒葶苈子、砂仁、大腹皮、大枣、车前子、泽泻、猪苓等。

中成药：麝香保心丸、心宝丸、芪苈强心胶囊等。可选用补阳化瘀类中药注射剂,如参附注射液、黄芪注射液等。

4. 肾精亏损、阴阳两虚证

证候:心悸,动辄气短,时尿少肢肿,或夜卧高。腰膝酸软,头晕耳鸣,四肢不温,步履无力,或口干咽燥,舌淡红质胖,苔少,或舌红胖,苔薄白乏津,脉沉细无力或数,或结、代。

治法:填精化气,益阴通阳。

推荐方药:左归丸、右归丸合生脉散加减。阳虚较甚,选右归丸合生脉散(熟地、山药、山茱萸、枸杞子、菟丝子、鹿角片、制附子、肉桂、红参、麦冬、五味子);阴虚较甚,选左归丸合生脉散(生熟地、山茱萸、枸杞子、菟丝子、鹿角片、山药、猪苓、茯苓、泽泻、生晒参、麦冬、五味子)。

中成药:济生肾气丸、芪苈强心胶囊等。可选用补阳、养阴类。

中药注射剂,如参附注射液、生脉注射液、参麦注射液等。

(二)心衰急性加重期

1. 阳虚水泛证

证候:喘促气急,痰涎上涌,咳嗽,吐粉红色泡沫样痰,口唇青紫,汗出肢冷,烦躁不安,舌质暗红,苔白腻,脉细促。

治法:温阳利水,泻肺平喘。

推荐方药:真武汤合葶苈大枣泻肺汤加减。熟附子、白术、白芍、猪苓、茯苓、车前子、泽泻、葶苈子、炙甘草、地龙、桃仁、煅龙骨、煅牡蛎等。

中成药:芪苈强心胶囊等,可选用参附注射液等。

2. 阳虚喘脱证

证候:面色晦暗,喘悸不休,烦躁不安,或额汗如油,四肢厥冷,尿少肢肿,面色苍白,舌淡苔白,脉微细欲绝或疾数无力。

治法:回阳固脱。

推荐方药:参附龙牡汤加味。人参、炮附子、煅龙牡、干姜、桃仁、红花、紫石英、炙甘草等。

中成药:可选用参附注射液等。

3. 痰浊壅肺证

证候:咳喘痰多,或发热形寒,倚息不得平卧,心悸气短,胸闷,动则尤甚,尿少肢肿,或颈脉显露。舌淡或略青,苔白腻,脉沉或弦滑。

治法:宣肺化痰,蠲饮平喘。

推荐方药:三子养亲汤合真武汤加减。炙苏子、白芥子、莱菔子、开金

高血压中医临证方略

锁(金荞麦)、款冬花、地龙、葶苈子、车前子、桃仁、杏仁、炙枇杷叶、制附子、白术、白芍、茯苓等。

三、临证诊治

李××,男性,67岁。

初诊:2018年10月20日。

主诉:胸闷喘促、不能平卧1周余。

病史:患者有高血压史近15年,血压最高为180/100 mmHg以上,平素口服贝那普利降压治疗。3年前开始出现阵发性胸闷喘促症状,活动耐量逐渐受限,开始被诊断为冠心病心功能不全,应用阿司匹林、单硝酸异山梨酯、阿托伐他汀等药物治疗,上述症状仍呈现渐进加重表现。患者于1年前行冠状动脉造影检查,提示左主干与左前降支血流正常,左回旋支中段临界病变,右冠状动脉正常。患者本次就诊前劳累后出现胸闷喘促症状较平常加重,后出现夜间阵发性呼吸困难,夜间难以平卧。患者无烟酒等不良嗜好。查体:血压140/80 mmHg,口唇轻度发绀,颈静脉怒张,两肺呼吸音粗,两肺散布湿性啰音;心界向两侧扩大,心音低钝,心率103次/min,呈房颤律,二尖瓣区可闻及反流性杂音;肝脏肋下一横指可及;双下肢轻度凹陷性水肿。心电图:心房颤动,完全性左束支传导阻滞。超声心动图:全心扩大,以左心扩大为著,左心室呈球形;室壁运动弥漫性减弱,二尖瓣中度关闭不全,中-重度肺动脉高压,LVEF 35%,BNP 5 192 ng/ml。

刻下:患者心悸气喘,动则喘甚,畏寒肢冷,失眠多梦,肢体水肿,水肿以下肢为甚,尿量少。舌质暗或见瘀点,苔薄白,脉数结代。

疾病诊断:慢性心功能不全急性加重,心功能Ⅳ级,扩张型心肌病,高血压,心房颤动。

中医诊断:心衰、眩晕、心胀、心悸。

中医证候:证属心阳虚损,水湿泛滥。

治法:温阳利水。

处方:保元汤加苓桂术甘汤加减

人 参5 g	黄 芪20 g	肉 桂6 g	丹 参20 g
川 芎12 g	赤 芍12 g	茯 苓30 g	瓜 蒌12 g
薤 白12 g	焦白术9 g	葶苈子(包煎)15 g	大 枣15 g
泽 泻15 g	甘 草6 g		

（10 剂，每天 1 剂，水煎服。）

二诊：2018 年 11 月 1 日。

诊疗情况：患者静息状态下有明显胸闷喘促症状，夜间可平卧，未再出现夜间阵发性呼吸困难症状，其双下肢凹陷性水肿基本消失，患者纳食量有所增加；然患者活动耐量仍受限明显，本次就诊行 6 min 步行试验测定其步行距离约 260 m（呈现中-重度心衰表现）。查体：血压 130/68 mmHg，口唇轻度发绀，颈静脉充盈，两肺呼吸音粗，两肺散布少许湿性啰音；心界向两侧扩大，心音低钝，心率 92 次/min，呈房颤律，二尖瓣区可闻及反流性杂音；肝脾肋下未及；双下肢无水肿。舌淡白，苔白滑，脉结代。

处方：

茯 苓 30 g	桂 枝 12 g	焦白术 10 g	炙甘草 9 g
丹 参 20 g	桃 仁 10 g	西洋参 5 g	生黄芪 30 g
葶苈子 20 g	苏 子 9 g	法半夏 10 g	砂 仁 9 g
陈 皮 9 g	佩 兰 10 g	猪 苓 20 g	泽 泻 12 g
冬瓜皮 15 g

（10 剂，每天 1 剂，水煎服。）

三诊：2018 年 11 月 12 日。

诊疗情况：患者静息状态下有明显胸闷喘促症状，夜间可平卧，夜眠可，双下肢无水肿，患者纳食不佳，腹胀；患者轻度活动无明显受限，本次就诊行 6 min 步行试验测定其步行距离约 500 m（呈现轻度心衰表现）。查体：血压 125/70 mmHg，口唇轻度发绀，颈静脉充盈，两肺呼吸音低，两肺可及少许湿性啰音；心界向两侧扩大，心率 72 次/min，房颤律，二尖瓣区可闻及反流性杂音；肝脾肋下未及；双下肢无水肿。超声心动图：全心扩大，以左心扩大为著，室壁运动减弱，二尖瓣轻度关闭不全，中度肺动脉高压，LVEF 42%，BNP 462 ng/ml。舌质暗红有瘀点，苔薄白，脉结代。

高血压 中医临证方略

处方：

茯 苓 30 g	桂 枝 12 g	焦白术 10 g	炙甘草 9 g
丹 参 20 g	桃 仁 10 g	党 参 12 g	生黄芪 30 g
葶苈子 20 g	法半夏 10 g	砂 仁 9 g	陈 皮 9 g
佩 兰 10 g	猪 苓 20 g	泽 泻 12 g
冬瓜皮 15 g

（10 剂，每天 1 剂，水煎服。）

四、诊治经验分析

1. 高血压引起的心力衰竭

主要是心脏舒张功能的减退。高血压早期，即使没有任何并发症，也可以出现舒张功能减退。心室充盈过度或心肌肥厚僵硬，会引起左房及肺静脉压力升高和左房增大，出现肺瘀血，最终造成体循环瘀血，引起体液潴留、呼吸困难和运动耐力下降。

2. 高血压引起的急性心力衰竭

高血压患者因血压急剧升高引起高血压危象时，临床出现急性左心衰合并肺水肿。患者出现劳力性气促、夜间阵发性呼吸困难、端坐呼吸、咳嗽、咳粉红色泡沫痰、头晕或意识模糊等脑缺氧症状，应该结合现代医学检查，积极进行急救处理。

3. 病证结合治疗心衰

心衰辨证以中医四诊取得的信息为依据，但需结合中医证候规范化研究成果及现代医学等心衰的病理生理检查，即病证结合的方法使辨证更趋合理，体现中西医优势互补。治疗上根据中医病机的理法方药，做到标实兼顾，积极抢救。

按语：本例患者主症为气短心慌，活动时及劳累后加重，可伴有胸闷胸痛，头晕乏力，失眠多梦，两颧暗红，舌质紫暗或见瘀点，苔薄白，脉细数结代。临证主症根据舌脉、心衰原发病、其他伴随症状，可分为心气虚兼血瘀、心阳虚兼血瘀、肺肾阳虚兼血瘀、气阴两虚兼血瘀等类型。此患者慢性心功能不全急性加重，心功能Ⅳ级，扩张型心肌病，高血压，心房颤动。症状比较明显，原认为高血压15年、胸闷胸痛有冠心病，造成心功能不全，临床使用扩血管药物疗效不显著，症状加重伴有呼吸困难，下肢水肿，尿少失眠。辨证为心阳不足，阳虚水泛。心衰病程迁延日久，心气虚耗，脾胃瘀血受损，无力充养心肾，使得肾阳不足；久病肾虚，元阳虚脱，心阳、脾阳不振，终使心、脾、肾脏器阳气虚衰，扩张性心肌病引起的心衰多归属本型。

保元汤出自明代魏桂岩所著《博爱心鉴》，此方只有人参、黄芪、甘草、肉桂四味，是临床常用补气方剂之一。该方剂主在温阳，温而不燥，补而不滞，在治疗气虚血瘀型心衰原方基础上添丹参、川芎、赤芍，名为加味保元汤。苓桂术甘汤源自《伤寒论》，具有温阳健脾、利水降逆之功，是脾虚兼水饮的主治方剂。取此方之意，突出脾虚湿盛在病机演变中的重要性，也是强调温补不留邪，化饮活血不伤正，即张仲景治疗痰饮以"温药和之"的学术思想，故有肺阳虚或伴肺水肿时加以葶苈子、苏子，胃纳不佳加半夏、砂仁、陈皮、佩兰，水肿时加冬瓜皮。中成药可选参附注射液以益气回阳，口服中成药可选芪苈强心胶囊、金匮肾气丸等长期治疗。

心衰的根本是本虚标实、虚实间杂。本虚以气虚为主，常兼有阴虚、阳虚；标实有血瘀、痰壅、水停；多因外感、劳累诱发加重病情。现代医学证实，慢性心衰是一种慢性进展性综合征，因各阶段病理机制的特点有所差别，治疗上有所侧重。心衰失代偿的急性加重期多表现为本虚不支，标实邪盛，甚至阴竭阳脱，常需住院治疗，既要积极固护阴阳气血以治本，更需加强活血、利水、化痰、解表、清热以治标，必要时需急救回阳固脱；慢性代偿阶段多表现为本虚为著，标实不甚，应以益气养阴或温阳固本调养，并据心衰原发疾病兼以活血化瘀、化痰利水治标。

诊治高血压合并糖尿病的经验

高血压合并糖尿病在临床上极为常见。糖尿病患者发生高血压的概率明显高于血糖正常人群。糖尿病患者血糖升高的机制可能与高胰岛素血症及高血糖对血管结构及功能的影响有关。糖尿病患者合并高血压,对心、脑、肾的影响,以及致残、致死的风险明显增加。因此,有效控制血压,综合危险因素的全面干预已成为糖尿病患者的重要治疗策略。《中国高血压防治指南》及《糖尿病指南》均明确指出,糖尿病患者的目标血压<130/80 mmHg,目标血糖为糖化血红蛋白<7.0%,为了达到血压和血糖的目标水平,应在医生指导下采用科学的血压、血糖监测手段,合理的降压、降糖治疗方案,包括非药物和药物治疗。

高血压与糖尿病同为心血管疾病的危险因素,两者关系密切。2型糖尿病患者原发性高血压的发生率是非糖尿病人群的2~3倍,其患病率高峰比普通人群提早10年出现。高血压可加快糖尿病并发症的发展,促进糖尿病视网膜病变的发展,并加速大血管并发症如冠心病、脑卒中、周围血管病的进展。另外,一部分高血压患者也存在糖代谢紊乱,表现为糖耐量降低、胰岛素抵抗和高胰岛素血症。高血压与糖尿病发病机制研究证实,高血糖和胰岛素抵抗可直接损伤血管结构,并导致血管功能异常。大血管损害在糖代谢紊乱的早期就可以出现,随着病程发展进一步损害外周阻力血管和微血管,出现肾脏和眼底、神经系统疾病。

心脏方面:心脏是胰岛素的靶器官之一,高血压合并糖尿病患者,心衰的患病率是无糖尿病人群的5倍,且发生心衰的年龄提前,患病率约为22%。心肌重构方面,血糖浓度和室壁厚度增加的直接相关性,女性高于男性。2型糖尿病血管并发症最常见表现是动脉粥样硬化加速,随后发生缺血性心脏病。糖尿病患者与普通人群相比,前者更容易发生无症状心肌缺血和无症状心肌梗死。

肾脏方面:导致肾损害、肾小球血流动力学异常,糖尿病早期高滤过状态导致肾小球硬化,进入糖尿病肾病期,使肾小球内高压力,引起肾小球的损害和细胞因子、生长激素释放,致使系膜增生、基膜增厚,破坏肾小球的生理结构,产生大量蛋白尿,最后造成肾衰竭。

脑血管方面:胰岛素抵抗及高胰岛素血症,通过多途径导致动脉血管壁破坏,动脉血管硬化形成,促进血栓形成,导致脑卒中。反过来卒中后的高血糖又导致血-脑屏障破坏,引起脑水肿和缺血后出血性转化,导致神经元死亡。

糖尿病在中医中属于消渴范畴。在世界医学史中,中医学对本病的认识最早,且论述甚详。消渴之名,首见于《黄帝内经》。《素问·奇病论》曰:"此肥美之所发也,此人必数食甘美而多肥也,肥者令人中满,故其气上溢,转为消渴。"汉代张仲景对其表现和治方有明确的描述,《金匮要略》云:"男子消渴,小便反多,以饮一斗,小便亦一斗,肾气丸主之……渴欲饮水,口干燥者,白虎加人参汤主之。"唐代孙思邈最早发现"尿甜"要比英国人早1 000余年,其在《备急千金要方》中曰:"消渴者,原其发动,此则肾虚所致,每发即小便至甜。""虽能食多,小便多,渐消瘦。"立专篇讨论,并最早提出治疗方药。《诸病源候论·消渴候》论述其并发症说:"其病变多发痈疽。"《证治准绳·消瘅》在前人论述的基础上,对"三消"的临床分类做了规范:"渴而多饮为上消(经谓膈消),消谷善饥为中消(经谓消中),渴而便数有膏为下消(经谓肾消)。"明清时期及之后,对消渴的治疗原则及方药均责之于"阴虚燥热",其治大都以"养阴清热"立法。

一、病因病机

我国传统医学对于糖尿病的认识早在2 000多年前的《素问·奇病论》就有云:"肥者令人内热,甘者令人中满。所谓多食甘肥,滞胃困脾,中焦壅滞,升降受困,运化失司,聚湿化浊生痰,日久热蒸伤津,其为消渴。"充分认识到过食膏粱厚味及饮食结构与质量的改变乃是消渴的主要病因。情志失调,长期过度的精神刺激,如郁怒伤肝、肝气郁结,或劳心竭虑、营谋强思等,以致郁久化火,火热内燔,消灼肺胃阴津而发为消渴。另外,房事不节,劳欲过度,肾精亏损,虚火内生,则火因水竭而益烈,水因火烈而益干,终致肾虚肺燥胃热俱现,发为消渴。如《外台秘要·消中消渴》说:"房劳过度,致令肾气虚耗,下焦生热,热则肾燥,肾燥则渴。"

消渴病的病机主要在于阴津亏损,燥热偏盛,而以阴虚为本,燥热为标,两者互为因果,阴愈虚则燥热愈盛,燥热愈盛则阴愈虚。消渴病变的脏腑主要在肺、胃、肾,尤以肾为关键。三脏之中,虽可有所偏重,但往往又互相影响。消渴病日久,则易发生以下两种病变:一是阴损及阳,阴阳俱虚。消渴虽以阴虚为本,燥热为标,但由于阴阳互根,阳生阴长,若病程日久,阴损及阳,则致阴阳俱虚。其中以肾阳虚及脾阳虚较为多见。二是病久入络,血脉瘀滞。消渴病是一种病及多个脏腑的疾病,影响气血的正常运行,且阴虚内热,耗伤津液,亦使血行不畅而致血脉瘀滞。血瘀是消渴病的重要病机之一,且消渴病多种并发症的发生也与血瘀密切有关。

高血压合并糖尿病,跨越中医"眩晕""消渴"两大范畴,两病并发尤伤肝肾,耗气伤阴。内热伤阴耗气是消渴的基本病机,贯穿于病程始终;而眩晕高血压的病机常表现为肝阳上亢、肝火上炎、痰火上扰等。病性多虚实夹杂,虚表现为阴虚、气阴两虚,甚至阴阳虚耗;实以肝阳上亢、肝火上炎、痰火血瘀为主,甚则风痰上扰,风火暴涨。

二、辨证论治

1. 肺热津伤
证候:烦渴多饮,口干舌燥,尿频量多,舌边尖红,苔薄黄,脉洪数。
治法:清热润肺,生津止渴。
方药:消渴方。
方中重用天花粉以生津清热,佐黄连清热降火,生地、藕汁等养阴增液,尚可酌加葛根、麦冬以加强生津止渴的作用。若烦渴不止,小便频数,而脉数乏力者,为肺热津亏,气阴两伤,可选用玉泉丸或二冬汤。玉泉丸中,以人参、黄芪、茯苓益气,天花粉、葛根、麦冬、乌梅、甘草等清热生津止渴。二冬汤中,重用人参益气生津,天冬、麦冬、天花粉、黄芩、知母清热生津止渴。两方同中有异,前者益气作用较强,而后者清热作用较强,可根据临床需要加以选用。

2. 胃热炽盛
证候:多食易饥,口渴,尿多,形体消瘦,大便干燥,苔黄,脉滑实有力。
治法:清胃泻火,养阴增液。
方药:玉女煎。
生石膏 15 g　熟地 20 g　麦冬 6 g　知母 6 g　川牛膝 5 g
方中以生石膏、知母清肺胃之热,熟地、麦冬滋肺胃之阴,川牛膝活血化瘀,引热下行。可加黄连、栀子清热泻火。大便秘结不行,可用增液承气汤润燥通腑、"增水行舟"，待大便通后，再转上方治疗。本证亦可选用白虎加人参汤。方中以生石膏、知母清肺胃、除烦热，人参益气扶正，甘草、粳米益胃护津，共奏益气养胃、清热生津之功。

对于病程较久，以及过用寒凉而致脾胃气虚，表现口渴引饮，能食与便溏并见，或饮食减少，精神不振，四肢乏力，舌淡，苔白而干，脉弱者，治宜健脾益气、生津止渴，可用七味白术散。方中用四君子汤健脾益气，木香、藿香醒脾行气散津，葛根升清生津止渴。《医宗金鉴》等书将本方列为治消渴病的常用方之一。

3. 肾阴亏虚

证候：尿频量多，混浊如脂膏，或尿甜，腰膝酸软，乏力，头晕耳鸣，口干唇燥，皮肤干燥、瘙痒，舌苔红，脉细数。

治法：滋阴补肾，润燥止渴。

方药：六味地黄丸。

方中以熟地滋肾填精为主药；山萸肉固肾益精，山药滋补脾阴、固摄精微，两药在治疗时用量可稍大；茯苓健脾渗湿，泽泻、丹皮清泄肝肾火热，共奏滋阴补肾、补而不腻之功。

阴虚火旺而烦躁、五心烦热、盗汗、失眠者，可加知母、黄柏滋阴泻火。尿量多而混浊者，加益智仁、桑螵蛸、五味子等益肾缩泉。气阴两虚而伴困倦、气短乏力、舌质淡红者，可加党参、黄芪、黄精补益正气。

4. 阴阳两虚

证候：小便频数，混浊如膏，甚至饮一溲一，面容憔悴，耳轮干枯，腰膝酸软，四肢欠温，畏寒肢冷，阳痿或月经不调，舌苔淡白而干，脉沉细无力。

治法：温阳滋阴，补肾固摄。

方药：金匮肾气丸。

方中以六味地黄丸滋阴补肾，并用附子、肉桂以温补肾阳。本方以温阳药和滋阴药并用，正如《景岳全书·新方八略》所说："善补阳者，必于阴中求阳，则阳得阴助而生化无穷；善补阴者，必于阳中求阴，则阴得阳升而源泉不竭。"而《医贯·消渴论》更对本方在消渴病中的应用做了较详细的阐述："盖因命门火衰，不能蒸腐水谷，水谷之气不能熏蒸、上润乎肺，如釜底无薪，锅盖干燥，故渴。至于肺亦无所禀，不能四布水精，并行五经。其所饮之水，未经火化，直入膀胱，正谓饮一升溺一升，饮一斗溺一斗，试尝其味，甘而不咸可知矣。故用附子、肉桂之辛热壮其少阴之火，灶底加薪，枯笼蒸溽，槁木得雨，生意维新。"

三、临证诊治

李××,男性,62 岁。

初诊:2019 年 3 月 16 日。

主诉:头晕耳鸣伴口干、视物模糊 1 周。

病史:患者有高血压、2 型糖尿病、高脂血症、糖尿病肾病近 10 年,平素口服二甲双胍、阿卡波糖、硝苯地平缓释片、辛伐他汀治疗,饮食喜咸甜重口,并嗜好烟酒,每天抽烟约 30 支,饮白酒 150 ml;患者长期血压、血糖控制欠佳。

刻下:患者头晕易疲,腰膝酸软,夜尿 2～3 次,大便日行,近 3 个月出现下肢反复水肿。查体:血压 160/105 mmHg,神清,精神欠佳,体胖,两肺呼吸音低,心率 90 次/min,律齐,心尖区可闻及 2/6 级收缩期杂音。肠鸣音活跃,双下肢轻度凹陷性水肿。舌质淡暗,苔薄白,脉细弦。辅检:丙氨酸氨基转移酶 58 U/L,天冬氨酸氨基转移酶 42 U/L,尿素 12.6 mmol/L,肌酐 143 μmol/L,空腹血糖 11.5 mmol/L,总胆固醇 7.2 mmol/L,甘油三酯 2.60 mmol/L,低密度脂蛋白 4.4 mmol/L;糖化血红蛋白 9.5%,餐后 2 h 血糖 22.4 mmol/L;尿蛋白(＋＋),尿糖(＋＋＋)。心电图提示窦性心律,左室肥大伴劳损。

疾病诊断:高血压、2 型糖尿病、糖尿病肾病、高脂血症。

中医诊断:眩晕、消渴、血浊。

中医证候:证属气阴两虚证。

治法:益气养阴,活血清利。

处方:

川 连 5 g	知 母 10 g	生黄芪 20 g	太子参(炒)10 g
白 术 10 g	茯 苓 20 g	丹 皮 12 g	紫丹参 15 g
益母草 12 g	鬼箭羽 30 g	猪 苓 20 g	陈 皮 6 g

(10 剂,每天 1 剂,水煎服。)

二诊:2019 年 3 月 26 日。

诊疗情况:患者头晕耳鸣症状较前改善,腰膝酸软好转,神疲倦怠与夜尿频数明显改善,下肢水肿减轻。舌淡暗,苔薄白,脉细弦。血压 140/90 mmHg,复查:丙氨酸氨基转移酶 52 U/L,天冬氨酸氨基转移酶 44 U/L,尿素 8.7 mmol/L,肌酐 131 μmol/L,空腹血糖 7.6 mmol/L,餐后 2 h 血糖 13.8 mmol/L;尿蛋白(+),尿糖(±)。

治法:益气养阴,活血清利。

处方:

川　连 5 g　知　母 10 g　生黄芪 30 g　太子参 10 g

炒白术 10 g　茯苓皮 30 g　丹　皮 12 g　紫丹参 15 g

熟　地 12 g　鬼箭羽 30 g　猪　苓 20 g　桑白皮 15 g

白花蛇舌草 20 g

(10 剂,每天 1 剂,水煎服。)

三诊:2019 年 4 月 7 日。

诊疗情况:患者水肿消失,时有手指发麻,神疲乏力有所改善。患者血压、血糖控制较理想。患者血压多控制在 140~130/85~90 mmHg,空腹血糖 5.0~7.5 mmol/L,餐后血糖多在 11.0 mmol/L 以内;丙氨酸氨基转移酶 36 U/L,天冬氨酸氨基转移酶 29 U/L,尿素 7.3 mmol/L,肌酐 118 μmol/L,总胆固醇 5.1 mmol/L,甘油三酯 2.20 mmol/L,低密度脂蛋白 1.9 mmol/L;尿蛋白(+)。

治法:补益脾肾,化瘀清利,活血通络。

处方:

生黄芪 30 g　太子参 12 g　炒白术 10 g　茯　苓 20 g

丹　皮 10 g　紫丹参 15 g　山　药 15 g　黄　精 15 g

怀牛膝 10 g　防　风 10 g　土茯苓 30 g　鬼箭羽 30 g

(10 剂,每天 1 剂,水煎服。)

四、诊治经验分析

高血压合并糖尿病患者的降压治疗至关重要。研究显示,收缩压每下降 10 mmHg,糖尿病相关的任何并发症、死亡、心肌梗死、微血管并发症均可下降 10% 以上。有效地降压和控制糖脂代谢异常能显著地减少糖尿病患者总死亡率、心脏事件、脑卒中、肾病及视网膜病变风险。

1. 降压、降糖能让患者更好获益

(1)降压目标:将高血压合并糖尿病的患者舒张压控制在<80 mmHg,收缩压控制在<130 mmHg,可以充分改善心血管疾病和微血管病变的临床状况,有良好的预防并发症的疗效,特别是预防脑卒中。2019 年《中国高血压防治指南》基层版中,一般糖尿病患者的降压目标为<130/80 mmHg,

高血压中医临证方略

老年或伴严重冠心病的糖尿病患者血压目标为＜140/90 mmHg,2011 年《ADA 糖尿病诊疗指南》进一步更新了糖尿病合并高血压患者的血压目标,更强调降压目标的个体化治疗。

(2)降糖目标:当降糖靶标 HbA1c 定为 7.0%～8.0%时,心血管事件均有不同程度的下降(13%～32%)。《ADA 糖尿病诊疗指南》建议,从预防微血管和大血管并发症考虑,把非妊娠成人糖尿病患者 HbA1c 控制的总体目标定为＜7%是理性选择。

2. 血压与血糖监测原则

(1)血压的监测:按照 2019 年《中国高血压防治指南》基层版要点,所有高血压患者均需要进行血压的监测。强调要用经国际标准验证的血压计。诊室血压、家庭自测血压、24 h 动态血压是目前常用的 3 种血压测量方式。芜湖市中医医院高血压中心鼓励患者使用家庭电子血压计监测血压,并详细记录,记录内容包括每次测量血压的日期、时间及所有血压读数。初诊患者及血压尚未平稳者,每天早晚各测量一次,血压平稳后每周测量一次。

(2)血糖的监测:血糖监测是糖尿病管理之重要组成部分,2015 年中华医学会糖尿病学分会(CDS)制定了《血糖监测临床应用指南》,以规范糖尿病诊疗行为,促进糖尿病的有效管理。目前临床上常用的 4 种血糖监测方法,包括患者采用血糖仪进行自我血糖监测(SMBG),连续监测 3 d 血糖的动态血糖监测(CGM),反映 2～3 周平均血糖水平的糖化人血白蛋白(GA),反映 2～3 个月平均血糖水平的 HbA1c。SMBG 是血糖监测的基本形式,HbA1c 是反映长期血糖控制水平的"金标准",而 CGM 和 GA 是上述监测方法的有效补充。

SMBG 监测选择不同时间点,包括餐前、餐后 2 h、睡前及夜间(凌晨 2 至 3 时)各时间点有其相对应的适用范围。餐前血糖监测适用于血糖水平很高或有低血糖风险时;餐后 2 h 血糖监测适用于空腹血糖控制良好,但 HbA1c 仍不能达标者,以及需要配合饮食和运动,对血糖有影响者;睡前血糖监测适用于注射胰岛素患者,特别是晚餐前注射胰岛素的患者;夜间血糖监测适用于胰岛素治疗已接近达标,但空腹血糖仍较高者,或疑有夜间低血糖者。故需指导社区医务工作者,做好监测点的血糖监测。

3. 高血压合并糖尿病的中医药治疗

中医传统方法主要是养阴清热,随着高血压、糖尿病发病率的增高,证见气阴两虚证心悸气短、倦怠乏力,肾阴亏损的腰膝酸软、头晕耳鸣属中期者,中年患者居多;阴阳两虚证见脾肾两虚,有形寒肢冷、体胖便溏、胸闷阳痿,肾阴不足的腰酸眩晕,大多属后期,病程长,高龄患者居多。治疗方面从养阴清热转到养阴补气。补气基本方:西洋参3～5 g、生黄芪20～30 g、生地20 g、知母12 g、黄精15 g、葛根12 g、钩藤15 g、天麻10 g。

根据阴阳互根的原理,对待中老年患者要重视调整肾的阴阳,应遵循张景岳的古训:"阴中求阳""阳中求阴"。治疗中滋肾阴药要适量选加1～2味温阳药,如补骨脂、淫羊藿、菟丝子、肉苁蓉等;在温阳药中适量选加1～2味滋阴药,如枸杞、何首乌、女贞子、旱莲草、天冬、沙参、麦冬等。处理虚实夹杂病情时,应当先祛邪后补虚,祛邪防伤正气,补虚防其恋邪;如阴虚夹痰时要免用燥湿伤阴的半夏、生姜等,活血化瘀用水蛭、地龙、全蝎恐伤气,需慎用,可以改用补中益气汤加和血行气药益母草、丹参、三七、当归等。

按语:本案患者是老年患者,患高血压、糖尿病近10年,合并糖尿病肾病。在糖尿病肾病早期就应该开始积极的中医药治疗,配合严格的控制血糖、血压、血脂措施,严格控制饮食,每天蛋白摄入量每千克体重不超过0.8 g。

《圣济总录》云"消渴病多转变",又说"消渴病久,肾气受伤,肾主水,肾气虚寒,气化失常,开阖不利,水液聚集于体内而为水肿"。辨证属肝肾亏虚,阴津亏耗,燥热偏盛,两者互为因果,耗伤脾肾之气,致使气阴两虚,临床上的突出表现为倦怠乏力、口干、消瘦、腰酸、水肿等。中医认为"气虚血必瘀""阴虚血必滞",瘀血阻络是病机发展的必然,舌暗红为主要表现,治则为益气养阴,益气药生黄芪用量要大(30 g),必要时可增加到60 g,养阴药用太子参、生地、山药等,倦怠乏力用黄芪、太子参、白术,降糖用川连、知母,活血通络药常用鬼箭羽、丹参、益母草、当归等。

高血压合并糖尿病是以血压升高伴血糖异常的代谢性疾病,临床上十分常见。郑师认为高血压和糖尿病在病因病机方面具有共同之处,都是以阴虚为本,痰湿、瘀血相互兼夹,贯穿于疾病始终。高血压常见头痛眩晕,乃肝阴不足,风阳上扰清空。中医称糖尿病为"消渴",本质为阴津亏损,燥热偏盛。阴虚是两者的病理基础。本病患者形体肥胖,痰湿体质偏多,且伴有不良生活方式,损伤脾胃,以致健运失司,水湿内停,痰阻中焦,痰湿郁久化热,化燥伤津,发为消渴。本病病程较长,并发症多,久病入络,眩晕日久不愈,由此瘀血贯穿疾病始终。

糖尿病极易并发水肿,转为糖尿病肾病,或进入慢性肾功能不全,虽病程难以逆转,但经过积极的综合治疗,患者的临床症状、实验室检查结果仍能得到明显改善,生活质量得以提高。中医药的综合治疗在其中发挥了重要的作用,促使我们不断进取,积极探索医学中的未知数。

诊治高血压合并中风的经验

　　中风是中医学对急性脑血管疾病的统称,具有发病率高、死亡率高、致残率高、复发率高及并发症多的特点,也是我国目前导致死亡的"头号杀手"。中国的脑血管疾病死亡人数几乎相当于全部发达国家脑血管疾病死亡人数的总和,其中包括高血压脑出血,也包括脑梗死。中风是以突然昏仆、半身不遂、口舌歪斜、言语謇涩或不语、偏身麻木为主要临床表现的病证。风、火、痰、虚、瘀是中风的基本病理因素,高血压是中风的独立危险因素。根据脑髓神经受损程度的不同,有中经络、中脏腑之分,有相应的临床表现,有70%以上的脑血管疾病是由于高血压造成的。在本病的预防、治疗和康复方面,中医药具有较为显著的疗效和优势。

　　中医对中风早有记载,历代医家对中风多有描述。《黄帝内经》中虽没有明确提出中风病名,但所记述的"大厥""薄厥""仆击""偏枯""风痱"等病证,与中风在卒中昏迷期和后遗症期的一些临床表现相似。对本病的病因病机也有一定认识,如《灵枢·刺节真邪》曰:"虚邪偏容于身半,其入深,内居荣卫,荣卫稍衰,则真气去,邪气独留,发为偏枯。"此外,中医还认识到本病的发生与个人的体质、饮食、精神刺激等有关,如《素问·通评虚实论》中明确指出:"仆击,偏枯……甘肥贵人,则膏粱之疾也。"还明确指出中风的病变部位在头部,是由气血逆而不降所致。如《素问·调经论》说:"血之与气,并走于上,则为大厥,厥则暴死。"

一、病因病机

　　对中风的病因病机及其治法,历代医家论述颇多,从病因学的发展来看,大体分为两个阶段。唐宋以前多以"内虚邪中"立论,治疗上一般多采用疏风祛邪、补益正气的方药。如《金匮要略》正式把本病命名为"中风"。认为中风之病因为络脉空虚,风邪入中,其创立的分证方法对中风的诊断、治疗、判断病情轻重和估计预后很有帮助。唐宋以后,特别是金元时期,许多医家以"内风"立论,可谓中风病因学说上的一大转折。其中刘河间力主"肾水不足,心火暴甚";李东垣认为"形盛气衰,本气自病";朱丹溪主张"湿痰化热生风";元代王履从病因学角度,将中风病分为"真中""类中"。明代张景岳提出"非风"之说,认为"内伤积损"是导致本病的根本原因;明代李中梓又将中风明确分为闭、脱二证,仍为现在临床所应用。清代医家叶天士、沈金鳌、尤在泾、王清任等丰富了中风的治法和方药,形成了比较完整的中风治疗法则。晚清及近代医家张伯龙、张山雷、张锡纯进一步认识到本病的发生主要是阴阳失调、气血逆乱、直冲犯脑,至此对中风病因病机的认识及其治疗日臻完善。

(1)积损正衰:"年四十而阴气自半,起居衰矣。"年老体弱,或久病气血亏损,脑脉失养。气虚则运血无力,血流不畅,致脑脉瘀滞不通;阴血亏虚则阴不制阳,内风动越,携痰浊、瘀血止扰清窍,突发本病。正如《景岳全书·非风》说:"猝倒多由昏愦,本皆内伤积损颓败而然。"

(2)劳倦内伤:烦劳过度,伤耗阴精,阴虚而火旺,或阴不制阳易使阳气鸱张,引动风阳,内风旋动,则气火俱浮,或兼挟痰浊、瘀血上壅清窍脉络。

(3)脾失健运:过食肥甘醇酒,致使脾胃受伤,脾失运化,痰浊内生,郁久化热,痰热互结,壅滞经脉,上蒙清窍;或素体肝旺,气机郁结,克伐脾土,痰浊内生;或肝郁化火,烁津成痰,痰郁互结,携风阳之邪,窜扰经脉,发为本病。此即《丹溪心法·中风》所谓"湿土生痰,痰生热,热生风也"。饮食不节,脾失健运,气血生化无源,气血精微衰少,脑脉失养,再加之情志过极、劳倦过度等诱因,使气血逆乱,脑之神明不用而发为中风。

(4)情志过极:七情所伤,肝失条达,气机郁滞,血行不畅,瘀结脑脉;暴怒伤肝,则肝阳暴涨,或心火暴盛,风火相煽,血随气逆,上冲犯脑。凡此种种,均易引起气血逆乱,上扰脑窍而发为中风。尤以暴怒引发本病者最为多见。

二、辨证论治

根据国家中医药管理局制定的《中风临床路径中医诊疗方案》辨证论治,并向全国中医院推广实施。

1.中经络

(1)肝阳暴亢证:

证候:半身不遂,舌强语謇,口舌歪斜,眩晕头痛,面红目赤,心烦易怒,口苦咽干,便秘尿黄。舌红或绛,苔黄或燥,脉弦有力。

治法:平肝潜阳。

推荐方药:天麻钩藤饮加减。天麻、钩藤(后下)、石决明、茺蔚子、栀子、黄芩、川牛膝、杜仲、益母草、桑寄生、夜交藤、茯神、珍珠母、炙龙骨、炙牡蛎等。

(2)风痰阻络证:

证候:半身不遂,口舌歪斜,舌强言謇,肢体麻木或手足拘急,头晕目眩。舌苔白腻或黄腻,脉弦滑。

治法:熄风化痰。

推荐方药:半夏白术天麻汤加减。半夏、白术、天麻、茯苓、橘红、姜竹茹、菖蒲、郁金、生大黄(后下)、元明粉(冲服)、厚朴、枳实等。

(3)痰热腑实证:

证候:半身不遂,舌强不语,口舌歪斜,口黏痰多,腹胀便秘,午后面红烦热。舌红,苔黄腻或灰黑,脉弦滑大。

治法:化痰通腑。

推荐方药:大承气汤加减。生大黄(后下)、元明粉(冲服)、厚朴、枳实等。

(4)气虚血瘀证:

证候:半身不遂,肢体软弱,偏身麻木,舌歪语謇,手足肿胀,面色淡白,气短乏力,心悸自汗。舌质暗淡,苔薄白或白腻,脉细缓或细涩。

治法:益气活血。

推荐方药:补阳还五汤加减。生黄芪、当归、桃仁、红花、地龙、炙水蛭、蜈蚣、全蝎等。

(5)阴虚风动证:

证候:半身不遂,肢体麻木,舌强语謇,心烦失眠,眩晕耳鸣,手足拘挛或蠕动。舌红或暗淡,苔少或光剥,脉细弦或数。

治法:滋阴熄风。

推荐方药:镇肝熄风汤加减。怀牛膝、生赭石、生龙骨、生牡蛎、生龟板、生杭芍、玄参、天冬、川楝子、生麦芽、茵陈、甘草等。

2. 中脏腑

(1)痰火闭窍证:

证候:突然晕倒,昏愦不语,躁扰不宁,肢体强直。痰多息促,两目直视,鼻鼾身热,大便秘结。舌红,苔黄厚腻,脉滑数有力。

治法:清热化痰,醒神开窍。

方药:羚角钩藤汤配合灌服或鼻饲安宫牛黄丸。

(2)痰湿蒙窍证:

证候:突然神昏嗜睡,半身不遂,肢体瘫痪不收。面色晦垢,痰涎涌盛,四肢逆冷。舌质暗淡,苔白腻,脉沉滑或缓。

治法:温阳化痰,醒神开窍。

方药:涤痰汤配合灌服或鼻饲苏合香丸。

(3)元气衰败证:

证候:神昏,面色苍白,瞳神散大,手撒肢逆,二便失禁,气息短促,多汗肤凉。舌淡紫或萎缩,苔白腻,脉散或微。

治法:益气回阳固脱。

方药:参附汤。

三、临证诊治

朱某某,女性,70岁。

初诊:2014年1月15日。

主诉:头晕、肢体麻木1周。

病史:近1周劳累后反复头晕发作,面红易怒,偶有头痛头胀,伴有肢体麻木,活动欠灵活,以左下肢为主,平时记忆力减退、烦躁,大便偏干,1~2天一行。高血压史20年,长期服降压药治疗,血压控制良好。

查体:神清,体胖,血压166/96 mmHg,心率92次/min,律不齐,左下肢肌力4⁻级,舌紫暗,苔黄腻,脉弦滑。头颅MRI示双侧基底节区多发性脑梗死。心电图示:心肌缺血,心房颤动。血常规检查:中性粒细胞比例升高。

疾病诊断:高血压、脑梗死。

中医诊断:高血压、中风。

中医证候:证属风火痰瘀,痹阻脉络。

治则:平肝熄风,活血通络。

处方:

天　麻10 g　钩　藤(后下)15 g　石决明(先煎)20 g　山栀子10 g

黄　芩10 g　川牛膝15 g　杜仲10 g　益母草12 g

桑寄生15 g　夜交藤20 g　茯苓30 g　夏枯草12 g

炒酸枣仁(研粉)30 g　竹　茹 12 g　生大黄(后下)5 g　泽　泻 15 g
(7 剂,每天 1 剂,水煎服。)

院内制剂:醒脑治瘫胶囊 3 粒,每天 3 次。

二诊:2014 年 1 月 23 日。

诊疗情况:血压 156/94 mmHg,心率 80 次/min,左下肢肌力 4⁻级,患者诉头晕症状明显改善,肢体活动较前好转,大便日行 2～3 次,无呕吐,无视物旋转,舌暗,苔薄白,脉细滑。

处方:

天　麻 10 g　钩　藤(后下)15 g　石决明(先煎)20 g　山栀子 10 g
黄　芩 10 g　川牛膝 15 g　杜　仲 10 g　益母草 12 g
生　地 20 g　紫丹参 15 g　夜交藤 20 g　茯苓 30 g
丹皮 10 g　天竺黄 10 g　苦丁茶 12 g　炒枳壳 6 g
(7 剂,每天 1 剂,水煎服。)

院内制剂:玉夏胶囊 2 粒,每天 2 次;醒脑治瘫胶囊 3 粒,每天 3 次;竹沥水 20 ml,每天 2 次。

三诊:2014 年 1 月 31 日。

诊疗情况:血压 144/90 mmHg,心率 82 次/min,患者无明显头晕不适,肢体麻木显著改善,二便正常,舌淡,苔薄白,脉细。

处方:暂停中药汤剂口服,持续口服院内制剂玉夏胶囊,每天 2 次,每次 2 粒;醒脑治瘫胶囊 3 粒,每天 3 次。

四、诊治经验分析

1. 高血压合并中风基本治疗方法

平肝熄风、活血通络是治疗高血压合并中风急性期的重要法则,肝经热盛,五志过极化火,引动肝风,采用天麻钩藤饮加减,主治肝阳上亢、肝风内动所致的头痛眩晕、中风偏瘫等证,意在平肝熄风,养血活血,兼能化痰通络。天麻、钩藤、石决明、栀子、黄芩平肝熄风,主攻高血压肝火上炎之证;面红烦躁,肝风扰乱心神,配牛膝、杜仲、桑寄生、益母草降其血之上行,活血益肾,为辅药;佐以夜交藤、茯苓、夏枯草、炒酸枣仁、竹茹、泽泻柔润熄风,化痰化浊,宁心安神,使以生大黄清热泻火,要点在一个"通"字,通则寓有通络散瘀、通窍开闭之意。《本经》谓其"下瘀血、血闭寒热……荡涤肠胃,推陈致新",对于中风急性期邪实窍闭证,不管是否有腑实证候,均可用大黄。无腑实症状者用制大黄，重在祛瘀；有腑实症状者用生大黄，重在通瘀，釜底抽薪顺降气血，予邪出路，取其通腑泄热功效。二诊时改用生地，滋阴清热，凉血宁血，更兼散瘀，生地配紫丹参，佐以丹皮，加强凉血化瘀、增加脑血流量、防治缺血性脑损伤功效。后期一直使用院内制剂醒脑治瘫胶囊，意在开窍豁痰，醒脑益智，引药上行以达巅顶，调理气血，清泄经络血分郁热之功。此方加大黄芪用量，同时兼补虚扶正法，在补益肝肾的同时，用黄芪益气助运。

2. 高血压合并中风患者的血压管理策略

（1）血压水平与预后的关系：血压能否控制在一个合理的水平，直接影响中风患者的转归和预后。因血压处理不当而使患者病情加重，乃至死亡的病例时有发生，因此对脑出血后血压急剧增高者，合理降压对病情的进展至关重要。在高血压脑出血的急性期，随着血压的升高，脑出血后血肿扩大比例也逐渐增高。这是因为持续严重升高的血压可造成脑出血时间延长及再出血，导致血肿扩大加重病情。适当地降低血压，对防止血肿扩大及病情的进展至关重要，但降压也会减少脑缺血灌注，扩大梗死面积。适当地降低血压对防止血肿扩大病情进展有益，最新《AHA 脑出血指南》建议在脑出血期将收缩压控制在 180 mmHg 以下，而进一步将收缩压控制在 140 mmHg 以下，可能使患者获益，可改善患者 90 d 功能预后。

（2）脑出血的血压管理：对于脑出血急性期血压升高的处理，目前无统一标准。临床中，脑出血后存在着血压先升高后下降的变化规律，这一动态变化过程是一种自动调节的保护性病理生理过程，升高的血压无须特殊治疗，会随病情平稳而自动下降。对于经过降颅压处理后，血压仍持续升高的患者（收缩压>180 mmHg 或舒张压>120 mmHg），应进行降压治疗。如果患者出现以下情况，要积极降低血压：高血压脑病、主动脉内膜剥离症、急性肾衰竭、急性肺水肿、急性心肌梗死。应将血压控制在理想的范围内，保证脑组织有足够的血流量。

（3）急性缺血性脑血管疾病的血压管理：对于脑梗死或短暂性脑缺血发作（TIA）的急性期患者，血压控制与脑出血不同。急性脑梗死患者的血压不主张快速降至正常水平，大多数患者表现为血压反射性升高，应在 1 周内维持在相对较高的水平，这是因为早期血压受脑血流自身调节的影响，人体将血压升高以保证脑组织有足够的血液供应。对于老年急性脑梗死或频繁 TIA 发作的患者，应特别警惕降压不当造成的脑组织低灌流。老年人多数血管基础差，有动脉血管硬化的斑块或血管狭窄，血压的控制更为保守。老年人血压＜160/90 mmHg 的急性缺血性脑卒中,尽量不降压治疗。血压过高或过低以及降压过快,都会加重脑组织的缺氧损伤,缺血性脑卒中发生1周内必须保持足够的灌流,直到侧支循环建立。

3. 中医药降压和治疗中风的优势

高血压患者发生脑血管疾病的机会是血压正常人群的 5 倍以上,而控制血压是预防脑血管疾病发生最重要的手段之一。郑师临证时先根据神志有无障碍而分为中经络、中脏腑。神清,以半身不遂等症为主者属中经络,病位较浅;以神志昏迷为主者属中脏腑,病位深,病情重。诊疗中分证论治是其主要特色,讲究理法方药的完整统一,组方遣药的有效运用,体现了方药辨证特色。

(1)平肝熄风药:平肝凉肝以熄内风,滋阴清热以消火势,这是治疗肝风内动的大法之一。药用羚羊角、生白芍、白菊花、钩藤、僵蚕、地龙、生地、玄参等。现代药理研究认为,羚羊角对中枢神经系统有抑制作用,并能解热,羚羊角平肝凉肝功效独特,熄风、清热尤为擅长,是平肝熄风的代表药物。白菊花、钩藤善清肝热,以熄风止痉;生白芍苦酸寒,和血泻肝以平肝之阳亢,并具酸甘化阴之效;僵蚕、地龙清肝定惊,平肝熄风,兼有通经活络功效;生地、玄参养阴凉血,以取滋水涵木之用。

(2)镇肝潜阳药:应用金石介贝类药,镇肝潜阳以熄风。药选既有重镇之效,又有降逆清热之功,如生石决明、代赭石、珍珠母、牡蛎、龙骨类。代赭石能镇肝降逆,并能使冲上逆乱气血下潜归经;生石决明、珍珠母具镇肝熄风潜阳的功效,其中珍珠母入心、肝二经,遇有神志不清必应选用,还能镇心定惊;牡蛎、龙骨重镇安神、平降肝阳。此类药多用于肝风内动的急症,中风急性期。

(3)醒脑开窍药:脑为髓海,称为元神之府,主持人体精神思维活动,靠五脏六腑精血供养,肝风内动扰乱神明,损伤脑络,治用醒脑开窍大法。院内制剂醒脑治瘫胶囊选用生黄芪、珍珠母、石菖蒲、天竺黄、胆南星、当归、丹参、何首乌、赤芍、地龙、牛膝、桃仁、红花等。重用黄芪大补元气;珍珠母镇肝熄风潜阳;石菖蒲辛温宣窍豁痰;天竺黄、胆南星和中化浊,用于痰浊蒙蔽清窍所致的神昏;当归擅长补血,养血守中;赤芍活血和营,使营血顺行;何首乌补肝肾益精血;桃仁、红花、地龙以化瘀通络,合用气旺血行,瘀祛络通,诸症自愈。

(4)益养肝肾药:中风急性期气血逆乱,损血耗精,至恢复期必见虚证,可有半身不遂,兼有气短懒言、神疲倦怠、眩晕耳鸣、肢体乏力、腰膝酸软等症,故常用养益肝肾药物,可使肝血得以濡养,肾精得以填充,元气得以恢复,药用黄精、枸杞、女贞子、怀牛膝、杜仲、山萸肉、旱莲草、太子参、黄芪、麦冬等补充肝肾精血,让肝阳亢盛缓解,内风之源得以澄清。其中,杜仲通血脉,牛膝强筋骨,女贞子、旱莲草安五脏、强腰膝,太子参、黄芪、麦冬益气滋阴,补气而养血,可谓中风气虚补气良药。

(5)活血化瘀药:活血化瘀为中风常用之法,肝风妄动,扰乱气血,内则清窍气血瘀滞,外则肢体筋脉失养,故见口舌歪斜,肢体拘挛,言语謇塞,手脚麻木,肿胀沉重,舌质暗、边有瘀斑等症,宜用活血化瘀法化神明之府瘀滞,开通经络闭塞,缓肢体痿废。药选当归、川芎、赤芍、桃仁、红花、丹参、琥珀、牛膝、乳香、没药、茺蔚子等。其中,当归祛瘀血,养新血,又能补血,一药多能;川芎上行头目,畅血之气;当归、川芎配伍,脑上开脑络之瘀闭,外舒肢体筋脉之拘挛;红花辛香走窜,活血通经脉,可以通经络之不利,达四肢,祛瘀血;桃仁甘苦相兼,性平濡润,祛瘀血,润肠胃,以治遍身之痛,四肢麻木,大便燥结;桃仁、红花配伍,辛润结合,功效益彰;川牛膝引血下行,化脑脉之瘀滞,并通利四肢关节;丹参、乳香、没药合用,组成张锡纯的活络效灵丹,用于活血化瘀,通络止痛。

按语:本案患者高血压合并中风,其病位在脑窍,病理因素与肝风、肝火、痰浊、正虚、瘀血有关,痰浊与瘀血是始动因素,正虚为病理基础。风痰痹阻是中风急性期的基本病理状态,患者高血压20余年,肝肾不足,内伤积损,复加多种因素,导致脏腑气机逆乱,血随气逆,冲击于脑,发为中风。加之气有余则为火,血不行是为瘀,发病之时风痰上冲,迫血上涌,以致痰瘀互结阻滞窍络。

风痰瘀阻灼伤脑脉,阻塞脉道,造成肢体麻木或偏瘫,有各种神经功能缺失的症状和体征,同时痰瘀互结,痰浊与血瘀互为因果,使邪热稽留不退,瘀血久踞不散,内扰神明,造成头痛头晕、易怒面红、烦躁,记忆力减退等症。根据郑师对本病临证的经验,肝风内动,痹阻脉络的中医证候诊断标准可归纳为:①突发血压增高或血压不稳,有头晕、烦躁、神志不清或恍惚;②偏瘫或肢体麻木,口眼歪斜,言语不清;③腹胀纳呆,大便干结;④身热烦躁,面红口干;⑤舌红暗或紫暗,苔黄白相间或腻;⑥脉弦滑数或结、代。凡具备上述4项可诊断为风火痰瘀阻窍证。

本案使用天麻钩藤饮加活血通络药,意在平肝熄风,化痰通络。中风一病由于变化迅速,牵涉多个脏腑,虚实夹杂,阴阳易变,因此临床具体运用亦非孤立不变,治疗遵循"急则治其标"的原则,先以平肝熄风,继以化痰

高血压 中医临证方略

通络、活血养血等法则疏通经络,最后以补益肝肾之法收功。总之,病情千变万化,治疗用药权衡利弊,谨守病机,审因论治,依法组方,方能体现辨证论治特色。

诊治高血压合并内伤头痛的经验

　　高血压是临床常见疾病，是心脑血管疾病的重要危险因素。高血压合并的内伤头痛是指由于脏腑功能失调引起的头痛，以头部疼痛为主要症状，可以发生于全头，或一侧，或双侧，或后脑勺部位，或巅顶，可连及颈项，是一种临床常见的自觉症状。目前常用的降压药物基本能达到良好的降压效果，但血压下降后患者的临床症状并未完全消失，常有头痛、头晕等表现，中医药在改善患者的临床症状方面获效良多，基于准确的中医辨证分型基础上的治疗，对于改善患者的临床症状，提高其生活质量具有重要的意义。

　　我国对头痛的认识很早，在殷商甲骨文中就有"疾首"的记载，《黄帝内经》称本病为"脑风""首风"，《素问·风论》认为其病因乃外在风邪寒气犯于头脑而致。《素问·五脏生成》还提出"以头痛巅疾，下虚上实"的病机。汉代《伤寒论》在太阳病、阳明病、少阳病、厥阴病篇章中较详细地论述了外感头痛的辨证论治。隋代《诸病源候论》已认识到"风痰相结，上冲于头"可致头痛。宋代《三因极一病证方论》对内伤头痛已有较充分的认识，认为"有气血食厥而疼者，有五脏气郁厥而疼者"。金元时期以后，对头痛的认识日臻完善。《丹溪心法》认为头痛多因痰与火。《普济方》认为："气血俱虚，风邪伤于阳经，人于脑中，则令人头痛。"明代《古今医统大全·头痛大法分内外之因》对头痛病进行总结说："头痛自内而致者，气血痰饮，五脏气郁之病，东垣论气虚血虚、痰厥头痛之类是也。自外而致者，风寒暑湿之病，仲景伤寒、东垣六经之类是也。"另外，文献中有"头风"之名，实际仍属头痛。正如《证治准绳·头痛》所说："医书多分头痛、头风为二门，然一病也，但有新久去留之分耳。浅而近者名头痛，其痛猝然而至，易于解散速安也。深而远者为头风，其痛作止不常，愈后遇触复发也。皆当验其邪所从来而治之。"

一、病因病机

　　头痛之病因，风为主因，内外相合。头为诸阳之会，居人体最高位，"伤

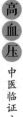

于风者,上先受之""高巅之上,唯风可到"。头痛在头窍巅顶,病因以风邪为主,内伤头痛以内风为患。缘于忧思恼怒、情志失调,肝气郁结,气郁化火,引动肝风,上扰头目;或肝肾素亏,阴血不足,水不涵木,肝气有余,情志不舒时,风阳上潜,扰及头目,发为头痛。头痛可归纳为"不荣则痛"和"不通则痛"。本病病位在脑,因脑为髓海,依赖肝肾精血和脾胃精微物质的充养,故内伤头痛之病机多与肝、脾、肾三脏的功能失调有关。一般来说,气血亏虚、肾精不足之头痛属虚证,肝阳、痰浊、瘀血所致之头痛多以实为主。因肝主疏泄,主藏血,性喜条达,肝风常夹火夹痰成为风火上炎或风痰阻络证,如饮食不节,嗜酒辛辣,或肝火犯胃,如《景岳全书》曰:"各经皆有火证,而独惟阳明为最,正以阳明胃火,盛于头面而直达头维,故其痛必甚。"内伤头痛病程日久,久病入络,虚实夹杂,故可以表现血瘀证,多痰多瘀,阻遏气血运行,成为头痛迁延难愈的主要原因。头痛的主要病变脏腑在肝,瘀血为顽固性头痛的主要致病因素,在临证中常从治肝、瘀血论治头痛,疗效甚佳。

二、辨证论治

1. 肝阳头痛

证候:头晕胀痛,或抽掣而痛,两侧为重。头晕目眩,夜寐不宁,心烦易怒,面红目赤,口苦胁痛,舌质红,苔黄,脉弦数。

治法:平肝潜阳熄风。

方药:天麻钩藤饮加减。

川牛膝 15 g	钩 藤 15 g	天 麻 10 g	石决明 18 g
栀 子 10 g	牡丹皮 10 g	黄 芩 10 g	杜 仲 20 g
白 芍 20 g	益母草 20 g	夜交藤 20 g	桑寄生 20 g
茯 神 20 g			

2. 血虚头痛

证候:头痛隐隐,缠绵不休。时时昏晕,遇劳加重,心悸不宁,失眠多梦,面色少华,神疲乏力,舌质淡,苔薄白,脉细或细弱无力。

治法:滋阴养血,和络止痛。

方药:加味四物汤加减。

白 芍 15 g	当 归 15 g	生 地 15 g	首 乌 15 g
川 芎 15 g	菊 花 15 g	五味子 15 g	远 志 10 g

炒砂仁10g　蔓荆子10g　甘　草6g

3. 气虚头痛

证候：头痛隐隐，时发时止，遇劳加重。头晕，纳食减少，神疲乏力，气短懒言，自汗，面色㿠白，舌质淡红或淡胖，舌边有齿痕，苔薄白，脉细弱或脉大无力。

治法：健脾益气升清。

方药：益气聪明汤加减。

黄　芪20g　人　参10g　蔓荆子10g　芍　药15g

升　麻15g　葛　根15g

4. 痰浊头痛

证候：头痛昏蒙。胸脘满闷，纳呆呕恶，倦怠无力，舌淡，苔白腻，脉滑或弦滑。

治法：健脾燥湿，化痰熄风。

方药：半夏白术天麻汤加减。

半　夏15g　陈　皮15g　白蒺藜15g　蔓荆子15g

白　术20g　天　麻20g　茯苓20g　大　枣3枚

生　姜3片　甘　草6g

5. 肾虚头痛

证候：头痛且空。腰痛酸软，眩晕耳鸣，遗精，带下，神疲乏力，舌红，少苔，脉细数无力。

治法：养阴补肾，填精生髓。

方药：大补元煎加减。

山萸肉15g　山　药15g　当　归15g　熟　地15g

枸　杞15g　女贞子15g　杜　仲20g　白　芍20g

川续断20g　龟　板10g　炙甘草6g

6. 血瘀头痛

证候：头痛经久不愈，痛处固定不移，痛如锥刺。日轻夜重，或有头部外伤史。舌紫暗，或有瘀点、瘀斑，苔薄白；脉弦细或细涩。

治法：活血化瘀，通窍止痛。

方药：血府逐瘀汤加减

当　归15g　川　芎10g　赤　芍15g　生　地30g

桃　仁10g　红　花15g　柴　胡10g　枳　壳15g

桔　梗10g　川牛膝20g　丹　参30g　檀　香5g

天　麻 15 g　生黄芪 15 g

三、临证诊治

宋某,女性,55 岁。

初诊:2015 年 12 月 5 日。

主诉:间断性头痛 20 余年,加重 1 周。

病史:患者 20 余年前发现高血压,平素服降压药控制尚可,病程中间有头痛,头痛时家中自测血压偏高。近 1 周患者自觉头痛重,头后部疼痛明显,头闷刺痛感,晨起尤重,略有恶心,无呕吐、肢体活动障碍,饮食如常,腹胀便干。

刻下:患者头痛明显,头后部尤重,以闷痛刺痛为主,稍有恶心感,无呕吐,时感腹胀,纳可寐差,大便秘结,小便尚可。舌暗淡、苔白、舌下脉络明显,脉弦紧、重按无力。血压 160/100 mmHg,生化检查未见异常。

疾病诊断:高血压、头痛待查。

中医诊断:眩晕、头痛。

中医证候:证属血瘀头痛。

治法:平肝祛风,活血化瘀。

处方:

天　麻 12 g　钩　藤(后下)15 g　当　归 15 g　川　芎 10 g

白　芍 15 g　白　芷 10 g　桃　仁 10 g　红　花 15 g

柴　胡 10 g　枳　壳 15 g　丹　参 30 g　细　辛 5 g

炒延胡索 12 g

(7 剂,每天 1 剂,水煎服。)

二诊:2015 年 12 月 12 日。

诊疗情况:头痛较前缓解,时有腹胀便干难解。血压 140/85 mmHg。

处方:

天　麻 12 g　钩　藤(后下)15 g　当　归 15 g　川　芎 10 g

白　芍 15 g　白　芷 10 g　桃　仁 10 g　红　花 15 g

丹　参 20 g　细　辛 5 g　炒延胡索 12 g　火麻仁 20 g

苦丁茶 12 g

(14 剂,每天 1 剂,水煎服。)

三诊:2015 年 12 月 27 日。

诊疗情况：患者诸症基本消除，血压平稳。

处方：暂停中药汤剂口服。

院内制剂：黄芪三七胶囊2粒，每天3次。

四、诊治经验分析

临证中高血压合并内伤头痛，多见于高血压、紧张性头痛、偏头痛、三叉神经痛、脑卒中头痛等疾病的症状，此病迁延反复，严重影响患者生活质量。郑师诊疗高血压合并内伤头痛，有其独到之处，颇有良效。

1. 高血压合并内伤头痛

以肝火亢盛者，伴有急躁易怒、口苦目赤，常用夏枯草、栀子、苦丁茶、菊花、丹皮、白芍等清泄肝火；以痰浊内生，随风上扰清窍，头痛伴眩晕、恶心、呕吐者，用祛风化痰法，药用天麻、钩藤、白蒺藜、绿萼梅、法半夏、苍术、薏仁等。内伤头痛病因虽以风为主，但常夹外风，因虚风内生，且与寒、湿之邪相合上犯清窍。症见头痛畏寒，如裹如束，有春天易发等特点。风袭经络，引动内风，阻扰经气，经久不愈。常在平肝祛风药基础上加防风、薄荷、荆芥、前胡、羌活、白芷等宣散风邪。女性更年期，或月经不调、量少，经色紫暗，舌有瘀点，或高血压合并心悸、胸闷胸痛、头痛头晕者，舌下脉络青紫，脉涩结代，应在祛风基础上加通窍活血药，用川芎、丹参、三七、赤芍、当归等。

2. 内伤头痛要虚实兼顾

高血压引发头痛，病程长久，头痛发作时突出表现为风阳上扰，因邪闭头部经脉，气血受阻，故头痛难以忍受，邪气稽留，深伏不除，往往因劳累或思虑过度耗伤正气，发作频繁。肝藏血，体阴而用阳，肝为刚脏，以血为本，须在头痛缓解期，重在养血柔肝，加以补肾滋阴之品。尤其是伴有目眩耳鸣、自汗身冷、神疲倦怠、腰膝酸软者，可用生脉饮、四物汤、八珍汤之类益气养血升清，药有山萸肉、熟地、何首乌、女贞子、墨旱莲、枸杞子等，发作期治标，缓解期治本。

按语：高血压病因系脏腑阴阳失衡，随证而治，不必刻意降压，通过调整脏腑阴阳气血、补虚祛邪等中医治法，血压能平稳下降。内伤头痛与血压波动关系较明显，分为：肝阳头痛，治法平肝潜阳，方用天麻钩藤饮加减；气虚头痛，治法益气升清，用顺气和中汤化裁；血虚头痛，治法养血滋阴，方用加味四物汤为主；肾虚头痛，治法补肾填精，方用大补元煎化裁；痰浊头痛,治法化痰降逆,方用半夏白术天麻汤为主;阳虚头痛,治法活血化瘀,方用血府逐瘀汤加减,活血时需适当加益气化瘀药;凡头痛经久不愈,痛久入络,多夹瘀滞,遵李东垣言:"头痛须用川芎。"《本草汇言》曰:"川芎,上行头目,下调经水,中开郁结……味辛性阳,气善走窜而无阴凝黏滞之态,虽入血分,又能去一切风,调一切气。"细辛辛香走窜,宣泄郁滞,通利九窍,且治头痛力强,《本草新编》言细辛"善降浊气而升清气,治头痛如神"。白芷辛散温通,既能解表散寒,又能祛风通窍止痛,且为阴阳头痛引经药。因此,当高血压合并头痛采用平肝祛风、活血通络等法治疗时,要适当加温经散寒药并用,才能相得益彰。

诊治高血压合并眩晕的经验

眩晕是以目眩、头晕为主的一类病证。眩即眼花，晕即头晕，两者同时并见，故统称"眩晕"，多见于中老年人，亦可发于年轻人，轻者闭目可止，重者如坐车舟，旋转不定，不能站立，或伴恶心、呕吐、汗出、面色苍白等症状，严重者可突然昏仆。本病可反复发作，妨碍正常工作及生活，严重者可发展为中风或厥证、脱证，甚至危及生命。其病因机制较为复杂，常与内耳性眩晕、颈椎病、高血压、低血压、贫血、脑供血不足、脑动脉硬化等疾病有关，临床上用中医药预防，对眩晕的发生、发展有较好的疗效。

一、病因病机

高血压合并眩晕，多见于风阳上扰、痰浊上蒙、气血亏虚、肝肾阴虚、瘀血内阻的内伤眩晕。属于中医学"眩冒""眩"等范畴，新安医家汪蕴谷《杂症会心录·眩晕》指出："眩晕一症，有虚晕、火晕、痰晕之不同，曷言乎火晕也……盖蒂固则真水闭藏，根摇则上虚眩仆，此阴虚之晕也……盖禀厚则真火归脏，脏亏则气逆上奔，此阳虚之晕也。曷言乎火晕也……无非风火相搏，实热为害，盖有余则上盛而火炎，壅塞则火炽而旋转，此实火之晕也。曷言乎痰晕也……盖清升则浊阴下走，气滞则津液不行，此虚痰之晕也……盖液凝则浊阴泛上，饮停则火逆上升，此实痰之晕也。大抵虚晕者，十之六七，兼痰火者，十之二三。"

眩晕的病因主要有情志所伤，忧郁过度，肝失条达，或恼怒伤肝，肝阳上亢，化火上逆；饮食不节，过食生冷，损伤中气，气血生化乏源，致清窍失养而眩晕；劳倦过度，长期久坐伏案，气血运行不畅，清窍失养；或淫恣过度，损伤肾精，精气不足，髓海空虚，清浊升降失常，皆引起眩晕；年高久病体虚，肾阳虚衰，脾失健运，致清阳不升，脑髓失养而发眩晕。另有女性失血、崩漏、产后出血过多、不寐等，都可以引起气血亏虚，气虚血脱，脑髓失养，导致眩晕。

高血压 中医临证方略

二、辨证论治

根据国家中医药管理局制定的《中医高血压合并眩晕临床路径诊疗方案标准》辨证论治,并向全国中医院推广实施。证型有:

1. 痰浊内阻证

证候:形体肥胖,头重如裹,胸闷,呕恶痰涎,肢重,口淡,食少。舌胖,苔滑腻,脉滑。

治法:化痰降浊。

推荐方药:二陈汤加减。陈皮、半夏、茯苓、白术、泽泻、丹参、郁金、决明子、山楂等。

中成药:荷丹片、脂必泰胶囊、丹蒌片等。

2. 气滞血瘀证

证候:胸胁胀闷,走窜疼痛,舌质暗有瘀点或瘀斑,脉弦或涩。

治法:行气活血,化瘀降浊。

推荐方药:血府逐瘀汤加减。当归、生地、桃仁、红花、枳壳、柴胡、香附、川芎、赤芍、牛膝、丹参、山楂等。

中成药:荷丹片、蒲参胶囊、脂必泰胶囊等。

3. 脾虚湿困证

证候:乏力,头晕,胸闷,纳呆,恶心,身困,脘胀,舌淡,舌体胖大有齿痕,苔白腻,脉细弱或濡缓。

治法:益气健脾,化湿和胃。

推荐方药:参苓白术散加减。党参、白术、丹参、茯苓、泽泻、薏苡仁、葛根、陈皮、木香、山楂、甘草等。

中成药:脂必泰胶囊、丹蒌片等。

4. 肝肾阴虚证

证候:眩晕,耳鸣,腰酸,膝软,健忘,失眠,口干,舌质红,少苔,脉细数。

治法:滋补肝肾,养血益阴。

推荐方药:一贯煎加减。生地、沙参、麦冬、当归、枸杞、川楝子、泽泻、丹参、决明子、何首乌、山楂等。

中成药:蒲参胶囊、荷丹片等。

三、临证诊治

刘××,男性,50岁。

初诊:2019年5月15日。

主诉:头晕反复发作10余年,加重1月。

病史:患者10余年前无明显诱因出现头晕,以劳累及情绪激动时明显,严重时伴头痛、心悸,于体检时发现血压偏高(具体不详),诊断为高血压。间断服用降压药(具体不详)。1个月前头晕发作频繁,症状加重,头晕眼花,伴恶心汗出、胸闷心慌,无呕吐,遇劳加重,自服左旋氨氯地平2.5 mg,每天1次,但上述症状反复发作。半个月前再发头晕,伴如坐车舟,旋转不定,不能站立,恶心、呕吐2次,呕吐物为胃内容物,无血性液体,伴有耳鸣,听力下降,发作多持续数小时缓解,面色苍白,唇甲不华,发色不泽,心悸少寐,神疲懒言,腰膝酸软,饮食减少,于当地医院就诊,诊断为"高血压、梅尼埃综合征",予中药静脉滴注活血通络治疗后症状改善,但之后仍有时有头晕,时有视物旋转,耳鸣,恶心欲吐,伴周身乏力,纳差,失眠多梦。

刻下:血压170/100 mmHg,患者神清,面色㿠白,神疲乏力,双耳听力下降,腹型肥胖,纳少腹胀,口唇微绀,心率96次/min,律齐,舌淡红,苔薄白,脉沉细。

检查:尿常规示蛋白(+);心电图提示窦性心律,左室高电压,ST-T改变,提示心肌缺血;颞骨CT示前庭水管狭窄。随机血糖8.5 mmol/L。

疾病诊断:高血压、梅尼埃综合征。

中医诊断:眩晕。

中医证候:证属气血亏虚,清阳不升。

处方:补中益气汤加减。

生黄芪20 g　太子参12 g　黄　精12 g　焦白术10 g
当　归10 g　升　麻5 g　醋柴胡10 g　贡　菊10 g
木　香10 g　陈　皮10 g　丹　参30 g　葛　根12 g
天　麻10 g　钩　藤(后下)15 g　川　芎10 g

(10剂,每天1剂,水煎服。)

原左旋氨氯地平2.5 mg 每天1次继服。

二诊:2019年5月26日。

诊疗情况:血压146/80 mmHg,自觉眩晕晨起缓解,午后加重,休息、闭目后减轻,偶有视物旋转,体位变动时明显,时有耳鸣,听力有所改善,周身乏力,进食偏少,失眠多梦。舌胖苔白腻,脉弦细。

处方:

生黄芪 20 g　太子参 12 g　黄　精 12 g　焦白术 10 g

当　归 10 g　炒扁豆 12 g　贡　菊 10 g　升　麻 5 g

仙鹤草 20 g　陈　皮 10 g　丹　参 30 g　葛　根 12 g

天　麻 10 g　钩藤(后下)15 g　川芎 10 g　杜　仲 10 g

(14 剂,每天 1 剂,水煎服。)

院内制剂:玉夏胶囊 2 粒,每天 2 次;原左旋氨氯地平 2.5 mg,每天 1 次继服。

三诊:2019 年 6 月 10 日。

诊疗情况:血压 138/82 mmHg,头晕明显减轻,无视物旋转及恶心呕吐,口干减轻,周身乏力好转,饮食可,睡眠正常,二便正常。心电图提示窦性心律,ST - T 改变,缺血程度较前减轻,心率 86 次/min,血糖 6.5 mmol/L,舌淡苔白,脉弦。停服汤药,长期上午服补中益气丸 3 g,下午服杞菊地黄丸 5 粒巩固疗效。

院内制剂:玉夏胶囊 2 粒,每天 2 次;原左旋氨氯地平 2.5 mg,每天 1 次继服。

四、诊治经验分析

眩晕以内伤为主,高血压合并眩晕多以肝阳上亢、痰浊中阻、气血亏虚为常见。前人云"诸风掉眩,皆属于肝""无痰不作眩""无虚不作眩"等等,皆系临床经验的总结,因而在眩晕的治疗上,多投以平肝潜阳、化痰和中、补虚固本之品。《临证指南医案·眩晕》华岫云按:"所患眩晕者,非外来之邪,乃肝胆之风阳上冒耳,甚则有昏厥跌仆之虞。其症有夹痰、夹火、中虚、下虚,治胆、治胃、治肝之分。火盛者,先生用羚羊、山栀、连翘、花粉、玄参、鲜生地、丹皮、桑叶,以清泄上焦窍络之热,此乃从胆治也。痰多者,必理阳明,消痰如竹沥、姜汁、菖蒲、橘红、二陈汤之类。中虚则兼用人参、外台茯苓饮是也。下虚者,必从肝治,补肾滋肝,育阴潜阳,镇摄之治是也。至于天麻、钩藤、菊花之属,皆系熄风之品,可随症加入。"中医治疗高血压合并眩晕的治法,对临床有指导意义。

1. 治肝之法

在前人基础上有了进一步的发展:平肝潜阳法适用于肝阳上亢所致眩晕,清肝泄热法适用于肝火炽旺所致的眩晕,清肝熄风法适用于肝阳化风所致的眩晕,育阴潜阳法适用于肾阴虚不能涵木所致眩晕。

2. 治虚之法

眩晕之虚有气虚、血虚及肾精亏损3个方面,其治疗原则是以补虚为主,并根据气虚、血虚、肾虚的不同,分而治之。

(1)治气虚之法:对于中气不足、诸气不升所致眩晕,治以补中益气法为主,《玉机微义》指出:"有气虚者,乃清气不能上升,或汗多亡阳而致,当升阳补气。"

(2)治血虚之法:对于血虚不能上荣于脑所致的眩晕,治当补血养血为主,《玉机微义》指出:"有血虚者,乃因亡血过多,阳无所附而然,当益阴补血。"

(3)治肾虚之法:对于肾虚不能上荣于脑所致的眩晕,治以滋阴补肾为主;对于阴阳两虚不能上荣于脑所致的眩晕,治以补肾助阳为主。如程文囿《医述·眩晕》曰:"治阴虚者,用归芍六味汤加人参之类,壮水之主,以生精血;治阳虚者,用八味养血汤加人参之类,益水之原,以生元气。"由于肾精亏损,水不涵木,以致肝阴不足,肝火偏胜,风阳上扰而致眩晕,故治以滋阴清热,平肝熄风。

3. 治痰之法

对于清气不升,浊气不降,蒙蔽清窍所致的眩晕,治以祛痰化湿为主;对于痰热上扰所致的目眩,治以清热化痰为主。《丹溪心法·头眩》指出"痰夹气虚并火,治痰为主,夹补气药及降火药",强调了治痰在眩晕病治疗中的重要意义。如《会心录》曰:"治虚痰者,宜六味、八味、归脾之属,补肾之原,治痰之本;治实痰者,宜二陈汤加芩连、滚痰丸之属,逐肠胃之热以治痰之标。"

4. 治瘀之法

对于瘀血阻络,气血不能上荣头目所致的眩晕,治以祛瘀活血为主。

按语:本案患者高血压10余年,久病气血亏虚,清阳不振,脑失所养而眩晕发空,心脾两虚,气血不足,则心慌气短,神疲倦怠,纳少腹胀,失眠多梦。面色㿠白,舌淡红,苔薄白,脉沉细,均为气血不足之象。其病位在心脾,证属中气不足,脑窍失养。投以《脾胃论》补中益气汤加减。上方每天1剂,水煎服,连服10剂,自觉症状减轻,但纳少、失眠多梦,血压降至

146/80 mmHg，气血渐复，唯运化较差，前方调整加炒扁豆、仙鹤草、杜仲、淫羊藿等健脾益肾，使血压、血糖逐渐降至正常。

李东垣曰："内伤脾胃，乃伤其气。"脾胃元气虚损，加之运化无力、气血不足、清阳不升，是本案的病机特点，投补中益气汤调补气血，因患者伴有糖尿病、脑腔梗、心肌供血不足、心脑血管同时病变，故以黄芪、当归补气养血，太子参益气养阴、降低血糖，配伍黄芪、当归增其补力，利用气阴互源之理，佐以黄精滋阴补气、气阴双补，利用脾肾互生关系加杜仲、淫羊藿益火生土，投以仙鹤草、扁豆助补气之功；久病要护脾胃，用焦白术、木香、陈皮理气和胃，并使诸药补而不滞，天麻祛风，钩藤、菊花平肝潜阳，还具有降压作用，加川芎配升麻，又能入脑络，而且川芎是降压特效药。全方突出补气养血治则，适用于高血压合并眩晕兼气血不足，患者服用后甚有疗效。

本案是一例高血压合并眩晕的中气不足、清阳不升之证，用补气提升法是降压的取效之道。中医治疗原则不外乎虚实补泻，调整阴阳。急者多偏实，可选用熄风、潜阳、清火、化痰等法以治其标为主；缓者多偏虚，当用补养气血、益肾、养肝、健脾等法治其本为主。不能仅局限于肝火上扰、水不涵木等病证，要辨清临床症状与机制，方能取得良效。

诊治高血压合并动脉硬化疾病的经验

　　高血压是动脉粥样硬化的危险因素,其特点是受累动脉病变从内膜开始,脂质和复合糖类积聚、出血及血栓形成,纤维组织增生及钙质沉着,在动脉中层不断蜕变钙化,病变累及大动脉、中动脉(包括冠状动脉、头部脑动脉),一旦发展到阻塞动脉,该动脉所供应的组织或器官将缺血或坏死。高血压是促进动脉粥样硬化发生、发展的重要因素,而动脉因粥样硬化所致的狭窄又可引起继发性高血压。目前发现,收缩压、舒张压和脉压都是心血管疾病的独立危险因素,其中收缩压较舒张压的作用更为明显,高血压致使血液冲击血管内膜,导致管壁增厚、管腔变窄变细,管腔内膜受损后易发生胆固醇、脂质沉积,加重了动脉斑块的形成。此类病变病程隐匿,可能很长时间没有临床症状,故大部分患者是通过体检或发生脑卒中、冠心病等病后才被发现,因此控制高血压,及时发现、及时诊断,才能早期治疗预防,降低病死率。

　　此病涉及中医学"眩晕""血浊""健忘""脉痹""痴呆"等病证,研究其防范规律,是提高临床疗效的依据。

一、病因病机

1. 病在血脉,根在脏腑

　　动脉血管硬化是动脉管壁发生的一种病变,表现为管壁的增厚,管壁的狭窄内壁粥样变、破裂、出血、坏死、血栓形成,甚至管壁阻塞,病在血脉。由于年老体衰、饮食失调、情志不遂、久坐少动等因素,使脏腑功能失调,气、血、津液运行及代谢发生障碍,产生痰浊、血瘀之邪,痹阻血脉,胶凝积聚,形成粥样斑块。

2. 肝肾亏虚为本

　　中老年人肾元亏虚,精气渐耗,髓海空虚,脏腑功能随之衰弱。肝肾"乙癸同源",精血互生,若肾水不足,水不涵木,则肝阳亦亏。《素问·阴阳应象大论》云:"年四十而阴自半也。"说明中年以后阴精衰少是中老年人的病理生理特点,故表现为肝肾阴亏之象。

3. 痰瘀互结

阻滞经络为标:过食肥甘油腻,饮酒吸烟,造成痰湿积聚,久成痰浊,脂质代谢紊乱,血脂、尿酸增高,血糖异常,为痰为瘀,气不化津,加之血运无力,涩滞为瘀,痰湿、浊瘀之邪尤易滋生。痰、瘀两者相互影响,相兼为患,瘀阻气滞,气机升降失司,阻于脉络、脑络、心络,血行不畅则胸痹心痛、中风、四肢麻木、肢痛。

二、辨证论治

根据国家中医药管理局制定的《中医动脉血管硬化临床路径诊疗方案》标准辨证论治,并向全国中医院推广实施。证型有:

1. 痰瘀痹阻证

证候:身重,头重如裹,形体肥胖,倦怠、脘痞,四肢麻木,口淡,纳差。舌淡胖,暗红,边有齿痕。苔白腻,脉细弱或濡缓。

治法:化痰祛瘀。

推荐方药:半夏白术天麻汤、涤痰汤等加减。半夏、白术、天麻、橘红、茯苓、石菖蒲、胆南星、枳实、竹茹、川芎、水蛭、穿山甲、甘草、生姜、大枣等。

中成药:血脂康胶囊、脂必妥胶囊等。

2. 气虚血瘀证

证候:面色淡白而晦暗,少气懒言,心悸气短,动则加重,胸闷不适,或胸中隐痛,局部疼痛如刺,痛处不移。舌淡紫或有瘀斑,脉沉涩。

治法:益气活血。

推荐方药:补阳还五汤加减。黄芪、赤芍、当归尾、桃仁、红花、川芎、地龙等。

中成药:通心络胶囊、脑心通胶囊、养心氏片等。

三、临证诊治

秦××,女性,56 岁。

初诊:2018 年 4 月 18 日。

主诉:头晕目眩 1 年余,逐渐加重 1 周。

病史:患者头晕目眩 1 年余,逐渐加重 1 周,胸闷,腰膝酸软,头颈部胀痛不适,健忘,记忆力明显下降,夜寐不安,两目干涩,纳食正常,二便尚调,既往有高血压史 4 年,近血压波动在 150/90 mmHg,有宫颈癌手术史 15 年,此后因家人病故情志不畅、纳差多年,长期服用帕罗西汀等抗焦虑西药,效果不显。

刻下:神清,精神欠佳,体形偏瘦,头晕时伴出汗、乏力,睡眠差,颈部僵硬,二便正常。舌暗隐紫,苔薄黄腻,脉细弦。胆固醇 6.5 mmol/L,甘油三酯 2.1 mmol/L,B 超脂肪肝(中度),颈部血管 B 超检查提示:左侧、右侧颈总动脉内中膜增厚,右侧颈总动脉分叉有软斑形成,颈动脉血流缓慢。

疾病诊断:高血压、颈动脉硬化(软斑)、焦虑症。

中医诊断:眩晕、血浊、郁证。

中医证候:证属肝肾亏虚,痰浊上蒙。

治法:补益肝肾,化痰降浊。

处方:

制首乌 12 g　制黄精 12 g　炙水蛭(研粉)3 g　炙僵蚕 10 g
鬼箭羽 20 g　玄　参 10 g　天　麻 10 g　白蒺藜 10 g
葛　根 15 g　丹　参 20 g　夜交藤 30 g　酸枣仁(研粉)30 g
陈　皮 6 g

(7 剂,每天 1 剂,水煎服。)

二诊:2018 年 4 月 26 日。

诊疗情况:服药一周,血压 140/80 mmHg,头晕明显改善,精神较振,颈僵好转,仍纳差,睡眠欠佳,二便正常。舌淡苔白,脉细无力。

处方:

制首乌 12 g　制黄精 12 g　炙水蛭(研粉)3 g　炙僵蚕 10 g
鬼箭羽 20 g　天　麻 10 g　竹　茹 12 g　白蒺藜 10 g
葛　根 15 g　丹　参 20 g　夜交藤 30 g　酸枣仁(研粉)30 g
生山楂 15 g　陈　皮 6 g

(14 剂,每天 1 剂,水煎服。)

三诊:2018 年 5 月 10 日。

诊疗情况:血压 126/72 mmHg,头颈酸胀明显改善,上方增减 2 个月,饮食增加,睡眠好转,二便正常。滋养肝肾,化痰祛瘀,熄风和络,守原方服用 2 个月,配灵芝调脂茶 1 包,每天 2 次,当茶饮。

连服半年,复查颈部血管 B 超:右侧颈内动脉分叉处硬斑,血流正常。

血脂均在正常范围。

四、诊治经验分析

西医研究认为，高血压与血脂异常，特别是低密度脂蛋白的升高，动脉血管硬化有关。体内低密度脂蛋白被氧化并对动脉内膜造成功能性损伤，诱导泡沫细胞转化，从而形成脂质条纹。此外，不良生活方式、吸烟、糖尿病和糖耐量异常、高同型半胱氨酸血症等都是动脉血管硬化的独立危险因素之一。临床症状有高血压的常见症状，除头晕、头痛、颈项僵硬、疲劳、心悸等以外，还会有下肢动脉粥样硬化，如间歇性跛行，肢体局部疼痛、麻木或无力感，静息痛，足部出现缺血性坏死或坏疽，肢体的动脉栓塞；颈部动脉粥样硬化或短暂性脑缺血发作、脑卒中；肾动脉粥样硬化性狭窄，有高血压、缺血性肾病和肾功能不全等。

从中医学角度看，高年之人肾虚与动脉壁的代谢异常有许多相似之处。年老肾虚，阴精亏衰，虚火内积，五脏失养，则气血、津液运化布散失常，痰湿、浊瘀之邪尤易滋生。肝肾亏虚为本，痰瘀阻络为标，本虚标实是动脉血管硬化发病的病理基础，但不同的患者，由于个体差异，标本主次是不同的。尚年轻者，身体壮实，素食肥甘，一般以标实为主；而年老体弱者，常兼腰膝酸软，多以本虚为主。治宜滋养肝肾，化痰消瘀，标本兼顾主要适用于动脉粥样硬化的"肝肾亏虚，痰瘀阻络"证。临床表现为头晕、头痛、耳鸣、脑鸣、健忘、失眠、面部发麻、感觉异常、胸闷、胸痛、肢体疼痛、乏力，舌暗红或紫、苔腻，脉弦等症状，为立法提供了依据。

按语：本案患者高血压合并动脉粥样硬化，由于疾病的特异性，病变脏腑不一，病理表现又可同中有异，可以说肝肾亏虚、痰浊上蒙是许多老年疾病的主要病机病证。"诸风掉眩，皆属于肝。"故治以制首乌、制黄精为君，重滋养肾阴，使阴精充足而能濡血养肝，疏肝升发、条达之性，以达培本之效，通过平补肝肾，调节阴阳平衡，求得延缓衰老进程。《本草求真》云："首乌苦涩微温，阴不甚滞，阳不甚燥，得天地中和之气……为阴中之阳药。"《本草正义》云："首乌，专入肝肾，补养真阴。且味固甚厚，稍兼苦涩，性则温和，皆与下焦封藏之理符合，故能填益精气，具有阴阳平秘作用。"黄精味甘，性平，具养阴益气、滋肾填精之功，《本草从新》称其"平补气血而润"，为补中圣品，使五脏调和，肌肉充盛，骨髓坚强。玄参滋养肝肾之阴以治病本。痰瘀为致病之标，故以僵蚕、天麻、白蒺藜熄风化痰，以竹茹、炙水蛭、

235

鬼箭羽、葛根、丹参、山楂活血化瘀通络，夜交藤、酸枣仁宁心安神。诸药合用，通利血脉，消除病证。

　　本病的病理在痰、瘀，理当重予化痰、消瘀药，而痰瘀久痹，治疗必须长久而不伤正，选药时避免猛峻破伐之品，水蛭最喜食人之血，而性又迟缓善入，小剂量服用活血化瘀不伤正，具有臣辅之功，并佐僵蚕、鬼箭羽增强化痰祛瘀、通利血脉之功，取陈皮为使药，行气和中，引诸药达全身。组方要标本兼顾，虚实结合，消补兼施，共奏滋肾养肝、化痰消瘀之功。

　　灵芝调脂茶是我院研制的院内制剂：灵芝滋补肝肾，贡菊清肝明目、消肝火，罗布麻清肝降压利湿，山楂、炒决明子化痰调脂，茉莉花清窍疏肝，共奏养肝疏木、调脂化浊之功，专治高血压合并动脉血管硬化症。

诊治高血压合并痛风的经验

高尿酸血症与痛风是由体内嘌呤代谢障碍引起的代谢性疾病,而痛风发病有明显的异质性,除高尿酸血症外,还表现为急性关节炎、痛风石、慢性关节炎、关节畸形、慢性间质性肾炎或尿酸性尿路结石。痛风发病的先决条件是高尿酸血症,5%～12%的高尿酸血症患者最终发展成痛风,常与代谢性心血管危险因素即高血压、血脂异常、2型糖尿病、肥胖、胰岛素抵抗等伴发,因此长期以来被认为是代谢异常的一种标记。近年来,随着国人生活方式与饮食结构的改变,高尿酸血症发病率逐年上升,并有发病年轻化的趋势。从欧美发达国家的流行病学数据来看,高尿酸和痛风的患病率随国家经济水平的提高而增加,与糖尿病、血脂异常有着相似的流行趋势,提示与生活方式密切相关。

高血压患者中有近1/3合并高尿酸血症,发病与年龄明显相关,男性患者占绝大多数,男性发生痛风的危险性是女性的20倍,女性多在绝经期发病。原发性痛风是一种先天性代谢缺陷性疾病,具有家族聚集现象。另外,高嘌呤、高蛋白质饮食(如食海鲜、动物内脏等)和酗酒是痛风的重要危险因素。药物也是诱发因素,如应用利尿剂,特别是噻嗪类与祥利尿剂后会导致血尿酸水平的明显升高,并有诱导痛风急性发作的危险,利尿剂对于血尿酸水平的影响在五类一线降压治疗药物中最为明显,高血压伴发尿酸血症者的降压药物选择可尽量避免大剂量长期使用利尿剂。此外,小剂量阿司匹林、维生素 B_1、胰岛素环孢类等药物都可诱发高尿酸血症和痛风。

痛风,古名痛痹。中医属"痛风""痹症""历节病"范畴。《黄帝内经》曰:"诸风掉眩,强直支痛,戾里急筋缩,皆足厥阴风木之位,肝胆之气也。"又曰:"风寒湿三气杂至,合而为痹也。其风气胜者为行痹,寒气胜者为痛痹,湿气胜者为著痹也。以冬遇此为骨痹,以春遇此为筋痹也,以夏遇此为脉痹,以至阴(六月也)遇此为肌痹,以秋遇此为皮痹。"《医学正传》云:"夫古之所谓痛痹者。即今之痛风也。诸方书又谓之白虎历节风,以其走痛于四肢骨节,如虎咬之状,而以其名名之耳。"

一、病因病机

痛风与肺、脾、肾三脏关系最为密切,如脾运化水湿失调,则其分清去浊失司,痰湿生成过多,发为痛风;如肾虚气化失常,开合不利,则水湿内停,痰湿聚集过多,亦可发为痛风;外感、内伤相互为患。痛风常在体内脏腑功能紊乱、湿热蕴积、浊毒瘀滞之时,恰逢外邪相合或嗜酒、恣食肥甘或劳倦内伤、七情为害而发。

本病患者大多平素嗜食膏粱厚味、醇酒肥甘及辛辣腥腻之品,影响脾胃功能,不归正化,酿生痰浊水湿浊毒。脾胃健运失司,日久清阳不升、浊阴不降,水谷精微失于输布,停留中焦,滋生湿浊。为内毒生成提供了基础,从而成为生毒之源。湿浊又影响气机的升降,导致气化和推动能力下降,加剧湿邪的产生。湿邪从阳化热,形成湿热之邪,日久酿生湿热浊毒。湿热浊毒黏腻滞下,浸淫筋脉,则出现下肢关节尤其是大脚趾的关节剧烈红肿热痛。

如素体阴阳失衡,再加以外邪侵袭,或饮食情志劳倦所伤,加重脏腑功能失调,不能及时将代谢产物排至体外,则可蕴蓄成毒,彰害人体。脏腑功能失司中尤以肾失开阖最为重要。肾司开阖,开则多余的水液和代谢产物化为尿液排出;阖则人体所需津液得以存留于体内发挥生理作用。如肾气本弱,或浊毒内蕴,耗伤气血,肾之气化不利,开阖无权,则浊毒留而不去,深伏血脉,伺机待作。

痛风急性发作期,关节病累,突发红肿热痛与活动受限,此时病机是湿热邪毒,聚于关节,气血运行受阻;关节病痛,尤以夜间痛甚,说明其病在血,除有湿热之邪外,应有瘀血内停。正如尤在泾《金匮翼》中言:"热痹者,闭热于内也……脏腑经络,先有蓄热,而复遇风寒湿气客之,热为寒郁,气不得通,久之寒亦化热,则瘭痹熻然而闷也。"因此,本病的根本原因是素体阳盛、脏腑积热蕴毒。毒伏血脉之中,如无邪气引动,一般仅为暗耗气血,为害尚浅;如遇外因引动,如西医学强调的局部关节外伤、鞋紧、运动多、进食海鲜、饮酒、劳累等因素引动时,则内外相合,外因引动内伏之浊毒阻滞脉络,血行不畅为瘀。营气欲推动血行,反而加重瘀滞,故疼痛突发,夜间加重。热痹日久,热毒耗气伤阴。气虚无力推动血液运行,则血凝为瘀;阴虚则津液亏耗,无以充濡血液运行,亦可致瘀。气虚津液失布,停滞为湿。

湿邪得热熏灼,凝聚为痰。痰湿互结,随气机无处不到。痰湿与瘀血结聚,在外停留于肤腠肌理,在内深入到骨骺经隧,终致根深蒂固,缠绵难愈。而且一旦痰瘀阻滞,则会出现不同的临床症状。阻于肌腠,脉络瘀阻,肌肤失荣,则皮肤紫暗;结于筋骨,留滞骨节,则见关节肿胀、结节、畸形、屈伸不利,甚至变形等;痰瘀不散,结毒于肾,与热相合,影响下焦功能,阻塞水道,则形成石淋、癃闭等。

痛风急性发作期多采用清热利湿、祛瘀止痛之法,常用药物有土茯苓、草薢、当归、泽泻、桃仁、红花、薏苡仁等。若肿痛迁延反复、关节畸形,或伴皮下结节和/或破溃,为痛风慢性期,属虚实夹杂,多采用化痰祛淤、蠲痹通络之法,兼以健脾、补肾、养肝等,常用药物有威灵仙、天南星、姜黄、桂枝等。

二、辨证论治

根据国家中医药管理局制定的《中医痛风临床路径标准诊疗方案》辨证论治,并向全国中医院推广实施。

(一)本证

1. 脾肾气虚证

证候:面色无华,腰膝酸软,食欲不振。神疲乏力,下肢水肿,口淡不欲饮,尿频或夜尿多。舌淡红,有齿痕,苔薄,脉细。

治法:健脾益肾。

推荐方药:参芪地黄汤加减。熟地、山茱萸、泽泻、山药、茯苓、丹皮、黄芪、党参、牛膝、肉苁蓉、杜仲等。

中成药:冬虫夏草制剂如金水宝胶囊、百令胶囊等。

2. 脾肾阳虚证

证候:面色苍白(或黧黑),水肿,畏寒肢冷,腰膝关节酸痛或冷痛,足跟痛,精神萎靡,纳呆或便溏(五更泄),遗精、阳痿、早泄或月经失调,夜尿频多清长。舌嫩淡胖,有齿痕,脉沉细或沉迟无力。

治法:温补脾肾。

推荐方药:金匮肾气丸合参苓白术散加减。熟附子、茯苓、山药、山茱萸、党参、白术、薏苡仁、桂枝、甘草、熟地、党参等。

中成药:金匮肾气丸、参苓白术散、百令胶囊等。

3. 气阴两虚证

证候:腰酸膝软,面色无华,少气乏力。口干咽燥,五心烦热,夜尿频多,筋脉拘急,屈伸不利,大便干结。舌质红,舌体胖,脉弦细无力。

治法:益气养阴。

推荐方药:清心莲子饮加减。黄芪、党参、地骨皮、麦冬、茯苓、柴胡、黄芩、车前子、石莲子、甘草等。

中成药:清心莲子丸等。

4. 阴阳两虚证

证候:腰酸膝软,极度疲乏,畏寒肢冷,五心烦热。头晕目眩,大便稀溏,夜尿清长,口干欲饮,潮热盗汗。舌淡白、胖嫩,有齿痕,脉沉细。

治法:滋阴助阳。

推荐方药:金匮肾气丸加减。熟地、山药、山芋、茯苓、丹皮、泽泻、附子、肉桂等。

中成药:六味地黄丸等。

(二)标证

1. 湿热内蕴证

证候:四肢沉重,关节灼热肿痛,颜面或下肢水肿。皮肤疖肿、疮疡、咽喉肿痛,关节痛风石形成,局部红肿疼痛,小便黄赤、灼热或涩痛不利,大便黏滞不爽或秘结。舌红,苔黄腻,脉濡数或滑数。

治法:清热利湿、通络止痛。

推荐药物:威灵仙、牛膝、苍术、黄柏、胆南星、桂枝、桃仁、红花、羌活、白芷、海风藤、青风藤等。

中成药:黄葵胶囊、四妙丸等。

2. 瘀血阻络证

证候:腰及全身关节刺痛,痛有定处、拒按,口唇、齿部、爪甲紫暗,肤表赤缕,或腹部青筋外露。面色黧黑或晦暗,肌肤甲错或身有瘀斑,肢麻屈伸不利,病久关节变形。舌质紫暗或有瘀点、瘀斑,脉涩或细。

治法:活血化瘀、通络止痛。

推荐药物:桃仁、红花、生地、白芍、当归、川芎、鸡血藤、地龙等。

中成药:血府逐瘀丸等。

3. 寒湿痹阻证

证候:畏寒,关节冷痛、重着,遇寒加重,得热痛减。局部酸麻疼痛,昼轻夜重,常于天寒雨湿季节发作,或见皮下硬结,红肿不甚,夜尿多,小便清长。舌淡胖,苔白滑,脉弦紧或迟缓。

治法:温阳散寒,除湿止痛。

推荐药物:桂枝、制附片、白芍、知母、黄芪、细辛、苍术、白术、甘草等。

中成药:小活络丹、寒湿痹片等。

4. 痰浊内阻证

证候:面色萎黄,关节肿痛不红,肢体困重或麻木、屈伸不利。头重昏蒙,胸脘痞闷,纳呆恶心,口干不欲饮,口中黏腻,咳白黏痰。舌质淡胖,苔白厚腻,脉滑或弦。

治法:温化痰饮,泄浊通络。

推荐药物:茯苓、桂枝、白术、陈皮、法夏、土茯苓、萆薢、苍术、益母草、甘草等。

中成药:二陈丸等。

三、临证诊治

周××,男性,56 岁。

初诊:2017 年 5 月 10 日。

主诉:右膝关节与右脚第一掌跖关节肿痛 3 天。

病史:患者诉 3 天前受凉后出现右膝关节与右脚第一掌跖关节肿痛,活动受限,难以行走。患者既往有高血压、高尿酸血症病史近 5 年,长期口服厄贝沙坦氢氯噻嗪片与硝苯地平缓释片降压治疗,平素血压控制一般;嗜好烟酒,吸烟 20 年,每天约 20 支,饮酒 10 年,每天约 200 ml。查体:血压 160/110 mmHg,神清,肥胖,痛苦面容,两肺呼吸音低,心率 90 次/min,律齐,未闻及明显病理性杂音。右膝关节与右脚第一掌跖关节红肿,局部皮温升高,压痛(+)。舌红,苔黄腻,脉弦滑。辅检:WBC 11.2×10^9/L,N 85%;血沉 35 mm/H,C-反应蛋白 19.6 mg/L,抗 O 与类风湿因子(-);血尿酸 592 μmol/L,丙氨酸氨基转移酶 71 U/L,天冬氨酸氨基转移酶 46 U/L,肌酐 122 μmol/L,胱抑素 C 0.858 mg/L。

疾病诊断:痛风性关节炎急性发作,高尿酸血症,原发性高血压。

中医诊断:痹证、眩晕。

中医证候:证属痰瘀痹阻。

治法:泄化浊瘀,蠲痹通络。

处方：

土茯苓 30 g　萆　薢 20 g　薏苡仁 20 g　桃　仁 12 g

红　花 12 g　当　归 12 g　威灵仙 20 g　虎　杖 30 g

广地龙 12 g　秦　艽 12 g　赤　芍 12 g　地鳖虫 10 g

（7 剂，每天 1 剂，水煎服。）

西药：氯沙坦钾 100 mg 口服，每天 1 次；硝苯地平缓释片 20 mg 口服，每天 2 次；秋水仙碱 2.5 mg 口服，每天 3 次。

二诊：2017 年 5 月 18 日。

治疗情况：药后痛减，右膝关节红肿疼痛症状基本消失，右脚第一掌跖关节处皮肤如常，局部皮温正常，然仍有局部轻度压痛；能正常缓步行进。舌质红，苔黄，脉弦。血压 140/100 mmHg，复查 WBC 8.2×10^9/L，N 82%；血沉 16 mm/H，C-反应蛋白 7.6 mg/L，抗 O 与类风湿因子（－）。血尿酸 465 μmol/L，丙氨酸氨基转移酶 56 U/L，天冬氨酸氨基转移酶 38 U/L，尿素 9.5 mmol/L，肌酐 104 μmol/L。泌尿系超声检查未见有明显结石征象。

处方：

土茯苓 30 g　萆　薢 20 g　薏苡仁 20 g　桃　仁 12 g

红　花 12 g　当　归 12 g　威灵仙 20 g　虎　杖 30 g

广地龙 12 g　秦　艽 12 g　赤　芍 12 g　地鳖虫 10 g

炙僵蚕 12 g　炙蜂房 10 g

（10 剂，每天 1 剂，水煎服。）

西药：氯沙坦钾 100 mg 口服，每天 1 次；硝苯地平缓释片 20 mg 口服，每天 2 次；苯溴马隆 25 mg 口服，每天 1 次。

三诊：2017 年 5 月 29 日。

诊疗情况：僵肿渐消，步行如常。舌质红，苔薄黄，脉细。血压 130/80 mmHg，复查血沉与 C-反应蛋白正常，抗 O 与类风湿因子（－）。血尿酸 362 μmol/L，丙氨酸氨基转移酶 42 U/L，天冬氨酸氨基转移酶 39 U/L，尿素 8.6 mmol/L，肌酐 113 μmol/L。

处方：

上方中土茯苓改为 20 g，加熟地 15 g，补骨脂 10 g，骨碎补 10 g。

（10 剂，每天 1 剂，水煎服。）

西药：氯沙坦钾 100 mg 口服，每天 1 次；左旋氨氯地平 2.5 mg 口服，每天 1 次；苯溴马隆 25 mg 口服，每天 1 次。

四、诊治经验分析

近年来,大量流行病学和临床研究证实,血尿酸的升高与高血压相关联。据统计,约30%的原发性高血压患者伴发高尿酸血症。高尿酸血症与肾动脉硬化症存在相关性,可以造成肾脏损害。尿酸是一种通过肾小球滤过并排除的物质,也由肾小管分泌和再吸收,故认为高血压患者尿酸浓度增高提示有肾血流量减少,是肾脏受损的早期表现。此外,高尿酸血症持续存在可导致尿酸盐沉积于肾小管-间质,造成肾间质炎症及纤维化,即慢性痛风性肾病。

对于伴高尿酸血症的高血压患者,为了减少高血压和高尿酸对肾脏造成的双重损害,除了采取积极的降压措施外,必须注意以下几点:

(1)中西医结合降尿酸:由于痛风属于代谢性疾病,预防重点在于饮食调理,以低嘌呤、低蛋白、低脂为主,并增加饮水量,使每天尿量在2 000 ml以上,有利于尿酸排泄,治疗过程中要配合服碳酸氢钠使尿 pH 在6.2~6.5,以碱化尿液,使用降尿酸的药时也要配合应用促尿酸排泄剂。中医可根据本病的病理变化进行辨证处方,脾肾不足、痰瘀湿浊是本病的基本病机,"泄化浊瘀"是治疗大法,控制症状后可补肾强骨、宣痹通络以巩固疗效。

(2)辨证施治重视肾气:高血压合并痛风最易损伤肾脏,造成尿酸性肾病,其病理变化为慢性肾间质-肾小管病变,以髓质最为严重,尿酸盐结晶沉积于肾间质肾小管部位,刺激局部引起化学炎性反应,沉积于肾小管内可阻塞管腔,最终导致肾小管闭塞破坏及不可逆的肾小管功能障碍,晚期导致肾脏萎缩和肾缺血,肾小动脉硬化和肾小球纤维化,从而引起肾衰竭。因此,顾护肾气是治疗本病的关键,常以补气药和益肾药配伍,如党参、黄芪、薏苡仁、杜仲、川续断、桑寄生、怀牛膝等;临床已出现肾虚症状时,可根据阴阳互生相互配伍,偏重调补,如用菟丝子、巴戟天、山萸肉、何首乌、淫羊藿、枸杞等,使邪祛而正自安;清利药用时注意温补肾气,如用玉米须、泽泻、羌活、独活、怀牛膝、淫羊藿等。

(3)化痰利湿是根本:本病以湿邪、痰浊为主,与食膏粱厚味、肥甘酒滋长久有关,脾胃健运损伤,故以加强中焦脾胃的运化和消除食物积滞达到治疗目的,常用山药、白术、薏苡仁、山楂、神曲、鸡内金、麦芽、陈皮、茯苓等药物。治疗痛风时,常用土茯苓且用量大,土茯苓在古籍中擅治梅毒、淋浊,近代主要用于头痛和痛风。取其健脾、祛风湿之功,每天用量 30~40 g。芜湖市中医医院冬令膏方"痛风膏"中,土茯苓是主药,配伍萆薢、当归、鬼箭羽、葛根、仙鹤草、羌活、独活、薏苡仁、威灵仙、虎杖等,取得较好疗效。

　　按语:痛风性关节炎属中医"痛风""历节病"范畴。清张璐《张氏医通》云:"痛风一证,灵枢谓之贼风,素问谓之痹,金匮名曰历节,后世更名白虎历节,多由风寒湿气,乘虚袭于经络,气血凝滞所致。病患或因嗜酒失度,因恣食肥甘,感受寒潮湿之所,致外邪入侵,是为外因。"本案患者的主要病机是肝肾亏虚、痰瘀内阻。痰浊之邪生之于内,并嗜酒、喜食膏粱厚味,导致脏腑功能失调,升清降浊无权,痰湿滞于血脉之中,难以宣泄,痰血相结,滞留于经脉而发病。病情累及关节,突发红肿灼痛者,为痛风急性期,以邪实为主,宜固守"泄化浊瘀"这一法则,审证加减,浊瘀即可逐渐泄化,而血尿酸也随之下降,从而使分清泌浊功能恢复,脏腑得以协调而趋恢复。

　　土茯苓、萆薢、薏苡仁、威灵仙、秦艽是泄浊解毒之良药,伍以赤芍、地鳖虫、桃仁活血化瘀中品,则可促进湿浊泄化,溶解瘀结,推陈出新,增强疗效,能明显改善症状,降低尿酸浓度,虎杖清泄利络,痛甚加僵蚕、蜂房破结开瘀,化痰消肿。体虚者,可适当选用熟地、补骨脂、骨碎补、生黄芪等以补肾壮骨。

诊治高血压合并慢性肾炎的经验

慢性肾炎是原发于肾小球的一类疾病,病程缠绵反复又进展缓慢。患者临床主要表现为水肿、蛋白尿、血尿,并常伴有高血压及肾功能减退。慢性肾炎病理类型组成复杂,且病因机制也尚未阐明,研究发现慢性肾小球肾炎的产生可能与免疫功能紊乱、局部血液流变学异常及炎症反应有关。炎症因子及炎症反应对慢性肾炎的病程进展有着重要影响,且炎症因子与肾脏进行性损伤有着紧密联系。据研究报道,高达90%的慢性肾小球肾炎患者会继发高血压,而高血压的出现会促进肾功能的损伤,两者相互影响,进而出现恶性循环。高血压与肾小球硬化的发展存在相关性,同时与肾脏实质性损伤有着直接的关系,高血压作为慢性肾炎的常见表现,多数发生在疾病早期。若能在早期及时治疗,可以改善预后;若血压持续升高,说明肾脏疾病的病理类型与病理损害严重,预后很差。因此,高血压合并慢性肾炎的患者应予以足够的重视。高血压合并慢性肾炎应归属于中医"水肿""腰痛""虚劳"等病以辨证论治。

一、病因病机

高血压合并慢性肾炎应注意两个方面,慢性肾炎的发病是内外因共同作用的结果,内因导致脏腑虚损是发病之本,感受外邪是致病条件,内外互为因果。先天禀赋不足、后天调摄失宜,加之劳倦过度、房事不节、七情所伤等内因,导致脏腑功能受损。肾为五脏之根本,故脏腑虚损,以肾气不足为本,肾气不足即抗御肾炎发生的免疫功能受损是慢性肾炎发生的根本内在因素。而感受外邪是慢性肾炎发生的外在因素,也是重要条件。外邪有外感六淫,六淫之中,风为百病之长,寒、湿、热邪常与风邪相夹侵袭人体,风邪内扰,可出现水肿、蛋白尿、血尿等肾炎表现,具有风邪致病的特点。

发病之本,脾肾两虚:慢性肾炎的发病中,脏腑虚损主要在脾肾。肾为先天之本,脾为后天之源。先天禀赋不足,后天失于调养,脏腑功能受损,免疫功能失调,病邪乘虚而入,导致肾炎的发生。脾肾虚损是慢性肾炎发病的病理基础,并与肺(咽喉)、肝、心的关系密切。

由于脾肾气虚,慢性肾炎的发病尤以气化功能虚弱为主。慢性肾炎表现常见水肿、蛋白尿、血尿等,是气、血、津液等物质代谢与转化障碍的结果。脾乃气化运动之枢纽,脾气散精,藏精于肾。《灵枢·口问》云:"中气不足,溲便为之变。"脾肾气虚则气化无权,转输失职,水液潴留,发为水肿。蛋白尿乃水谷精微,由脾所化生,为肾所封藏。脾肾气虚则肾之开阖失司,封藏失职,脾失健运,则精微下泄,出现蛋白尿,因此慢性肾炎临床症状发生的机制是以脾肾气虚为基础的。

现代医学认为肾脏在高血压的发生发展中起着重要作用,两者常常相互影响。由肾脏疾病引起的高血压临床上称为肾性高血压,影响血压最常见的肾脏疾病为肾实质性病变。慢性肾炎是其中一种,患者常出现水肿、血尿、蛋白尿及肾功能损害,常伴有明显贫血、血浆蛋白降低、氮质血症。

二、辨证论治

慢性肾炎是本虚标实的病证,临床辨证首先根据主症,辨病位、病势、病性,在病证基础上辨其脏腑,是脾、肝、肾、心还是多脏同病。若出现外感、水湿、湿热、瘀血等病邪,常可导致病情反复、迁延,成为肾功能恶化或加重的因素。治疗时需强调扶正祛邪,标本兼顾。

根据国家中医药管理局制定的《慢性肾炎临床路径标准诊疗方案》辨证论治,并向全国中医院推广实施。

1. 脾肾气虚证

证候:小便清长,夜尿增多,面色萎黄或苍白无华,倦怠乏力,嗜睡,食少纳呆,腰膝酸软,形体瘦弱。舌质淡红,舌苔薄白,脉沉濡细。

治法:健脾益肾。

推荐方药:六君子汤合水陆二仙汤加减。党参、白术、茯苓、陈皮、砂仁、山药、山萸肉、菟丝子、炒杜仲、金樱子、芡实、覆盆子等。

中成药:口服金水宝胶囊、百令胶囊、黄芪颗粒等。

2. 气阴两虚证

证候:腰膝酸软,夜尿增多,倦怠乏力,气短懒言,自汗或盗汗,口干或口渴,五心烦热。舌质淡红,苔少乏津,脉细数。

治法:益气养阴。

推荐方药:参芪麦味地黄汤加减。太子参、黄芪、麦冬、五味子、旱莲草、女贞子、山萸肉、生地、山药、黄精等。

中成药:口服灯盏生脉胶囊等。

3. 肾阳虚衰证

证候:畏寒肢冷,夜尿增多,小便清长,倦怠乏力,腰痛。舌质淡,舌苔薄白而润,脉沉细无力。

治法:温肾助阳。

推荐方药:桂附地黄汤加减。附子、肉桂、熟地、山萸肉、菟丝子、淫羊藿、炒杜仲、肉苁蓉、炒山药等。

中成药:口服金水宝胶囊、桂附地黄胶囊、右归丸等。

4. 寒湿困脾证

证候:恶寒纳呆,肢体困重,夜尿增多,腹胀便溏,恶心或呕吐,倦怠乏力。舌质淡胖,舌苔白腻,脉沉滑。

治法:健脾化湿。

推荐方药:藿香正气汤加减。藿香、紫苏、半夏、生姜、陈皮、茯苓、炒白术、炒山药、厚朴、砂仁等。

中成药:口服藿香正气软胶囊、藿香正气口服液等。

5. 肾虚血瘀证

证候:夜尿增多,腰膝酸软,舌下脉络瘀滞,腰痛固定,肌肤甲错,肢体麻木。舌质紫暗或有瘀点瘀斑,舌苔白,脉细涩。

治法:补肾活血。

推荐方药:六味地黄汤合桃红四物汤加减。熟地、山萸肉、炒山药、丹皮、淫羊藿、炒杜仲、红花、赤芍、莪术、川芎、酒大黄等。

中成药:口服金水宝胶囊、血府逐瘀胶囊等。

三、临证诊治

【案1】

万某某,男,65岁。

初诊:2018年12月10日。

主诉:头晕伴双下肢水肿2月余。

病史:患者高血压病史10余年,自服用降压药物,控制血压情况不详,曾有肾炎史。2个月前反复头晕不适发作,自觉头晕昏沉,伴双下肢水肿,活动后气短乏力,时有汗出,尿频,尿赤,体检发现尿蛋白(＋＋),在西医院查尿常规 RBC(＋＋＋),24 h 尿蛋白定量 1 480 mg,肾功能正常,B 超双肾正常,服雷公藤多苷 20 mg,每天 3 次。

刻下:血压 160/96 mmHg,纳可,夜寐安,脉细,苔薄黄。

疾病诊断:高血压、慢性肾炎。

中医诊断:眩晕、肾劳。

中医证候:证属脾肾气虚兼湿热。

治法:健脾补肾,益气,清利湿热。

处方:

炙黄芪 15 g　太子参 20 g　薏苡仁 20 g　白　术 12 g

茯　苓 20 g　怀山药 20 g　川续断 15 g　桑寄生 15 g

白茅根 30 g　仙鹤草 30 g　荠菜花 20 g　白花蛇舌草 20 g

杜　仲 10 g　芡　实 30 g　金樱子 30 g

(10 剂,每天 1 剂,水煎服。)

降压药物:缬沙坦 80 mg/d

院内制剂:玉夏胶囊 2 粒,每天 2 次。

二诊:2018 年 12 月 21 日。

诊疗情况:患者复查尿常规,RBC(＋＋),24 h 尿蛋白 750 mg。头晕,夜间自汗不止,口干,夜尿一次,纳食可,脉细,苔薄黄,舌质红,舌边有齿痕。血压 150/90 mmHg。

处方:

生黄芪 30 g　太子参 20 g　薏苡仁 20 g　天　麻 10 g

怀山药 20 g　山萸肉 15 g　桑寄生 15 g　白茅根 30 g

仙鹤草 30 g　南北沙参(各)15 g　白花蛇舌草 20 g　杜　仲 10 g

芡　实 30 g　金樱子 30 g　红　枣 10 g

(10 剂,每天 1 剂,水煎服。参三七粉 3 g,温开水送下。)

降压药物:缬沙坦 80 mg/d。

院内制剂:玉夏胶囊 2 粒,每天 2 次。

三诊:2019 年 1 月 4 日。

诊疗情况:复查血压 130/80 mmHg,尿常规:RBC(±),24 h 尿蛋白 700 mg,汗止,无腰酸乏力。舌边有齿印,苔薄黄,脉细。

处方:

生黄芪 30 g　太子参 20 g　薏苡仁 20 g　天　麻 10 g

怀山药 20 g　山萸肉 15 g　桑寄生 15 g　仙鹤草 30 g

南北沙参(各)15 g　白花蛇舌草 20 g　杜　仲 20 g

车前草 15 g　旱莲草 20 g　红　枣 10 g

(10 剂,每天 1 剂,水煎服。参三七粉 3 g,温开水送下。)

院内制剂:玉夏胶囊 2 粒,每天 2 次。

此后每月复诊一次,病情平稳,继服玉夏胶囊,长期服用治疗。

【案 2】

陈某,女,48 岁。

初诊:2016 年 6 月 15 日。

主诉:咽喉疼痛伴腰膝酸软 10 余天。

病史:患者高血压病史 10 年,自服降压药物,血压控制情况不详,曾于 2012 年患急性肾炎,在当地医院住院治疗,临床症状消失。近 4 年来,水肿反复发作,尿常规检查:蛋白(＋～＋＋＋),红细胞(＋～＋＋),时有颗粒管型。屡经中西药治疗,顽固性蛋白尿不能消除。近因劳累过度,复感外邪,症见咽喉疼痛,咳嗽黄痰,畏风怕冷,颜面水肿,腰膝酸软,神疲乏力,食欲不振,小溲短赤,舌质红,苔薄黄,脉濡。血压 150/100 mmHg,尿常规检查:蛋白(＋＋＋),红细胞(＋),脓细胞(＋),上皮细胞少许,颗粒管型少许。

疾病诊断:高血压、慢性肾小球肾炎。

中医诊断:眩晕。

中医证候:证属肺肾气虚,湿热蕴结,脾运失健。

治法:疏风宣肺,清利湿热,健脾补肾。

处方:

炙麻黄 9 g　连　翘 12 g　杏　仁 10 g　赤小豆 30 g

益母草 15 g　川萆薢 15 g　石　韦 20 g　白茅根 20 g

车前草、车前子(各)15 g　泽　泻 15 g

(7 剂,每天 1 剂,水煎服。)

降压药物:缬沙坦 80 mg/d,玉夏胶囊 2 粒,每天 2 次。

二诊:2016 年 6 月 23 日。

诊疗情况:上药服后,外感诸症悉除,小便清长,水肿亦消,纳食增进。仍时感腰酸乏力,脉细弦,舌质淡红,苔薄白,血压 140/90 mmHg,尿常规检查:蛋白(＋＋),上皮细胞少许,余阴性。

处方:

生黄芪 50 g　潞党参 20 g　炒白术 15 g　茯　苓 20 g

川续断 15 g　金樱子 30 g　芡　实 30 g　川萆薢 15 g

石　韦 20 g　鬼箭羽 30 g　白茅根 20 g　墨旱莲 15 g

车前草 15 g　益母草 15 g　荠菜花 20 g　杜　仲 10 g

（10 剂，每天 1 剂，水煎服。）

降压药物：缬沙坦 80 mg/d，玉夏胶囊 2 粒，每天 2 次。

三诊：2016 年 7 月 3 日。

诊疗情况：患者无特殊不适主诉，无头晕及水肿，饮食及二便正常。尿常规检查：蛋白阴性。

暂停中药汤剂，长期服缬沙坦 80 mg、玉夏胶囊巩固疗效，每月复诊 1 次。

四、诊治经验分析

临床中慢性肾炎在治疗中需注意补肾以养先天和健脾以养后天之间的关系，中医强调肾为五脏六腑之根本，水火之宅，命门之所在，慢性肾炎损害元阳元阴，新安医学汪机创立的"温补培元固本学说"通过举日、月为例，说明日明于月的自然现象，并引申到人体气血，他的《医学原理》《运气易览》至今仍为医家指南。

1. 治病求本，补益肾气

肾为内藏元阴元阳之所。张景岳曰："元精元气者，即化生精气之元神也。生气通天，惟赖乎此。"慢性肾炎的根本是肾气不足，首先要补益肾气。在高血压合并慢性肾炎中，常用杜仲、川续断、桑寄生、生地等药补益肾中元气，祛邪之时不主张过用苦寒之品，中病即止，常用白花蛇舌草、黄芩、荠菜花、鬼箭羽、车前草等，清利而不伤阴，使肾中阴阳达到相对平衡。

2. 健脾利湿，补益后天

肾气是人体生命活动的本原，治疗慢性肾炎时应维护肾气。脾与肾乃先天后天之本，先天之本充足，后天之本得固，健脾可助生化之源，使后天足而养先天，达到脾肾双补之效。脾为气血生化之源，补肾健脾两者不可分，益肾必健脾，健脾必补气，就是通过补气健脾以达到补益肾气的目的。补气健脾常用四君子汤和参苓白术散，在治疗慢性肾炎中亦常常用到。常用黄芪、太子参、党参等。肾气包括肾阴肾阳，健脾中亦可助肾阴肾阳，维护先天。

3. 慢性肾炎治疗手法——平补平泄

慢性肾炎的治疗目的是使气血归于平衡，补益中常采取平补为主，补

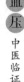

气健脾用太子参、生黄芪、党参、白术、山药,补益肾气用川续断、淫羊藿、菟丝子、杜仲等温补肾阳之品;肾阴虚者常用地黄、黄精、制首乌、枸杞子、山萸肉、女贞子等平补肾阴之类;除水湿用茯苓、薏苡仁、泽泻、车前子等甘淡渗利之品,以防燥湿伤阴;祛瘀常用丹参、赤芍、川芎、当归等活血养血之类,不用破血药;反复蛋白尿常用石韦、芡实、金樱子、鬼箭羽等益肾固涩。均以平为期,避免辛香温燥,清利而不伤阴。

4. 清利湿热,护咽固卫

慢性肾炎反复发作的一个重要原因就是外感风寒,肺卫不固。咽喉就是外邪侵袭肾脏的门户,外邪循经扰肾,可使水肿、蛋白尿、血尿复发,故清热利咽、消除湿热、补气固卫需按病情调整用药,这是稳定肾炎病情的重要环节,也是维护肾气的治疗步骤。如玉屏风散尽治,外感时要用银翘散,可配合用金银花、玄参、南沙参、白花蛇舌草等药物;慢性肾炎由于正气虚,湿热贯穿病程始终,湿热日久伤气损阴招致外邪,因此清利湿热要根据上中下三焦等部位遣方,辨识湿邪与热邪的主次程度,随症治疗。

5. 活血化瘀及多途治疗

在病理情况下,慢性肾炎由于脾肾两虚,水湿内停,使气血运行不畅,逐渐使肾脏瘀阻络脉,"久病必伤络",故常用活血化瘀药物,如丹参、益母草、川芎、桃仁、红花、泽兰之类,参三七既能化瘀,又能止血,临床上常用于心脑血管疾病,治疗慢性肾炎血尿经久不愈者,亦可用于慢性心功能不全、痔疮出血等。使用参三七研粉口服,每获良效。高血压用玉夏胶囊,清利肝火,化痰利湿,治疗高血压合并慢性肾炎者,既能平稳降压,也可邪去正安。共同达到合理控制血压、保护肾脏的目标。

按语:结合上述两例病例可以看出,郑师在治疗慢性肾炎时常有健脾补气、清利湿热大法,这也是治疗慢性肾炎的基本法则,对于慢性肾炎脾肾气虚、湿热内蕴证,属于虚实夹杂的证候,需扶正祛邪,标本兼治。补气健脾益肾治其本,重点在补肾气。脾乃气血生化之源,健脾又可益肾。黄芪补中益气,生用补气利水,慢性肾炎多见水肿,使用生黄芪健脾补气而达利水消肿的目的,使补而不滞。太子参味甘,微苦,性略偏寒凉,补气健脾还能养阴生津,与黄芪配伍可以制约黄芪温燥之性,又可防利湿之品苦燥伤阴;太子参具有清补护阴功效,对乏力、气短、懒言、神疲等气虚征象,其补气效力强于党参。白术益气健脾,薏苡仁、茯苓甘淡渗湿,健脾利水,三药合用,既扶人体正气还能祛邪。湿热日久伤阴,患者口干、自汗,给予南北沙参,并以白茅根、仙鹤草、荠菜花等清利护阴,同时清热利湿,标本兼顾。

诊治高血压合并膜性肾病的经验

膜性肾病是导致成人肾病综合征的常见病因，是一个病理形态学诊断名词，因肾小球基底膜增厚、足细胞功能受损、肾小球滤过膜屏障的完整性受到破坏，从而出现大量蛋白尿，其病理学改变是肾小球基底膜上皮细胞下弥漫性的免疫复合物沉积伴基底膜弥漫增厚，临床以肾病综合征或无症状蛋白尿为主要表现。该病具有病程反复、慢性迁延的特点，也是导致成年人终末期肾病的主要原因。膜性肾病以中老年男性患者最为多见，易形成深静脉血栓，症状常见高血压，颜面及全身水肿，头昏眩晕，心悸怔忡，腰酸膝软，四肢乏力，畏寒怕冷，小便泡沫多。

一、病因病机

膜性肾病归属于中医学"水肿""尿浊""腰痛"等范畴，新安医家认为，外感六淫，饮食内伤，情志失调，酒色太过，导致肺、脾、肾功能失调。徐春甫认为水肿病源于湿热，且与脾脏功能失调有关，他在《古今医统大全·水肿门》中曰："诸水肿者湿热之相兼也……心火脾土自盛，湿热相搏，则怫郁痞膈，小便不利而水肿也。"叶天士认为阳水与感受外邪有关，阴水与脾肺肾功能失调有关，他在《临证指南医案·肿胀》中云："肿分阳水阴水，其有因风、因湿、因气、因热，外来者为有余，即为阳水。因于大病后，因脾肺虚弱，不能通调水道，因心火克金，肺不能生肾水，以致小便不利。因肾经阴亏，虚火烁肺金而溺少，误用行气分利之剂，渐至喘急痰盛，小水短赤，酿成肿证。内发者为不足，即为阴水。"

膜性肾病的发病多因外感风寒或风热，致使肺脾受损，湿热之邪侵袭人体，阻碍三焦之决渎，气道不利，水湿内停发为水肿，久则伤及肾气，肾不固精，精微下陷导致蛋白尿为基本病因；瘀水互结伤及血络，血瘀水停，渐成脾肾阳虚，不能化生宗气，无以激发心气以推血行，血行缓慢而滞涩，形成血瘀证。在本病的演变过程中，瘀血是贯穿始终的重要病理因素，瘀血

高血压
中医临证方略

和湿邪相合,使病势缠绵难愈。

二、辨证论治

1.风水相搏证

证候:恶寒或发热,咽痛口干,鼻流清涕,四肢酸痛,咳嗽有痰或无痰,小便不利,下肢水肿,舌红苔白腻或黄腻,脉浮数。

治法:以风寒为主者,治以疏风散寒,宣肺利水法;风热为主者,治以疏风清热,宣肺利水法。

方药:用越婢加术汤加减。

麻　黄10 g　生石膏(先煎)15 g　苏　叶10 g　白　术10 g

桂　枝9 g　茯苓皮20 g　大腹皮20 g　生　姜6 g

甘　草3 g

风热证用:

金银花12 g　连　翘12 g　板蓝根12 g　玄　参12 g

桑白皮12 g　蒲公英12 g　白茅根20 g　茯苓皮20 g

荠菜花20 g

2.脾虚湿热证

证候:下肢水肿,口干口苦,咽燥纳呆,小便短赤,大便干结,舌红苔白,脉濡滑。

治法:健脾利湿,清热解毒。

方药:自拟芪术健脾汤。

黄　芪30 g　党　参20 g　白　术12 g　白花蛇舌草20 g

黄　芩12 g　板蓝根15　鹿衔草15 g　丹　参20 g

益母草15 g　茯　苓30 g　玄　参15 g　荠菜花20 g

甘草6 g

3.脾肾阳虚证

证候:下肢水肿,头昏眩晕,腰酸膝软,疲乏无力,恶寒怕冷,纳差腹胀,小便解而不爽,大量泡沫尿,大便溏稀,舌淡苔白腻,脉沉细无力。

治法:健脾利水,温肾解毒。

方药:自拟健脾温肾汤。

黄　芪30 g　党　参20 g　白　术12 g　淫羊藿15 g

旱莲草15 g　益母草15 g　芡　实30 g　金樱子30 g

山　药 30 g　薏苡仁 30 g　鬼箭羽 20 g　白花蛇舌草 30 g

猪　苓 20 g　钩藤(后下)15 g

4.肝肾亏虚证

证候:面部及下肢水肿,腰膝酸软,头晕耳鸣,五心烦热,口干咽燥,小便短涩,大便秘结,舌红苔白腻或黄腻,脉弦滑。

治法:滋补肝肾,熄风清利。

方药:杞菊地黄汤合二至丸加减。

枸杞子 30 g　菊　花 12 g　熟　地 15 g　山萸肉 12 g

山　药 20 g　泽　泻 15 g　女贞子 15 g　旱莲草 15 g

益母草 15 g　车前子(包煎)30 g　钩　藤(后下)15 g

三、临证诊治

董××,男,65 岁。

初诊:2014 年 3 月 20 日。

主诉:头昏眩晕及颜面下肢水肿 2 年。

病史:患者于 2012 年 9 月因感冒扁桃体肥大、发热使用头孢类药物,退热后反复扁桃体肥大,小便淋漓不尽,呈泡沫尿,下肢逐渐水肿,头晕头痛,腰酸膝软,疲倦乏力。当地医院测血压 200/120 mmHg,尿微量蛋白 3 027 mg/L,血白蛋白 29.6 g/L,血肌酐 66.3 μmol/l,口服雷公藤 30 mg/d,非洛地平 5 mg/d,泼尼松 60 mg/d,肾活检结果为"肾小球膜性肾病":光镜下肾小球体积增大,外周袢开放、僵硬,Masson 染色见上皮侧较多嗜复红物沉积,小管间质轻度急性病变,小灶性肾小管上皮细胞刷状缘脱落,散在小管萎缩、基膜增厚,少量单个核细胞及浆细胞浸润。给予他克莫司、泼尼松多种免疫抑制剂治疗,始终下肢水肿,按之没指。

刻下:患者面色晦暗,头昏眩晕,两下肢水肿,按之凹陷,腰膝酸软,尿中泡沫多,纳呆腹胀,大便秘结。服代文 160 mg、非洛地平 5 mg,每天 1 次,近期血压 170/100 mmHg,24 h 血尿酸 503 μmol/L,总蛋白 42.7 g/L,白蛋白 25.6 g/L,24 h 尿蛋白定量 6.29 g,尿常规:蛋白(+++),隐血(+)。

疾病诊断:高血压、膜性肾病。

中医诊断:眩晕、肾病。

中医证候:证属脾肾阳虚,风水湿瘀。

治法:益肾健脾,祛湿化瘀。

处方：

黄　芪30 g　　党　参20 g　　炒白术12 g　　淫羊藿15 g

旱莲草15 g　　益母草15 g　　芡　实30 g　　金樱子30 g

茯苓皮30 g　　薏苡仁30 g　　鬼箭羽20 g　　白花蛇舌草30 g

白茅根20 g　　猪　苓20 g　　钩　藤(后下)15 g　　防　风9 g

（10剂，每天1剂，水煎服。）

院内制剂：玉夏胶囊2粒，每天2次。

二诊：2014年4月1日。

诊疗情况：血压140/90 mmHg,头昏眩晕好转,尿常规:蛋白(＋＋＋),
隐血(＋),昨天感冒咽痛,扁桃体肥大,下肢水肿,腹胀减轻,纳可,舌红边
有齿印,苔薄黄,脉浮数。

处方：

金银花12 g　　连　翘12 g　　板蓝根15 g　　玄　参12 g

荆　芥10 g　　桑白皮12 g　　蒲公英12 g　　防　风9 g

白茅根20 g　　茯苓皮40 g　　荠菜花20 g　　鹿衔草20 g

泽　泻15 g　　丹　皮10 g

（7剂，每天1剂，水煎服。）

三诊：2014年4月8日。

诊疗情况：感冒已愈,小便泡沫多,腰酸膝软,疲乏无力,仍用原方
加减。

处方：

黄　芪40 g　　党　参20 g　　炒白术12 g　　淫羊藿15 g

旱莲草15 g　　益母草15 g　　丹　参15 g　　芡　实30 g

金樱子30 g　　茯苓皮40 g　　薏苡仁30 g　　鬼箭羽20 g

蛇舌草30 g　　白茅根20 g　　猪　苓20 g　　桂　枝6 g

防　风9 g　　丹　皮10 g　　泽　泻12 g

（14剂，每天1剂，水煎服。）

四诊：2014年6月12日。

诊疗情况：尿常规蛋白(＋＋),隐血(±),精神状态转好,纳食、二便正
常,水肿渐消,血压130/80 mmHg。减去降压药物非洛地平;减少代文剂
量,改代文80 mg,每天1次;继服玉夏胶囊2粒,每天2次;家庭自测血压,
早晚各一次。逐渐将黄芪增加至50～60 g,鹿衔草20 g,杜仲10 g。此后
患者多次复诊,水肿消退,泼尼松、他克莫司等药物逐渐减量,其间反复感

冒,方药调整为治感冒药物,以加强补气、清热解毒、活血化瘀为主。

至 2014 年 10 月,患者尿检蛋白转阴,复查 24 h 尿蛋白定量 2.05 g,血压维持在 130/80 mmHg。一年后 2015 年 4 月复查尿蛋白稳定在 2.1～2.5 g,24 h 尿蛋白定量 2.12 g,水肿消退,畏寒肢冷诸症缓解,嘱控制豆制品、海鲜、腌制品,少运动多休息,并给予膏方巩固疗效,血浆白蛋白上升,肾功能稳定,恢复正常生活。

膏方:

生黄芪 500 g　全当归 100 g　川　芎 100 g　丹　参 300 g

淫羊藿 150 g　川续断 100 g　怀牛膝 100 g　石　韦 200 g

益母草 200 g　西洋参 150 g　金樱子 300 g　芡　实 300 g

益智仁 100 g　白花蛇舌草 300 g　土茯苓 300 g　桂　枝 100 g

五倍子 120 g　仙鹤草 300 g　茯　苓 300 g　车前草 300 g

(制成膏方一帖,分早晚各 10 g,温水送服。)

四、诊治经验分析

膜性肾病属中医"水肿"范畴,大约有 40% 的患者进入终末期肾衰竭,其中持续大量蛋白尿引发的低蛋白血症,是肾衰竭的高危因素,本例患者年老体弱,反复感冒咽痛,郑师认为咽喉是肾经循行的重要途径,亦为肾脏防御第一道关口,外感风寒经咽喉引起肿痛和扁桃体炎,不良生活方式吸烟饮酒等,导致病邪直入侵袭肾脏,诱发为膜性肾病。

肺主一身之气,开窍于鼻,外合皮毛,为水之上源,如壶之盖,可通调水道,下输膀胱。患者反复感冒咽痛,风邪侵袭肺卫,使肺失宣肃,三焦气化不利,水道不通,致风水相搏,发为水肿,造成大量蛋白尿,全身水肿,血压骤升至 200/120 mmHg,使用免疫抑制剂泼尼松 60 mg/d,雷公藤 1 个月诱导无效,换用他克莫司,仍有蛋白尿,加之肾小管萎缩,基膜增厚,极有可能发展为肾衰竭。

肾性蛋白尿是膜性肾病造成的肾实质性损害,而导致肾小球滤过膜通透性增高,肾小管重吸收减低,使血浆中的蛋白质漏出或肾实质性损伤,直接分泌的异常蛋白质,从小便排出。因此,患者表现为泡沫尿、低蛋白血症、高脂血症等。由于患者常感受外邪,扁桃体发炎,风邪相搏,肺失宣降,不能通调水道,水湿内停,造成脏腑功能失调,肺不能通调水道,脾不能转输津液,肝失疏泄,气血瘀滞,肾失开阖,不能封藏,使精气下注,精微外泄产生蛋白尿。这一病理过程,主要是湿热毒邪蕴结伤肾,肾络瘀阻所造成的,故产生水肿、乏力、气血失调虚劳等一系列病证。

由于膜性肾病造成的肾性蛋白尿与湿热毒邪有关,从辨证辨病来看是属于虚实夹杂之证,治疗时要权衡人体的虚实状态,虚实同治,抑制过亢,辅助不足,辨证时注意调整人体阴阳平衡,肺、脾、肝、肾之功能,辨病时注意微观病理,湿热蕴肾的情况,达到补虚泻实、保持机体平衡的目的。临床中常用白花蛇舌草、鬼箭羽、芡实、金樱子、荠菜花、鹿衔草等药,对蛋白尿有不同程度的缓解。中药具有多靶点及双向调节治疗特征,且有治疗可靠、安全、价格低廉的优势,只要辨证辨病准确,用药选择恰当,就能够使得病情缓解和好转。

按语:本例患者发病原因,内因是年老体弱正气渐虚,致脾肾亏虚,外因是风湿之邪乘虚而入,内外合邪致身体水液障碍发为水肿,为本虚标实之证。因此,制定益肾健脾、祛风利水的治疗方案,并针对感冒咽痛,给予清热解毒,辅佐中药降压制剂降压,使血压稳定、正气补充,尿蛋白渐退,摆脱肾病综合征。由此可见,脾肾亏虚是膜性肾病的发展根本及主要病机,治疗上以益肾健脾、扶正固本为主,可以改善肾小球基底膜的损害,减少蛋白尿,有延缓病情进展的作用。

此例膜性肾病的标证为湿浊瘀血,一旦水湿停聚则为水湿、湿热,血液离经停滞为瘀血,两者互为因果。慢性肾病患者,水液失调,可内阻气血,水液输布受阻,故治标之时,无论湿浊之症多重,都应清利活血,药选丹皮、川芎、泽泻、益母草、蛇舌草、赤芍、车前草等,药物相对平缓,辅以益气补肾,才能使水液内停,气血瘀阻得到改善,病情逐步缓解。

由于膜性肾病的复杂性,气虚、阴虚、血虚、阳虚等证型不断变化,湿热壅结于肾在肾脏病中始终存在,对人体产生影响,单纯补益是达不到治疗效果的,其治疗思路是采取多元化组方,也就是多靶点治疗的方法。扶正祛邪是我们运用中医药治疗慢性肾病的大法,"扶正"泛指益气健脾,调理气血阴阳,改善临床症状;"祛邪"包括清利湿热、活血化瘀,疏泄瘀毒,才能祛除肾脏实质内的免疫复合物及增殖的细胞与增生的基质等病理产物,调整人体的阴阳平衡,取得良好的治疗效果。

诊治高血压合并慢性肾衰竭的经验

　　高血压是导致终末期肾病的第二位原因。血压升高是慢性肾脏病进展最重要的危险因素之一,慢性肾衰竭(慢性肾功能不全)是多种原发或继发性肾脏疾病晚期的共同归宿,是以肾单位损害而使肾脏的排泄功能、内环境稳定功能和内分泌功能障碍为特征的临床综合征群。高血压肾功能不全系原发性高血压引起的肾小动脉硬化并伴有相应临床表现的疾病。目前,我国肾小球肾炎仍是导致终末期肾病的重要原因,高血压、糖尿病造成的肾损害已呈逐年上升状态。根据临床表现少尿、无尿、水肿、恶心、呕吐等症状,中医将慢性肾衰竭归为"癃闭""水肿""关格""肾劳"范畴,在治疗中积累了丰富的经验,从疾病变化发展程度和改善症状进行调治,灵活施药。

一、病因病机

　　高血压引起慢性肾衰竭是多方面的,高血压的病理变化主要为肝、肾、心的阴阳失调而致阴虚阳亢,早期阳亢为心肝阳亢,但久延可致伤阴,发展成肝肾阴虚,而肝肾阴虚,阴不制阳,又可导致心肝阳亢,两者之间互为联系、演变,故表现为"下虚上实"之候,少数患者后期阴伤及阳,可致阴阳两虚;感受外邪、饮食不当、劳倦过度、药物伤肾都可以使病情加重。

1. 久病伤肾

　　患者久病伤肾,肾元亏虚,脾失健运,气化功能不足,开阖升降失司,造成水湿内停,泛溢肌肤而成水肿,行于胸腹而成胸水腹水。肾失固涩,精微下泄而成蛋白尿、血尿;升降失司,湿浊内蕴,浊阴不降则见少尿、无尿、恶心、呕吐。其病之本为脾肾虚衰,水湿、痰浊、瘀血、气化不利为主要病因病机。

2. 外邪内侵

　　风、寒、暑、湿、燥、火等外邪侵袭,尤其是风寒、风热之邪为诱发因素,

高
血
压
中医临证方略

咽喉受侵,肺卫失固,使水道不利,伤败脾肾之气,正气受损。

3. 饮食不当

暴饮暴食,嗜酒吸烟,过食肥甘,损伤脾胃,脾失健运,水湿内停,积聚成浊,败伤脾肾。

4. 劳倦过度

喜、怒、忧、思、悲、恐、惊七情太过,或房事不节,肾精亏虚,脾肾虚衰不能运化水湿,致水湿内停而成肾劳,而肾精亏虚,肝木失养,阳亢风动,使肝风内扰。

二、辨证论治

高血压合并慢性肾衰竭的中医辨证治疗以本虚为纲,标实为目,根据本虚标实的情况而分别施治。证治如下:

1. 肝肾阴虚,肝阳上亢

证候:头晕头痛、耳鸣耳聋、眼目干涩、面色灰黄、面部烘热、五心烦热、夜寐不安、腰酸腿软、足跟痛、口干喜饮、小便黄、大便偏干、舌红苔少或薄黄、脉沉细或弦细。

治法:平肝强肾,活血化瘀。

方药:大定风珠加减。

石决明(先煎)25 g　生白芍 20 g　炒白术 10 g　生黄芪 30 g

生薏苡仁 30 g　薏苡仁根 30 g　桑寄生 15 g　生　地 20 g

赤　芍 10 g　川　芎 12 g　丹　参 30 g　生甘草 5 g

在滋补肝肾的基础上加潜降药,如川牛膝、磁石、龟板、鳖甲、牡蛎等。

2. 肾虚失固,瘀血湿浊内阻

证候:头晕耳鸣、腰膝酸软、五心烦热、疲乏无力、下肢怕冷,夜尿增多。舌质紫暗,苔薄白微腻,脉细弦。

治法:温肾固摄,活血祛浊。

方药:右归丸加减。

制附片 5 g　益智仁 10 g　桑螵蛸 10 g　山茱萸 12 g

炒山药 20 g　生黄芪 30 g　生薏苡仁 30 g　茯　苓 20 g

泽　兰 15 g　丹　参 20 g　六月雪 30 g　生大黄(后下)10 g

生甘草 6 g

在温肾固摄基础上加用活血祛浊药物,如当归、三七、桃红、厚朴、山楂、枳实等。

3. 肾阴不足,肝火偏旺

证候:面色红润,声高气粗,身体壮实,诉口干口腻,劳则腰酸,大便秘结,舌质偏红,苔薄黄腻,脉细弦。

治法:清肝益肾,兼以活血、化湿。

方药:天麻钩藤饮加减。

黄　芩10 g　山　栀10 g　生　地15 g　炒山药20 g

桑寄生15 g　制苍白术(各)10 g　丹　参30 g　泽　兰15 g

六月雪30 g　生大黄10 g　生甘草5 g

在清肝益肾基础上酌情加用活血化湿药物,如当归、川芎、红花、茯苓等。

三、临证诊治

邢××,女性,66岁。

初诊:2018年9月19日。

主诉:头晕、腰酸乏力5年。

病史:患者有高血压病史5年,2013年起患慢性肾炎,平时不规则服药治疗,近日头晕、腰酸乏力伴口干,食纳及二便可,寐安。9月10日查B超:LK 96 mm×34 mm,RK 93 mm×35 mm,双肾慢性肾损害改变;肾功能:尿素氮29 mmol/L,肌酐322 μmol/L,尿酸514 μmol/L,血红蛋白105 g/L。查体:神清,面色欠华,血压180/110 mmHg。尿常规:蛋白(+++)。患者有高血压病史5年,平时不规则服药治疗。舌质淡红,中裂,苔薄黄,脉细弦。

疾病诊断:高血压,肾功能不全。

中医诊断:眩晕、肾劳。

中医证候:证属脾肾两亏、肝阳上亢。

治法:益肾健脾,平肝泄浊。

处方:

川续断15 g　桑寄生15 g　杜仲20 g　怀牛膝15 g

制首乌20 g　菟丝子12 g　太子参30 g　生黄芪30 g

薏苡仁30 g　茯苓皮50 g　天　麻10 g　钩藤(后下)15 g

芡　实30 g　金樱子30 g　土茯苓20 g　鬼箭羽30 g

积雪草20 g　丹　参15 g　赤　芍12 g

（10剂,每天1剂,水煎服。）

西药:非洛地平5 mg,每天1次;苯溴马隆1片,每天1次。

中成药:黄葵胶囊4粒,每天3次。

二诊:2018年10月20日。

诊疗情况:患者头晕好转,胸闷不适,无明显腰酸,舌苔淡红脉弦细,血压140/80 mmHg,尿酸510 μmol/L,尿素氮22 mmol/L,肌酐356 μmol/L,尿酸504 μmol/L,血红蛋白101 g/L,尿常规:蛋白(＋＋)。

处方:

钩　藤(后下)20 g　天　麻10 g　杜　仲20 g　怀牛膝12 g

生黄芪30 g　薏苡仁30 g　太子参30 g　土茯苓30 g

白花蛇舌草30 g　制大黄9 g　鬼箭羽30 g　芡　实30 g

金樱子30 g　益母草20 g　当　归12 g

（10剂,每天1剂,水煎服。）

西药:非洛地平5 mg,每天1次;苯溴马隆1片,每天1次。

中成药:黄葵胶囊4粒,每天3次;玉夏胶囊2粒,每天2次。

三诊:2018年11月30日。

诊疗情况:血压134/80 mmHg,复查肾功能:尿素氮20 mmol/L,肌酐304 μmol/L,尿酸404 μmol/L,尿常规:蛋白(＋)。

处方:上方加萆薢20 g,生牡蛎30 g,余药同前。

四诊:2018年12月28日。

诊疗情况:血压130/80 mmHg,复查肾功能:尿素氮20.5 mmol/L,肌酐300 μmol/L,尿酸368 μmol/L,尿常规:蛋白(＋)。

刻下:咳嗽咳吐白痰,畏寒肢冷,纳食可,舌淡红,苔薄白腻,脉弦。

处方:

桑白皮10 g　淡黄芩10 g　紫菀12 g　款冬花12 g

鱼腥草20 g　金荞麦30 g　浙贝母12 g　陈　皮6 g

炙枇杷叶15 g　南沙参15 g　光杏仁10 g　制大黄10 g

芡　实30 g　金樱子30 g　土茯苓20 g　益母草12 g

（10剂,每天1剂,水煎服。）

五诊:2019年1月30日。

诊疗情况:昨天复查血生化,尿素氮19 mmol/L,肌酐290 μmol/L,尿酸356 μmol/L,尿常规:蛋白(＋)。易感冒,口干咽干,舌暗红,苔黄,脉细。

二诊方加炒白术10 g,防风5 g。

病情平稳改服膏方：

生黄芪 300 g　茯　苓 200 g　生　地 200 g　熟　地 200 g

夏枯草 300 g　仙鹤草 300 g　益母草 300 g　罗布麻叶 200 g

石　斛 200 g　水　蛭 60 g　天　麻 200 g　金樱子 300 g

芡　实 300 g　葛　根 300 g　钩　藤 200 g　怀山药 300 g

生首乌 200 g　珍珠母 200 g　龟板胶 200 g　阿　胶 200 g

蜂　蜜 300 g

服法：按本院常规法煎制。每天早晚空腹各一汤匙，开水冲化后服用。

四、诊治经验分析

慢性肾衰竭是慢性肾脏病发展到后期阶段，以进行性肾单位毁损导致肾脏的排泄功能、内环境稳定功能和内分泌功能障碍为特征的综合征，临床表现为水、电解质、酸碱平衡紊乱，贫血及胃肠道、心血管系统、呼吸系统、神经系统受累症状。本病的发生与肾脏本身或其他脏器病久而致脾肾虚损有关，复加外邪、饮食、劳倦内伤，累及肝、心、肺、胃肠诸脏腑病变。

1. 重视脏腑理论，强调五脏整体观

《素问·上古天真论》云："肾者主水，受五脏六腑之精而藏之。"古人有"心肾相交""水火相济""乙癸同源""肺为气之主，肾为气之根""肾为先天之本，脾为后天之本"等论述，说明肾与心、肝、肺、脾有着密切的关系。大多数慢性肾衰竭是正虚邪实，邪因虚致，扶正亦可祛邪，祛邪亦可安正。由于肾元衰竭，浊毒潴留，临床会表现为气、血、阴、阳不足，肾的气化功能受损，致当升不升，当降不降，当藏不藏，当泄不泄，形成各种本虚标实证候。如水湿证、湿浊证、血瘀证、痰瘀互结证等。总之，急则治其标，缓则治其本，以维护肾元扶正为主，佐以通利泄浊祛邪，增一分元阳，长一分真阴，此为治本的法则，切断病理循环变化途径。用药时扶正忌用峻补，宜用平补，祛邪不妄投辛热、苦寒、阴凝之品，使补而不滞，温而不燥，防滋腻碍胃。病至晚期，由于脾肾衰败，气化功能障碍，浊阴不得下泄，或上逆脾胃，或扰动肝火，或入营动血，要重视肾与脏腑之间的关系，治肾必须要兼顾五脏。

2. 注重人体的平衡状态

慢性肾衰竭是多种肾病迁延日久发展而来的，病程漫长，导致脾肾亏虚、湿浊内蕴等病理变化，本虚标实互为因果。钱乙《小儿药证直诀》说"肾本虚，无实也"，认为肾主封藏，受五脏六腑之精而藏之，肾病多虚证，宜守

高血压中医临证方略

不宜泻,但临床中常见"肾实证",糖尿病肾病、高血压肾病、尿酸性肾病、肾结石等也可因湿热、痰瘀、砂石等邪实的作用,造成肾络瘀阻,使体内水液代谢发生障碍,引起慢性肾衰竭的不断进展,也就是说邪实是造成慢性肾衰竭的根本原因。因此,如果我们治疗恰当,能将病情控制在早期阶段,就不会出现慢性肾衰竭,或者邪实病理状态减轻,则虚损之象随之改善。

慢性肾衰竭在由实转虚的过程中,常常虚实夹杂,每因体虚又反复感染,湿热毒邪加重,清除不利时,使脾胃受损,邪壅三焦,清阳不升,浊阴不降,病入络脉致脏腑虚损,气虚、气滞、阴虚、阳虚等致使血流障碍,血液凝滞不行。日久肾小球肾炎、肾动脉硬化、肾间质纤维化,使血管内微血栓形成,此时的各脏器功能和代谢处于低水平,各种营养素的要求维持在低限,对人体产生了不利影响,使病情加重难以恢复。因此辨证时要注重辨病,中医的"虚不受补"理论和现代医学"矫枉失衡"学说有相似之处,不能因给患者实施的治疗手段而造成人体新的不平衡,使病情恶化。

由于慢性肾衰竭患者外表一派虚象,因此中医治疗时更应该通过辨证,采取降逆、和胃、化湿、活血、泄浊等治疗,使病情得到改善。如肾小动脉硬化导致的慢性肾衰竭,患者多以阴虚阳亢阻络为主要病机,滋肾平肝时配伍活血化瘀药改善微循环,常用天麻、钩藤、制何首乌、白蒺藜、杜仲、怀牛膝、夏枯草、丹参、川芎以滋肾平肝;水肿者治疗用生黄芪、太子参、地黄、丹皮、丹参、茯苓皮、鬼箭羽、薏苡仁、泽兰、赤芍等益气、活血通络之品;久治不愈反复蛋白尿者,应配合用白花蛇舌草、地龙、僵蚕、水蛭、半枝莲、鸡血藤清热解毒、养血通络等药,平时可用芡实、金樱子等药食同源佳品,益肾固涩,以巩固疗效。

3. 注重诱发因素,以防传变

感受外邪、肺卫失宣是导致慢性肾衰竭病情进展的主要因素,患者常见咽喉肿痛、扁桃体肥大或伴有发热、咳嗽。风为百病之首,外感风邪时要先清利咽喉,切不可忽视。常用金银花、黄芩、桑白皮、鱼腥草、金荞麦、连翘、玄参等,亦可用沙参、麦冬、金银花、胖大海泡茶饮用。

4. 用药途径多种,提高疗效

慢性肾衰竭是多种慢性肾脏疾病终末期的肾元衰竭,浊毒瘀滞、虚实夹杂的病证,临床常根据病情不同,早期可以服用汤药,中晚期均配合中药静脉滴注和灌肠,并使用中医膏方,多途径综合治疗。人禀天地之气而生,四时之气,冬主封藏,进入冬季人体精气内敛,善于吸收各种精微营养物质,如《素问·四气调神大论》曰:"春夏养阳,秋冬养阴。"冬养藏气,是服用补益药物的最佳时期。由于肾气与冬气相通应，肾所藏之精气有抗御外邪的作用，故有"冬不藏精，春必病温"之说。对于缓解期的慢性肾衰竭和慢性肾炎患者，冬令进补膏方可起到增强体质、巩固疗效、防病治病的作用。

按语：本案例为慢性肾炎、慢性肾衰竭患者，辨证属脾肾亏虚、肝肾不足、湿浊内停，治以益肾健脾、平肝潜阳、渗湿泄浊，药证合拍，疗效明显好转，患者的血肌酐从 322 μmol/L 降至 290 μmol/L，症状得到缓解，延缓患者进入终末期的时间。在医治过程中，充分体现了郑师辨证论治、遵照法定处方的治疗思路。此例患者为本虚标实证，脾肾气虚，总的法则定为益肾健脾、平肝泄浊法。处方中以生黄芪、太子参、薏苡仁、芡实、金樱子补益脾气，杜仲、牛膝、鬼箭羽补益肾气，钩藤、天麻平肝潜阳，土茯苓、白花蛇舌草、制大黄、益母草、当归活血养阴，泄浊祛邪。发挥相须相使作用，在治疗慢性肾衰竭中始终坚持扶正必祛邪，补肾必健脾，延缓患者的病情进展，提高患者生活质量。